薄荷实验
Think As The Natives

拯 救 婴 儿

Saving Babies?

新生儿基因筛查之谜

〔美〕斯蒂芬·蒂默曼斯 玛拉·布赫宾德 著

高璐 译

Stefan Timmermans　Mara Buchbinder

The Consequences of
Newborn Genetic Screening

华东师范大学出版社

目 录 |

前　言

在 2008 年的一场新闻发布会上，美国女演员兼模特蕾妮·拜奥（Renee Baio）掏出了一张 20 美元的账单，向记者们展示了新生儿罕见遗传病筛查所需的费用。她的丈夫，演员兼导演斯克特·拜奥（Scott Baio），在电视连续剧《快乐时光》中扮演查奇·阿科拉。蕾妮本人曾创立贝利·拜奥天使基金会（Bailey Baio Angel Foundation），该基金会致力于扩大美国新生儿筛查范围，为患有有机酸血症氧化障碍的儿童提供帮助。[1] 这个组织是以他们女儿贝利的名字命名的，贝利在出生时通过筛查查出了戊二酸血症 1 型（GA1）阳性。该病患者不能代谢赖氨酸、羟赖氨酸和色氨酸，其血液中也会积累一种或多种毒性代谢物。这些代谢物的积累可能导致新陈代谢危机，伴有呕吐、嗜睡、喂养困难和烦躁不安等病症，还有可能导致脑损伤、昏迷甚至死亡。即使躲过了这些危机，GA1 患者还可能会有发育迟缓、发育不良和肌肉痉挛等症状。尽管患者症状表现有所不同，但遗传学家认为这是一种非常严重的疾病。

拜奥夫妇在新闻发布会上呼吁立法者采取措施，实施更大范围的新生儿筛查。自 1960 年以来，美国已经有了一个新生儿筛查计划，但是，就像美国医疗保健的典型情况一样，具体要筛查哪些项目是由各州自己决定的。因此，从 1970 年到

2000 年间各州出现了很大的差异，有些州做 3 个项目筛查，而有些州则筛查了 36 个项目。2006 年，美国医学遗传学学院（American College of Medical Genetics）发布了一份报告，呼吁所有州都筛查 54 个项目。[2] 这些建议得到了几个组织的支持——包括"美国出生缺陷基金会"和家长倡议组织的"筛查拯救婴儿基金会"，拜奥夫妇随后也加入了进来。

扩大新生儿筛查范围的理由非常具有说服力。倡导者们认为，作为一种二级预防措施，相比治疗那些患有严重代谢疾病的儿童，筛查更有希望阻止症状的发生。新生儿筛查可以辨识出那些患有疾病但还未显出症状的婴儿，并提供有希望推迟症状发展的预防措施。[3]

然而奇怪的是，拜奥一家的新生儿筛查经历并不符合这个公共卫生服务范围。2009 年，我们在贝利出生二十月的时候访谈了蕾妮和斯克特关于他们新生儿筛查的经历。[4] 当我们抵达他们家时，贝利抓着一只海绵宝宝迎向我们。蕾妮和斯克特坐在玻璃早餐室里，讲述他们在贝利出生的前十周里是如何"赴汤蹈火"的。因为习惯于和新闻工作者交谈，[5] 他们在没有多少提示的情况下就告诉了我们他们的故事。蕾妮是在斯克特父亲去世的第二天发现自己怀孕的，那时这对夫妇已经约会两年了。斯克特当时四十五岁，蕾妮三十出头。当蕾妮怀孕六个月时，他们结婚了。

在怀孕的第十一周，蕾妮开始出血。超声波显示她怀有双胞胎。然而几天后，她失去了一个胎儿。她回忆说："我回到医院是因为我在检查后两三天发现还在出血，刚开始只是一小团血，随着胎囊越来越小，血团越变越大，后来就再也听不到另一个孩子的心跳了，它就这么自己消失了，我只能舍弃一个孩子来保住另一个。"蕾妮卧床休息了几个星期，直到她进入中期妊娠。她说，失去一个孩子让她"非常伤心，作为一个母亲，你想知道为什么，为什么你失去了这个孩子，为什么"。斯克特补充说："我不知道什么时候是个头，她告诉我说我们将会有对双胞胎，而我刚刚才熬过我父亲去世带来的伤痛，接着我们又失去了一个孩子。"蕾妮回忆说，斯克特在她怀孕期间一直很冷静，"但他一看到他的孩子贝利，眼神就变了"。然而，这个转变并没有持续多久。

在贝利出生后的第五天，拜奥夫妇接到一个电话，要他们去儿科医生的办公室重复验血。贝利"检测出了一些阳性的东西"，但儿科医生拒绝说这是什么。几天后，一个来自州立新生儿筛查计划的护士打来电话，确保他们给宝宝重新做了测试。蕾妮装傻，说她不知道这个病的名字怎么拼。护士完整地给她拼了出来，并告诉她是戊二酸血症1型。蕾妮之前曾调查过苯丙酮尿症（PKU），因为那是当时可以通过新生儿筛查确定的最常见的代谢疾病。戊二酸血症并没引起她的注意。斯克特和蕾妮追问儿科医生这种病是什么，会不会比PKU还要可怕。儿科医生说，她希望护士没有告诉他们病情名称，因为他们会在网上搜索到患者最可怕的那些图片。医生最后承认"是的，这比PKU还要糟糕"，但她又补充说，病情尚未确诊。

这给这个新家庭带来了巨大的伤害。蕾妮回忆说："得知筛查结果为阳性之后，斯克特特别害怕和贝利待在一块。"斯克特也承认他"过得很艰难"。蕾妮说"他完全不想抱贝利"。斯克特解释说："因为我觉得她马上就要死了，所以我不想打开心扉然后余生都在受苦。"这个阳性结果也造成了他们婚姻关系的紧张。蕾妮说："我的家人住在田纳西州，而这也是他们的孙女，他们想知道发生了什么事情，我提前五周紧急剖腹生下了她，那时他们不在我身边，他们很担心，所以打电话给我想知道发生了什么。但是我不能让他听到我在电话里说这件事，不然他就会冲进宝宝的房间大叫'她居然真的得病了'，非常愤怒。就是这样，我当时正处于精神崩溃的边缘，因为我正在努力护理这个婴儿，并与她培养感情。"蕾妮补充说："我觉得如果她真的得病了，我可能会成为一个单亲妈妈吧。"

蕾妮和斯克特在漫长而痛苦的十周中等待皮肤活检的结果来确定贝利是否患有 GA1。贝利新生儿筛查中 GA1 的生物指标戊二酰肉碱（C5DC）值为 0.35 微摩尔 / 升，这是 GA1 当时的临界值。如果是其他病情，新生儿筛查的工作人员可能会犹豫是否联系孩子的父母，但由于 GA1 被认为是很严重的病，遗传学家们开始了后续测试。他们特别重新检测了血浆和尿液中的 C5DC，第二次血液水平略有升高。下一步是进行皮肤组织切片检查和 GA1 遗传突变检测。但是，美国只有一个实验室可以进行这些活检，而样本是在感恩节假期之前采集的，所以采集后两周都没能送到这个实验室。拜奥夫妇焦急地等待着，遗传学家试图用贝利正常的发育状态来安抚他们，但是斯克特想要可以完全证明孩子健康的基因检测结果。

蕾妮当时准备放下所有事情专心照顾贝利，直到贝利脱离危险："我已经准备好在这个婴儿房里待六年了，因为遗传学家说，如果你能在六年内没有任何新陈代谢危机，不发烧，没有呕吐，那么你或许还有几分机会。我准备好了，我准备好让每个人都戴上口罩再进来，我只是把她留在那个房间里六年，我是不会离开的，这就是我准备做的事情。"这对夫妇开始学习GA1速成课程，了解到服用膳食补充剂可以预防症状的发展。蕾妮说："所有这一切都很艰难，去药房买药对我来说太痛苦了，因为每一次我去买药，都好像是在确认一遍我的孩子真的生了病。"

蕾妮只坚持了六周母乳喂养就因为莫名的压力而放弃了。当时，因为贝利体重不足，儿科医生建议对她进行"发育不良"的治疗，治疗包括在饮食中补充额外的蛋白质，但是如果贝利真的患有GA1，这种蛋白质会恶化病情。蕾妮回想起她当时要面临的选择："我的孩子发育不良，她要么会被饿死，要么我们必须给她补充蛋白质，但那又可能会导致孩子脑损伤。"她觉得她是一个失败的母亲。

最后，2008年1月，检测结果出来了。蕾妮回忆说：

我们本来约好在1月13日见医生，那天是周一。我告诉护士，"如果检测结果出了，我不在乎那天是星期三，星期四，还是星期五，请直接告诉我们，打电话给我就好了，请必须、一定、务必打给我。"我求她，有时一天打两次电话给她。然后在1月11日那个星期五，比佛利山庄有一个宝贝套房，我们决定去那过，因为我们在经历了她第一个感恩节，第一个圣诞节，我们的婚礼，所有的一切之后——我们已经麻木了。斯克特说："我们去吧。"因为下周一，"战争"就要打响，所以他说："我们走，我们试着去享受时光。"我们完成了所有项目，得到了免费的婴儿礼物。当我们在那里玩时，我接到了电话，但是我没有听到我的手机响了。我发现的时候正在停车，于是我大叫"哦，天呐"。所以我试着打给我的语音邮件，但是那天 T-Mobile 在升级语音邮件。我们回到家去听他们给家里电话的留言。我试着打给家里的语音信箱，就在她说"你好，我是新生儿筛查项目的卡拉"时，电话没电挂断了。所以我必须跑到房子的另一边，斯克特和我的大女儿问："他们怎么说的？他们说什么？"我跑到房子的另一边，拿起另一个电话，跑回到宝宝的房间，他们说："您好，我是新生儿筛查项目的卡拉，我打电话来告诉您，检测结果是假阳性，您的宝宝状况良好。"听完我就瘫在了地板上。

在我们访谈的时候，拜奥夫妇正在修复差点因为这一乌龙事件破裂的夫妻关系。蕾妮回忆说："我们婚前相处两年里从没争吵过，从来没有过任何形式的摩擦，没有任何负面的事情，最多就是说说狗进厨房这种小事。但当我们完全生活在一起，他失去了父亲，我怀孕然后失去了一个孩子，后来我们有了这个可能有病的孩子，这些事情堆在一起使人快爆炸了，我们仍然试着在摆脱泥潭，尽管这差一点毁了我们的婚姻。"

拜奥夫妇的经历让他们想要创建一个慈善基金会。斯克特曾经承诺，如果他的女儿没有患上戊二酸血症，他将投入精力为患有这种疾病的孩子建立一个基金会："这就像一种，地下的骚乱。很多人对这个疾病知之甚少，甚至从来没听说过，很多人不知道当他们把宝宝带回家后接踵而至的是什么。"

*　　*　　*

拜奥一家的经历正是本书要探讨的重点。从公共卫生或医学的角度来看，他们的苦难并没有多大的意义，除了贝利的案例被纳入了该州假阳性数据库，这条数据就是她筛查经历的唯一官方记录了。

然而，这个在医学上毫无影响的事对于社会却有着深远的意义。新生儿筛查的经历重塑了斯克特和蕾妮年轻的婚姻关系，他们后来投身的慈善事业，以及他们与女儿的关系。能够利用名人身份创建并宣传这一慈善机构，同时轻松地接触媒体，拜奥夫妇是少有的拥有这些能力的人。然而，他们的经历在这一群体中也非常典型，比如说他们女儿的新生儿筛查结果如何令人震惊，宝宝如何在可能有生命危险的状况下却没有出现任何症状，夫妇俩如何提心吊胆地熬了几个月，之后才知道他们的孩子到底是否患病，而在那之前他们如何对待这个所谓的"病"，如何愿意竭尽全力延长孩子寿命，以及如何解释贝利在没有患病的情况下指标升高，等等。

如果说拜奥夫妇的惨痛经历并不足以让政府记录在案，那什么样的故事才能推动新生儿筛查政策呢？医疗和媒体普遍采用的方法是讲述科学家们如何促成新生儿筛查的故事，并把重点放在病人的故事上来作为医疗救助的案例。事实上，这就是拜奥夫妇如何对外宣传新生儿筛查的方式。他们基金会的网站每个月都会重点讲述一个"天使"（被诊断出患有机酸血症的孩子）的故事。斯克特和蕾妮讲了一些令人心碎的故事，那些患有可怕疾病的婴儿不幸出生在没有筛查这些疾病的州。如果他们在其他州出生，那么这些孩子可能已经得救了。这些故事的情绪感染力非常强，甚至成为了评估新生儿筛查效果的标准。但这并不是故事的全部。事实上，拜奥夫妇自己的经历并非完全符合这些标准。蕾妮和斯克特非常注意，不将自己展现得像家人患了有机酸血症似的，因为最终他们的女儿逃过一劫。

在本书中，我们将关注新生儿筛查为家庭和临床医学带来的更加全面、丰富的情境。我们并不是用这个案例来支持或者反对新生儿筛查。如果非要下个结论，我们发现了筛查的有力支持。拜奥夫妇用艰难经历说明了推广新生儿筛查的必要性。出现在本书中的所有父母，无论最后结局如何，都坚定地支持筛查项目，尽管有些人更倾向于不同的沟通过程或者更有力的帮扶措施。

现阶段，或许是我们观察新生儿筛查效果的最合适的时机。2007 年 11 月我们在加州进行调查，那里的扩大化新生儿筛查项目刚刚开始了大概两年。项目是这样运行的——国家公共卫生部确保加州出生的每个宝宝都在出生后 24 小时至 6 天内接受足跟穿刺，采集少量血液样本。那些在家中出生因而没有医疗服务的孩子应由当地镇政府记录跟踪，确保每个孩子都接受了筛查。出生登记处给每对父母提供了一本宣传册，解释他们如何才能完成筛查，并告知在医院之外进行的筛查项目。在加州每天出生的 1500 名婴儿中，该项目覆盖面达到 99%，只有 1% 的样本不足。[6] 加州的经验对于美国来说是典型的：目前，全美每年出生的 400 多万新生儿中，超过 99% 的人进行了 50 多种罕见遗传病的筛查。[7]

新生儿筛查实际上是强制性的，因为除了哥伦比亚特区和马里兰州、怀俄明州这两个州外，新生儿筛查在别的州都不需征求父母许可。[8] 包括加州在内的 30 个州里，父母可以因为宗教原因选择不参加筛查，另有 13 个州允许父母选择退出，不问原因。[9] 然而，默认规则是对每一个新生儿进行筛查。事实上，只要该州没有宗教豁免权，该州就可以在未获得父母同意的情况下给婴儿做筛查。[10] 医院工作人员会把足跟穿刺连同文件和婴儿喂养以及照顾婴儿的小册子一起，当作出院手续的常规资料交给父母。

通常情况下，护士会用一根锋利的三角形金属针刺穿新生儿的脚跟，一直挤压直到挤出第一滴血，然后擦掉第一滴血，将第二滴血抹在一张特殊的卡片上。这些卡片被送往各州实验室进行处理。大多数父母都不会接到新生儿筛查项目的消息，因为孩子的血液样本呈阴性。这种情况下，新生儿筛查项目会将筛查结果送到参与筛查项目的医院和医生手中，一般都是初级保健医师（primary care physician）或者儿科医生。

如果某项病症的检测结果为阳性，那么就会由各州负责新生儿筛查项目的临床护理协调员进行跟进。（请注意，"阳性"是指超出正常预设范围的结果：该值高于或低于平均婴儿的数值。）首先，临床护理协调员会联系孩子的家庭医生，要求做下一步检测。如果出生证明上没有列出任何医师，协调员会利用该州的公共卫生护士网络去追查家庭。医生办公室会给父母打电话，安排接下来检测的日程：做一个血液测试来进一步验证，通常还会根据情况做一个尿液测试。大多数重复检测的案例结果都会是阴性，医生会被告知无需忧虑。如果数值仍然是阳性，那么临床护理协调员会将病人转到与该州签订合同的区域专业随访中心，并安排临床工作人员进行临床随访，以进行额外的检查，必要时展开治疗。

这就是我们开始调查的地方。本书将我们的人类学研究设立在加州的一个专业随访中心，我们研究的诊所专门从事儿童代谢紊乱的治疗。[11] 近三年来，我们追查了 75 个新生儿筛查结果超出预设正常范围的家庭。我们参加了每周门诊，观察和记录遗传学家和家属之间的磋商，参加了工作人员会议，并检查了病人的医疗图表。我们还采访了临床医生、家长和政策推动者，去了解他们关于新生儿筛查的经历。本书追踪了扩大化新生儿筛查给临床医生和家属带来的预期后果和意外后果，这些后果包括了治疗中和治疗后的。

如何研究新生儿筛查？

扩大化新生儿筛查的支持者为新生儿筛查找到了其巨大的潜在优势。下面这段话引自颇具影响力的美国医学遗传学学院的报告，该报告帮助推动了筛查项目的扩大：

　　各州和地区强制对其管辖范围内出生的所有婴儿进行新生儿筛查，可以为那些在发生发育性残疾或死亡之前可能无法检测到的问题创造治疗条件。通常情况下患有这些疾病的新生儿在出生时都表现正常。新生儿筛查方案的检测和后续服务的目标是在发生重大的、不可逆转的损害之前提供早期诊断和治疗。合理遵守规定的医疗管理可以让大多数受影响的新生儿正常发育……作为基于公共卫生的人口遗传筛查模式，其目的是确保国家的新生儿人口都能有最好的发展，其重要性受到全国的肯定。[12]

　　这一段中的每一句话都在暗示着，新生儿筛查蕴含着巨大的潜在优势。筛查的目标是预防"发育性残疾或死亡"和"重大的、不可逆转的损害"。"早期诊断和治疗"以及随后"合理遵守规定的医疗管理"机制可以让"大多数"婴儿"正常发育"。有四项关键的额外因素。第一，隐藏的危机，也就是说在没有做新生儿筛查的时候没有人会怀疑婴儿们患病了："通常情况下患有这些疾病的新生儿在出生时都表现正常"。第二，紧急性："早期"干预十分必要。第三，普遍性：作为"基于公共卫生的人口遗传筛查"计划，所有的婴儿都应该被筛查。最后，"检测和后续服务"表明，只有筛查本身是不够的，需要有一个终身的、综合的、系统的方法来保障人们的健康利益。

　　当我们把这个论述与拜奥夫妇的经历进行比较时，我们发现当他们听说贝利有可能会有代谢紊乱问题后，二级预防的政策逻辑并没有充分捕捉到新生儿筛查为家庭所带来的多重意义。

当贝利看上去和表现都很好的时候，失去她的危险影响到拜奥这对新婚夫妇和这个新建家庭关系中的方方面面。斯克特表示："我不想打开心扉然后余生都在受苦。"[13] 尽管父母双方都愿意为拯救贝利而放弃他们的生活，但他们不确定他们的关系在孩子严重的代谢紊乱发作后是否还会存续。一个阳性新生儿筛查结果因此引发了一系列的行动，而这些行动中只有一部分是为了预防那些疾病风险的。

同时，预防也不能完全解释临床医生们的工作。虽然二级预防的政策逻辑是面向整个人口的，但临床医生的工作更为世俗和复杂，因为他们需要回应现实生活中的每个病人。这意味着，有时候他们的目标是防止疾病的发生，有时候他们也要劝说父母不要过于热衷于预防，还有一些时候，他们面临着交流的困难任务，因为他们需要告诉父母预防疾病并不意味着就能救治婴儿。

在亲眼见证家长和临床医生的第一次接触之后，我们意识到新生儿筛查的政策愿景在临床上取得的效果并不好。如果用预防来解释新生儿筛查的临床结果，这会是一个非常有限且模糊的框架：这只是一段漫长的变化过程中得到的一种可能性。我们在本书中的方法是研究在临床中展开筛查后的广泛的预期后果和意外后果及其日常影响。我们关注人们会如何行动和反应，并且如果这些行动阻止了疾病的发生，我们将观察新生儿筛查在存活的婴儿中使用的具体的预防方式以及其对更大的医疗保健领域的影响。

在这里，我们采用从实用主义理论中得出的一种方法，留

心观察新生儿筛查的后果。这些后果包括新生儿筛查结果会滋
生各种情绪，促成行动方案及建议，改变我们以往对于这一疾
病的认识，以及带来合理的饮食决策。这意味着我们不会预设
新生儿筛查是什么，然后追踪其对人们生活的影响。相反，新
生儿筛查是通过其实际后果而存在的，并具有特定的含义。**新
生儿筛查就是它所做的一切**。我们对新生儿筛查带来的实际区
别感兴趣：你从结果为阳性的筛查中获得了什么附加价值？行动
和经验是新生儿筛查所产生的具体影响的印记，而正是这些印
记建构起了新生儿筛查项目所关乎的一切。

　　这一研究方法意味着我们对筛查的后果采取宽泛的立场。
新生儿筛查技术将一些宏观因素——比如美国的第三方付款人
健康保险制度——与生物体分子层面和症状层面联系起来。筛
查和检测结果、发育迟缓可能产生的症状以及代谢危机并非必
然的、可预测的或已得到充分理解的：它们为解释进一步行动创
造了机会。反过来，报销膳食补充剂的管理规范直接影响到身
体的代谢过程和得到医疗服务的机会。事实上，无论微观与宏
观，社会与生理在共同作用并产生影响。我们不会事先决定哪
些后果是突出的，而是忠实于新生儿筛查可能导致的所有影响。

　　这样的一种进路使得习惯性的思维与行为方式不再奏效，
这一点非常有趣，因为这反映了进步和创新的需求。这种反常
的情况援引了实用主义哲学家查尔斯·S.皮尔士所谓的"**溯因
推理**"（abduction），这是一种产生新假设和行动模式的推理创
造过程。皮尔士认为，人们在日常生活中不断地进行溯因推理，
在面对意外的现象时不断重新审视对未来的期望。比如我们把

孩子放在床上，听到一声巨响，然后听见哭声，我们就会判定孩子从床上跌下来了。在日常生活和科学中，这种推测性的预感需要进一步的证据佐证。皮尔士区分了两类意外现象：新奇（新的经历）与异常（意想不到的体验）。皮尔士把溯因推理的过程概念化为逻辑推理和思维发散时直觉的闪现。[14] 我们不需要深入皮尔士关于直觉认知基础的猜测。的确，以一种更加社会学的方法，去关注文化模式和可用的资源，有可能形成这种直觉的闪现。[15] 那些面对棘手的临床情况的医疗工作者以及父母们已经制定了替代方案。[16] 溯因推理的直觉促进了试错过程，这能够帮助人们验证对于疾病的新知识，确定新的患者类别和新疾病的管理方式。不断扩大的新生儿筛查所产生的意想不到的、创造性后果推动了我们的分析。

关注筛查后果的创造性潜力并不意味着这项检查的意义只体现在重复的、不成熟的经验归纳中。门诊、医疗系统和家庭都有自己的日常、习惯和文化。然而，随着各种出乎意料的事件出现，这些老办法可能会失败，新的做法与知识便会得以发展，尽管人们偶尔会抵制新东西而显得不情愿。实用主义哲学家威廉·詹姆斯写道，"因此，在某种程度上，这里的一切都是可塑的"，[17] 这意味着即使是历史上已经确立的思想和实践也需要证明它们在现有情况下的实用性和相关性。那么，即使有意想不到的事件发生，人们也或许可以缩小经验和做法的范围。当紧急情况变成经常性的状况，那么解决方案和资源就可以从一个案例应用到另一个上。一些行为和经验可能会发展成习惯，这就意味着我们能够更恰当地做出反应。在某种程度上，可能会产生处理意外事件的标准方式——也许是人们难以想象的其他反应方式。即使人们不希望再现处理问题的特定模式，程序化的处理方式仍将发声。从实用主义的角度来看，在最基本的层面上，阳性新生儿筛查结果推动了集体行为，无论其是否符合现有的问题处理方式。新生儿筛查因为给人们带来的后果而变得有意义，通过研究新生儿筛查的后果，我们得知了其意义、信仰和真相。

不确定性下的行为

新生儿筛查活动的组织机制的核心是知识：筛查帮助人们在孩子出现代谢紊乱问题前知道这一情况，并采取预防行动。如果诊断时间过长，可能为时已晚。因此，新生儿筛查有望提供准确的知识，并控制在没有技术干预的情况下产生的严重健康后果。

然而，在父母和临床医生的日常生活中面对阳性新生儿筛查结果时，明确的知识可能会导致不确定性。拜奥夫妇在访谈中讲述了许多他们拥有知识或者没有知识的经历，他们告诉我们有时候他们甚至希望自己不知道那些知识，但是去除脑中的知识却是不可能的。他们面临的棘手事态就是要搞清楚情况到底怎么样。斯克特回忆说，蕾妮"真的需要知道（诊断结果）。他们什么也不告诉你。他们说有一条显示不正常"。蕾妮同意这种说法："我们没有被告知任何事，什么都没有，一丁点儿，一丁点儿都没有。"当她设法从护士那里得到这个病的名字时，不可靠的信息来源增加了担忧。他们的儿科医生警告说，如果他们"上谷歌去搜索，只会找到最糟糕的案例"。相反，互联网搜索帮助蕾妮获得了公平的知情权：她把在网上学到的知识告诉遗传学家，后者对她要求特定的治疗方法而感到惊讶。然而，大多数情况下，斯克特和蕾妮"不知道该怎么做"，他们不得不当作贝利已经患病了，蕾妮补充说，因为"作为一个母亲，这就是我能找到的最好方式"。打断这一切的关键问题是贝利是否会因为 GA1 的治疗而无法维持生命。

蕾妮和斯克特并不是少有的因为知识产生的不确定性而烦恼的人。他们的遗传学家对贝利没有患病"非常有信心"，但是蕾妮记得他说过："'你需要通过科学验证。你需要经过测试验证。你需要通过……'但是我完全有把握地说，这个孩子没有患病。"因此遗传学家通过直觉判断，贝利没有患病，但仍然需要权威的科学知识来佐证。当遗传学家告诉她孩子没有患 GA1 时，蕾妮想知道她女儿是否是一个携带者。遗传学家告诉她，这并不重要，但蕾妮说："这很重要。这就是为什么我想知道。"最后，当斯克特和蕾妮质疑为什么会发生这种事时，斯克特回忆说，一位医生告诉他："我们都只是猜测。有时候我们做对了，有时我们弄错了。这就是为什么它被称为实践医学（practicing medicine）。我们在治疗的过程中学习。"

新生儿筛查是一种有望提供可操作知识的技术，但它在临床上产生了不确定性。临床医生和家长面临的问题有：已掌握的知识是什么，对目前的状况应掌握什么知识，已掌握的知识又多么莫测，以及科学和直觉又有多少不确定性。不确定性（这里指的是对应该如何行动的怀疑）在医疗领域是一个众所周知的挑战。[18] 医学社会学家先驱蕾妮·福克斯（Renee Fox）强调，医学不确定性是当代医学特有的一个特征。福克斯从医学院社会化、医学实验和器官移植的研究出发，着眼于医学不确定性对医生和病人而言的社会和道德意义，以及他们的集体反应。福克斯表示，医学不确定性的独特之处在于，它与人类身体与心灵中最基本及最亲密的方面联系在一起。[19] 医学不确定性具有深刻的道德和存在维度：它引发了一些关于生命是否值得活下去，如何在风险中平衡潜能，以及如何衡量危险与利益等基本问题。

福克斯还强调，不确定性不会随着科学技术的进步而消除。她关注不确定性的递归（recursive）本质：虽然技术可能解决某些形式的不确定性，但是它们似乎必然会发现以前未被认识到的不确定形式或产生新的不确定性。事实上，不确定性的递归性在医学、卫生服务和健康等研究中已有广泛而详细的记载。例如，循证医学对所有可用的科学证据进行批判性评估和排序以解决特定的临床问题。虽然循证医学直接消除了医学快速变化的知识库中的不确定性，但临床环境中循证医学的实施需要新的统计技能，这些技能在医疗环境中是缺乏的。[20] 研究表明，当出现新型抗抑郁药物时，临床医生会参与个性化的临床试验来复查药物建议，[21] 并向高级学术顾问寻求最新的信息。[22] 临床医生也会根据人口水平来衡量个体患者参数，并将新方案与其他形式的知识整合在一起。[23] 虽然循证医学可能减少过时的生物医学知识库带来的不确定性，但也会因为标准化指南实施而产生新的不确定性。[24]

考虑到不确定性的递归性质，我们可以推测，虽然新生儿筛查是诊断不确定性下由技术推动的措施，但它将在意料之外的领域中创造新的不确定性。生物医学的不确定性突显了由于知识基础的迅速变化和医学创新的不断涌入而产生的知识鸿沟，这些创新有着深远的影响，但我们对技术的理解，以及这些技术的预期后果和意外后果还知之甚少。每当新技术产生了以前的患者不曾拥有的知识时，这种不确定性就不可避免。这些知识引发了如技术可靠性，知识之间的关系，以及临床行动的有用性等问题。

生物医学的不确定性包含了许多关键维度，这将指导我们审视新生儿筛查的后果。一个关键维度涉及新生儿筛查后的不确定性的**形式**。不确定性的特殊性很重要：不确定性因其来源、问题和重心的差异而变得不同。[25]生物医学不确定性的根源可能来自于信息的可信赖度和风险评估的不充分；由于意见冲突、不精确或信息的缺乏而导致的模糊；信息的新颖性；复杂性（例如，基因测试结果取决于环境因素或各种治疗之间的相互作用）。遗传信息根据测试的目的提出了不同的不确定性。那些早期直接向消费者提供基因组测试的服务倾向于根据消费者的家族史评估其个人遗传风险，而其基因组信息不会给生活带来什么变化。[26]相反，在一项研究中，大多数携带有较脆弱的 X 基因的女性决定不生孩子以避免遗传到后代的基因上。[27]然而，他们的选择也很复杂，因为其家庭规模会带来不确定的后果，另外会有其他人在拥有脆弱 X 基因的情况下，仍然选择要孩子。生物医学的不确定性可能存在于诊断、预后、因果解释、治疗和副作用等多个方面。由于生物医学的不确定性取决于信息的公开程度和作用于其上的能力，因此它的重心可能包括临床医师、患者或两者的相互作用。医生或者患者可能对他们应该知道的东西缺乏了解，又或者可能他们两者都显示出对疾病的无知。

　　另一个关键维度是**如何处理**生物医学的不确定性。临床工作人员和家属如何处理出现在临床上的不确定性呢？由于不确定性反映了知识的缺乏，而这阻碍了行动，因此生物医学文献中非常重要的一个主题就是"知晓的意愿"（will to know），意思就是信息的扩散减少了不确定性。从这个角度来看，需要通过搜索和全面了解所有可用信息来应对压力、不适应行为和不确定性的总体不适。不确定性打破了现代医学对疾病进行全面控制的诺言。不过的确，这些关于筛查或未确诊的症状带来的不确定性的研究表达出了患者和卫生机构想要"知晓"的强烈愿望。[28] 然而，这种普遍存在的"减少不确定性的意识形态"[29]忽略了知识会根据当下各种意外状况而不断变化的特征。

　　不确定性需要得到管理，但通过信息的收集来减少不确定性只是许多措施中的一种。即使家族遗传史中有较高的发病率，亨廷顿舞蹈症患者的亲属也不会选择经常进行预测性检测。[30]此外，如果因为家族病史而选择进行基因检测，人们会权衡知情与否的利弊[31]：与疾病相关的知识可能会带来污名，购买保险时会遭遇歧视，未来也有可能以其他方式遗传下去。社会科学家已经观察到在一些案例中，有些病人，尤其是那些预后较差的病人会积极地寻找并坚持相信不确定性，因为这给他们的康复带来了希望和微弱的可能。[32] 其他情况下，需要专注于确定什么是未知的，而不是选择生物医学干预措施：传统的间接遗传咨询模式强调的是对不确定性的教育，而不是强加决定。接下来，知识太多就又成了问题。信息量过多体现了医学文献内容庞大复杂，充满矛盾，有许多的限制门槛，[33] 因此可能需要对这些相互矛盾的解释和建议进行分类和简化。你可能会后悔因为了解了某些知识，而变得不再天真，失了兴致。最后，要使用的资源也很重要。如果你无法承受推荐的措施，预防性信息的相关性将大大降低。

第三个关键维度在于不确定性是如何挑战患者与临床医生之间的关系的。医学专业的特点是要站在患者立场上运用专业知识。生物医学上的不确定性可能会影响到信息的传递，使患者和医生之间互相责备，变得彼此不信任。[34] 在患者消费主义和生物医学不确定性持续增加的时期，患者可能会不停"选购医生"，直到他们找到一位医生告诉他们自己想听的东西，他们也会在临床治疗之外寻找信息，参与线上或人际支持小组，甚至组织起来抵制医学权威，并产生其他的求知方式。[35] 然而，尽管我们不能想当然地认为医患关系一定是互相信任的，抵制和冲突却不是回应生物医学不确定性的唯一方式。医生可以尝试通过同情支持，拳拳相助，安慰沟通以及其他一些与病人最大利益相一致的方法来处理不确定性，同时要承认医学知识的局限性。[36] 事实上，他们对病人的信任与关怀，或许足以弥补不确定性可能造成的危害。[37]

许多社会科学文献认为，不确定性源自于现代主义的时代精神，它需要更多的知识、更强的能力和应对策略[38]。强调不确定性可能给患者、家属和临床医生带来很严重的错误印象。事实却恰巧相反。正因为不确定性像往常一样刺激了商业现象，它激发了激烈的、有想象力的行为：它修正有关疾病和整个患者群体的知识，在严苛的保险制度之下创造新的工作空间，不确定性使人们质疑组织程序，促成新联盟和劳动分工。虽然令人不安，但不确定性也是一种创造力。[39] 不确定性会产生创造力，尤其这对相关的人群来说利害重大。同时，这些创新不一定对所有人都有益或令人满意，有可能会造成新的疾病分化，或者加剧现有的社会保健服务资源的不平等分配现象。

临床医疗中的医学技术

　　不断累积的知识与采取措施的不确定性，二者间的紧张关系限制了临床上扩大化新生儿筛查的后果。那又是什么激发了生物医学的不确定性呢？在贝利·拜奥的案例中，启动这个循环的元素仅仅是一个数字。贝利与 99％ 以上新生儿的关键区别在于她的生物指标 C5DC 值为 0.35 微摩尔 / 升，达到了当时 GA1 的临界值。这个特殊的数值代表了新生儿筛查中各种创新的交集。它代表了生物标志物与疾病之间已经建立的关系，以及对特定正常值范围的理解。这也反映了新技术——串联质谱法在新生儿筛查中的应用。这项技术推动了新生儿筛查的扩大，因为它允许使用单一血液样本测量多种生物标志物。[40] 在引入串联质谱法之前，给筛选添加条件需要创建单独的疾病特异性检测。串联质谱仪在新生儿筛查中的应用大大增加了可筛选的生物标志物的数量。虽然串联质谱仪没有出现在我们眼前，但我们可以通过反映生化值的数据看到它们在临床中的应用。

将创新技术引入临床医疗正处于该技术生命周期中特别脆弱的时期。[41]虽然使用者和设计者之间的区别仍很模糊，但是实施却要经过设计、包装和推销，最终才能进入技术使用者手中。[42]设计者，其实包括所有将科技带入诊所的相关人员，他们都赋予科技无限的可能。他们设想了一个理想化的情境，在这种情况下，人们将使用该技术来实现预设的目标。[43]在新生儿筛查案例中，对不同人群共同利益的假设、父母对孩子健康的渴望、临床能力和理想的使用者在操作规程和工具的实质性方面程度不同。

当然，设计者的假设必然是不完整的、理想化的和简单化的。为了使技术应用广泛并且适应不同的环境，没有必要给用户和基础设施规范。技术特别需要加入或主动顺从一些共同目标，[44]但它们在允许灵活性或要求遵守正式规则的程度上有所不同。[45]在错误的地方过于灵活或者过于形式化可能会使技术毁于一旦。[46]例如，法国光电照明套件是专门为非洲设计的。[47]虽然设计精美，但这项技术被证明是无用的，因为它用的是非标准插头，这在非洲并不适用，而且这种技术只能由专家用专门的工具来修理。因此，尽管有着很大需求，但这个技术并没有很多用户，也没有用处。而另一种在非洲专门为非洲设计的津巴布韦水泵，则与之形成了对比。[48]这种颜色鲜艳的装置用于从津巴布韦农村的井中抽取干净的水，这种设计使得生产过程简单，也易于维修。该设备比预期更加灵活：用户可以修改其结构，以便在关键螺栓脱落或用户群发生变化时保持正常运行。水泵的成功，与其适应采水时不同的工具、技术和社区安排也有着很大关系。然而对于其他技术来说，过于灵活有可能会导致失败。[49]

技术的影响因此只能在现实世界中体现出来。制定技术规定必然意味着"情境行动"（situated action）[50]的形式。也就是说，技术的运用取决于特定的、瞬息万变的环境，而这些环境又是通过行动构成的。在临床上，技术知识可能遭受抵制、颠覆或忽略，其社会和文化意义必须适应当前的情况。

技术的采用不仅仅是用户和设计者之间的对话：竞争对手和监管机构也参与其中。[51]对于医疗技术，政府监管机构在批准或暂停使用技术方面发挥着重要作用。监管过程必须通过规定所需证据的种类来设定知识获取的标准，例如确定新药的有效性和安全性。[52]州立甚至私营保险公司的地方法规可能会通过规定报销政策来影响某项技术创新的财务上的可行性。每当引入竞争性技术时，就会启动新的预算周期，会有新的合约需要谈判，新的案子需要诉讼，新技术被采用的可能性就要受到很大的影响。

技术通过相互连接的各方网络工作，极其微小的细节都可能破坏技术的功能。实施技术的人除了设计者、用户、监管者和竞争者，还有无数实现技术目标所必需的其他参与者，但这些参与者太过平凡，太少，也太微不足道，不值得官方说明和关注。这些参与者一直不引人注目，直到技术逻辑某处出现问题才会显示出其重要性。这些人可能包括将血样送到实验室的无名信使、校准机器的技术人员、报道卫生技术的记者、或反对卫生系统中财务浪费的立法者。[53] 任何人都可能成为障碍，使技术的实施变得复杂甚至使整个技术变得没有意义。

在临床上，基因筛查是技术门户：当生化值超出预设的正常范围时，这就是在向人们传达一个信息，要对病理威胁进行处理。无论家庭和临床医生是否愿意，他们都走进了一个新世界里，而筛查结果就是他们必须处理的紧迫问题。然而，这个新世界将是一个或多或少由他们自己创造的世界。能否实现筛查带来的附加价值取决于不断扩大的参与者之间的协调、妥协、谈判和转换。我们的方法是去考察一个正在应用中的技术：新生儿筛查作为一个元素，在生物社会生活的新格局里偶然地将其他元素结合在一起。[54]

贝利·拜奥的案例可以说明改变技术脚本在扩大新生儿筛查中所起的关键作用。2008 年，贝利出生的那一年，只要 C5DC 值等于或者高于 0.35 微摩尔 / 升，就会有后续的 GA1 检测。到 2010 年，临界值已经改为 0.60 微摩尔 / 升。如果贝利在 2010 年出生，她将永远不会被新生儿筛查选中。她和父母的生活——包括斯克特称之为"三个月地狱"的时期——将会完全不同。

筛查与预防

拜奥一家现在是推动美国新生儿筛查的领导力量。然而，我们想知道，如果要求蕾妮和斯克特签署新生儿筛查同意书，结果又会怎样。他们会不会同意筛查贝利？这是一个有争议的问题，因为新生儿筛查实际上是强制性的。这种情况的独特性不能被夸大。在美国，很少有卫生服务或公共卫生机构享有与扩大化新生儿筛查相同的政府资源和投入。事实上，最近为年轻女性接种人乳头瘤病毒疫苗（HPV）的立法授权产生了巨大的争议。[55] 我们可能已经预见到一个市场模式，即公司向愿意支付费用的父母提供扩大的新生儿筛查。在一个对患者自主权和基因歧视有着深厚生命伦理关注的时代，绝大多数婴儿在（家长）没有知情同意的情况下就被进行遗传疾病筛查似乎是难以置信的，尤其是筛查的目标疾病非常少见，人们对其知之甚少，而这些又并非传染性疾病。新生儿筛查的强制性标志着人们极其相信筛查的力量。

　　"筛查"（screening）这个词暗含着人们用屏幕既需掩饰又要揭露的矛盾意义。这个术语指的是在公众目光中隐藏某个人或某些东西，并从一个更大的群体中筛选出一个利益元素。就像在公共卫生中常见的那样，新生儿筛查的意义也在于后者，即它揭示隐性疾病的努力。医学筛查不可避免地要平衡灵敏度（正确识别真实病例的能力）与确切性（即清除阴性病例的能力）。理想情况下，筛查是百分之百的灵敏确切，这意味着它可以确定所有的阳性且只有阳性。事实上，过于关注敏感度会产生误报，而强调确切性则不易发现真正的阳性病例。假阴性带来了误导性的安全感，这使得筛查的预防功能失去作用。假阳性会产生不必要的警报，这种警报又会产生有害的心理作用。[56] 筛查后的诊断测试有助于明确是真阳性还是假阳性。这一卫生政策的制度动力是要揭示隐藏的疾病，因此集中精力确定真正的阳性，即使增加误报率，也是一种不可避免的结果。

历史学家已经注意到二战后公共卫生政策从改善人口健康与环境干预转变到预防慢性病。随着对疾病自然史认识的变化，人们对预防的关注也随之增加，其中早期可检测到的病理状态的增加与临床诊断阈值的下降一致，这导致疾病种类和新药市场逐渐扩大。[57]人们会通过识别一些无症状的个体来抵消疾病的这种观念开始流行，这也意味着一种风险范式的到来，该风险范式旨在将流行病学风险转化为对个体的风险因素的列举与风险概率的计算。大量临床和流行病学研究已经找到了那些可能导致高发病率的生物学、生活方式和社区风险的要素，并促使人们采取预防措施。

要识别有患病风险的人需要大量的监测医学（surveillance medicine）基础设施，这是 20 世纪初出现的一种监测健康人群而不是照顾病人的新型医学。[58]监测医学的崛起依靠大规模的筛查运动，其中典型的例子包括乳房 X 线照相术和宫颈巴氏涂片检查。正如医疗史学家罗伯特·阿罗诺维茨（Robert Aronowitz）所说："由病理学家下定义，靠着筛查运动来支撑，不同的宫颈癌和乳腺癌的癌前病变就此被发现。"[59]这样的癌前病变，与类似高血脂和高血压等已经从疾病症状转变为风险因素，再成为一种独立的疾病（self-contained diseases）。其结果不仅仅是疾病种类有所扩大，还出现了许多疾病，其病症成为了其他疾病的危险因素和预防目标。[60]

近年来，筛查越来越受到公众的关注，其中乳房 X 线照相术和前列腺特异性抗原（PSA）的筛查准则引起了争议，成为各大报纸的头条。[61] 随着产前检测技术的进步，以及越来越意识到基因突变与某些类型的癌症之间的联系，人们产生了对症状前基因检测的需求，筛查也发展到遗传领域。[62] 然而，新生儿筛查仍然是美国公共卫生遗传学当下要面临的问题，与美国大部分人熟悉的迟发性或产前筛查相比，可能会影响更多的潜在病人。

通过筛查来做疾病预防对于那些希望在控制成本的同时扩大医疗保健机会的卫生政策制定者来说很有吸引力。然而，实际情况是，筛查项目推动了医疗消费，尤其是在美国，那里的筛查项目更为昂贵，相比其他工业化国家更难获得后续护理。[63] 对于罕见疾病来说，前期筛查可能不是促进人口健康的最有效方法。筛查项目是否能够起到预防作用，在一定程度上取决于保健服务的可用性和可获得性，以及筛查之后的有效疗法。尽管支持者因筛查假定的效力而为其辩护，但旁观者也注意到了其直接不利影响。这些风险包括不同人群中的过度筛查以及筛查不足，[64] 后续检查的医疗资源使用低效，隐私和保密性丧失，筛查过程产生的副作用以及筛查结果的污染。

二级预防的可行性在于公众对筛查项目的参与。筛查的拥护者们认为筛查能够避免这些遗传病最糟糕的后果，但是研究显示，参与筛查的人有着更广泛的动机。对于自愿筛查来说，人们要不要接受筛查，一部分取决于患者和医生在充分了解政策准则和保险报销政策后的说服交流，另一部分则取决于人们对于筛查的认识，要么是认识到筛查是为了自己的利益，要么是为了履行对别人的责任而采取的正确的步骤（例如，母亲在女儿的催促下进行子宫颈筛查）。[65] 在一些社区，对一些人来说，筛查具有负面意义。例如，1970 年代对镰状细胞病的早期筛查与优生目的相关，因为其针对的是非洲裔美国人，并被某些人视为劣等种族的标志。[66] 因为扩大化新生儿筛查是半强制性的，所以遵守筛查准则在这种情况下似乎是一个有争议的问题。尽管强制性筛查中和了筛查的动机，但不同的认知理由可能会影响公众对筛查的反应以及根据其结果采取的行动。在政府实施的强制性筛查计划中，公共筛查计划最重要的部分是实际筛查的程序。

筛查政策的目标是预防疾病，这成为了世界各地门诊和实验室里人们的工作。串联质谱仪从计算机打印出一个标有星号的数字，表明结果位于预设的正常范围之外。为了通过筛查了解疾病，需要有人向有关方面传达这些数字的重要意义，并创建一个旨在预防疾病的协作关系。本质上，筛查通过交流来传达当时情况的情绪、认知、关系、资源和抽象结果。通过筛查确定的疾病证明了"疾病当然不是出现在身体上，而是在生活中……在某个时间、地点和历史上，在生活经验和社会现实中。疾病作用在现实中的某个肉体之上"。[67]

临床上的互动体验会体现出筛查所揭示出来的既隐藏又显露的矛盾意义。新生儿筛查承诺会给出关于孩子的真实预测，但也存在其结果不具有临床意义的可能性。筛查改变了健康与疾病之间的二元对立。检测和诊断无症状个体患有一种他们可能不知道的疾病，而这种疾病可能在未来继续发展，需要将诊断与苦难的经历分离。[68]虽然风险因素和预测不可避免地是概率性的，但基于这些预测的行动已经确定。[69]许多家庭都抱着一丝希望，希望筛查可能误判某个健康的孩子。正如我们看到拜奥一家的情况一样，各个家庭都希望自己的孩子是假阳性，尽管他们仍然饱受困扰，因为可能最后的结果还是阳性。对于已经出现症状的孩子来说，一个令人头疼的问题就是要了解孩子将要出现怎样的异常情况。此时，筛查的结果让位于父母对未来的期望，因为他们知道孩子未来将不会那么健康。

遗传分层

　　拜奥一家多次去看遗传诊所可能会给人一种印象，即串联质谱是一种遗传技术。这其实是错的。筛查是通过测量血液样本的生物化学成分来进行的，而不是基因测序。而去遗传学门诊的原因是，新生儿筛查项目所针对的疾病是遗传性疾病。严格说来，我们所研究的疾病都是遗传的，但它们的遗传性不一定是其最显著的特征。更直接的说法是，这些病是代谢紊乱的病——或者用医学界的叫法，是"先天性代谢缺陷"，会影响食物在人体内向能量的转化。代谢紊乱已经被发现与基因突变相关，但是其关联性直到近期才被发现。尽管科学家们在上世纪30年代就意识到 PKU 可能被遗传，但直到人类基因组计划的倡导者寻求成功的遗传病治疗干预的范例时，它才被当作一种典型的遗传疾病。[70]虽然遗传因素会引发代谢疾病，但这类疾病与遗传因素的相关性随着时间地点的变化而变化。遗传突变很难让我们直接确诊代谢疾病，在某种程度上，突变的存在能够决定诊断结果有代谢疾病的特征。

我们注意到，遗传学家接下来使用生物化学筛查做基因检测，以诊断与各种基因突变相关的罕见代谢病症。那么这还算是遗传学的研究吗？我们认为这是目前临床遗传学的现状。自弗朗西斯·克里克和詹姆斯·D. 沃森发现 DNA 结构已经过去接近六十年了，人类基因组解码已经完成了十余年。在此期间，基因组学倡导者们曾经许下诺言，遗传学将为医学带来革命，为无数疾病提供治疗方法。一个很好的例子就是人类基因组计划的首席科学家、美国卫生研究院现任主任弗朗西斯·柯林斯（Francis Collins）最近写的一本书，他仍然期待由基因组创新推动的个体化医疗的未来。[71] 一些社会科学家和遗传学家站在了这种遗传学追捧的对立面，他们谴责生物还原主义、决定论和本质主义，因为这些将会以牺牲社会结构性差异为代价来追求"基因化"[72] 的健康。[73]

事后看来，无论是"基因热"还是对遗传决定论的不满似乎都被夸大了。我们现在生活在基因医学**常规化**的时代，基因突变往往在临床护理中发挥重要作用，但不一定是主导作用。实际上，克莱格·文特尔（Craig Venter），这位人类基因组计划在商业上的竞争者曾经冷静地指出，"到目前为止，解码基因组只让我们对人体疾病的理解多了 1—3%"，同时他还认为个体化医疗只是一个白日梦，在商业上并不可行。[74] 社会学家卡洛斯·诺瓦斯（Carlos Novas）和尼古拉斯·罗斯（Nikolas Rose）并不赞同对社会科学的抵制行为，他们认为，遗传技术确定人类面临疾病风险的能力只是"更广泛的人的突变中的一个维度"。[75] 同样地，哲学家伊恩·哈金（Ian Hacking）写道：

> 一个人的基因决定了他人体可能的极限，但是他的选择造就了他的品格，他的真正本质，以及他的灵魂。这是我们这个时代没有教条的存在主义信条：我们的遗传本质并不是我们真正的本质。一个人的可能性与个人以及其性格和潜能有关，是其在一生中形成的，即使对于很多人来说这种可能性在很小的时候就已经僵化了。[76]

如果存在"基因化"这样的现象，那么重要的是遗传信息在数量上增加，而不是对遗传本质主义定性的增强。事实上，许多社会科学家越来越多地认为"基因表达只能通过社会结构的变化来揭示其自身"，[77] 并将遗传多态性纳入研究各种结果和遗传性的研究中。

在法国、英国、加拿大、荷兰、新西兰、以色列和美国的遗传诊所，社会科学家发现分子信息在生物医学中很难成为决定性判据，而是需要通过其他症状和体征来解释。[78] 遗传分析的信息价值通过相关疾病、患者、临床医生和遗传特征慢慢体现出来。比遗传本身更重要的是可以寻求、给予和接收信息的实际的内容和背景。因此，如果在患者开始有衰弱症状之后，遗传信息再确认诊断，患者就会更加安静顺从地接受这个结果。有神经性症状的病人在终于确诊退化性神经疾病后反而会松一口气，即使这种病会逐渐发展导致神经退化甚至死亡。[79] 这种放松的感觉并不令人意外，有文献称，不明原因的症状可能会引起精神不稳定，而不知情往往比确认患病更为严重。[80] 如果遗传信息确认了智力低下的疾病（例如脆性 X 染色体综合征），但是诊断时的症状并不清楚，那么患者及其护理人员就可能在结果的预后不确定性中寻找价值。[81] 诊断可能是明确的，但特定患者的综合征的实际表现仍然不确定。如果遗传信息表明有家族病——比如癌症——风险，则其信息价值将与其他亲属患病及其经验进行权衡。[82] 如果这些亲属患的并不是会让他逐渐变得衰弱的病症，如易栓症，[83] 那么潜在患者可能会忽略这些信息。比遗传信息更为重要的是社会科学家所谓的信息的"主观不良"（subjuctive badness），或者是检测到的不良结果对病人的重要程度。[84]

这种背景问题不仅威胁到患者及其亲属，还威胁到医学遗传学家。遗传学家通常根据症状和形态标志来鉴定分子检测的结果。[85] 基因检测扩大了疾病种类，并将分子与其他疾病基础协调起来。[86] 遗传学家利用各种交流策略来考虑患者表现出遗传性疾病症状的可能性。因此，"与病例情况的具体化和简化不一样，基因突变以不同的方式扩展和重构着病情"。[87]

因此，与其说未来基因知识将会拯救或损坏医疗保健，不如说我们已经进入了基因组学常规化的时代，而遗传信息是信息的一部分，这个信息将被放在背景中去理解、解释，并与其他知识形态相关联。那么，遗传信息的独特之处在哪里呢？

越来越多的证据表明，遗传信息既是旧瓶新酒又是新瓶新酒。一些学者认为，遗传数据为新群体的形成创造了条件。人类学家保罗·拉比诺（Paul Rabinow）在对遗传学的早期研究中就认为，"生物社会性"（biosociality）可以被想象成由病患群体、词汇、叙事、实践、专家和机构围绕生物信息建构而成的。[88] 因信息作为对身份的形成（identity formation）的新的刺激，只部分符合传统的现代主义的种族、民族、性别和年龄的分类："大量新类别将加入旧的文化类别，这些类别将会交叉，有一部分会被取代并最终重新定义旧类别。"[89] 各种关于遗传疾病病人的倡导团体出现了，比如一个致力于建立神经肌肉疾病研究机构的法国组织。[90] 尽管社会制约因素是关于共有遗传风险的假定生物制约因素，但宣传组织形式与乳腺癌、艾滋病毒／艾滋病和其他宣传组织类似。[91]

　　社会科学家特别关心的是，最近大部分遗传医学不是围绕着具有不同遗传风险的个体进行的，而是围绕着具有不同健康风险的牢固社会群体进行。二者间争论的焦点一直是种族遗传学。社会学家特洛伊·达斯特（Troy Duster）很早就提出，现代遗传学"走后门"重新引入了优生学。[92] 大量关于种族和遗传学的文献表示，在基因知识的影响下，由于有不同基因标记的社会分组，不同种族人群的观念过时了，但与此同时，基因知识又表明不同种族和民族之间在医疗诊断和治疗方面有重大的生物学差异。[93] 种族和其他身份特征可能会在基因组时代重获新生。种族已经在公共卫生、生物医学研究和社会想象方面拥有重要的意义。[94] 遗传信息可能导致社会生活的中立化（neutralization）、去中立化（deneutralization）以及再次中立化（reneutralization）。[95]

　　亲属关系是遗传基础上的社会分化的一个关键领域，因为遗传信息往往会从个体传给其他家庭成员。[96]当有血缘关系的人而不是单一病人成为医学检查的对象时，[97]社会科学家已注意到通过生物标准加强社会关系的可能性。[98]然而，即使在亲缘关系领域，遗传信息的影响也被稀释，从属于其他关系，并被重新解释，造成了"遗传信息（通常是高科技但不完整的）与有意义知识之间的隔阂，这些知识从定义上来讲是社会性的，没有经过医学层面的界定、评估和参照"。[99]与家族化的遗传相反，遗传的家族化出现在检测迟发性阿尔茨海默病基因的人群中。在他们中，风险预估被吸收，并涵盖在先前就有的关于家族中谁将得阿尔茨海默病的信念之中。[100]遗传信息的选择性获取进一步被疾病的本质和遗传信息的意义所调和。对于罕见的单基因疾病[101]而言，如涉及乳腺癌的基因，其信息的说服力强于遗传易感性测试。遗传信息可以创造或者改变亲缘关系，比如可以加强亲属之间的联系，因为它提供了一个共同的风险；当他们对需要检测的问题意见不同时，这会使得他们已经疏远的关系更加疏远，或完全被其他的关系所取代。[102]

如何获取遗传分层？通过新生儿筛查获得的遗传信息提供了一个按照新标准对人们进行分类的机会。[103]伊恩·哈金认为，人类疾病是互动的、动态的，因为将人分为不同类别去诊断，会影响到被分类的人，而变化后的自我认知反过来会重新影响分类属性，从而再次影响被分类的人。这个循环是无尽的，因为这个分类成为联系自我和他人的方式，是一个被赋予的新身份。如果这一分类成为某部分特定人口、机构的基本架构、知识生产和专家的一部分时，那这种分类就会发生改变。该分类会获得接受，成为一个用来证明行动正当性的理由，以及一个阐释自己与他人采取或不采取行动的恰当方式。这成为了一个有着道德色彩的考量。当一个新分类在人们生活中受到牵引时，很有可能改变原来的分类。遗传学家也在不断学习新知识，改变后的知识基础不仅影响疾病的知识，还影响遗传学家如何去应对新确诊的病人。

人类学家琳恩·摩根（Lynn Morgan）的成果提供了一个极好的例子，说明了这种循环剧烈改变了人们对类别的理解，以至于过去的分类特征在现代已经无法辨识。[104]摩根在她的大学生物系储藏室里看到了大约一百个保存的胎儿。现代文化非常流行胎儿的形象，无论这些胚胎是生活的象征还是死亡的幽灵，是储存在泥罐里还是随意地收集在蛋黄酱罐子里都可能唤起强烈的情绪。然而摩根发现，在20世纪上半叶的这段时间里，这些胎儿完全被视为科学标本，而不是人的原型。胚胎学家寻找最早的和保存最好的被当作标本的胎儿作为自主独立的科学材料，无视产生了胎儿组织供应的生殖政策，忽略了提供样本的妇女们并没能完成生育。现在，这些藏品的剩余部分已经变得具有文化毒性：没有任何机构想要收藏胎儿，这些藏品在被重新发现时悄然消失。[105]摩根表示，讽刺的是，我们目前对胎儿意向的态度其实来自胚胎学家们的研究，是这些人将胎儿去情境化，将其视为自主的实体。制作关于胎儿发育流行电影的文化企业家，已经将人类的角色、意志和决心灌输给了胎儿。[106]这体现了哈金所说的循环效应（looping effect），在这种效应中，人们选择了最终改变分类本身。在这种情况下，自然类型变成了深刻的社会类型。分类提供了一个新的世界观，但是使这个世界观与流行文化结合之后又开始对这一分类进行修改。

在新生儿筛查的背景下，我们认为分子信息越来越多的可用性是给人类分类和分化提供了一个机会，而这种分化需要被坚持，从而才能取得临床和社会性意义。建立遗传信息的纽带可能会创造新的社会归属形式，或者加强现有的社会政治分化方案。

*　　*　　*

新生儿筛查为研究技术创新、筛查和临床遗传学之间的相互作用以及它们在美国医疗保健中所引发的不确定性提供了一个象征性场所。新生儿筛查在医疗系统内形成了一个独特的全民健康服务案例，准入门槛高，质量不平等，还有着成本上升的担忧。该计划旨在拯救婴儿的罕见疾病，能否达成这一目标将依赖于全体人民的参与。大多数被筛查的婴儿将没有直接的益处，但会给国家机构留下血液样本。被筛查的婴儿能够获得多少益处，将取决于筛查提供的信息如何与预防措施联系起来。新生儿筛查也是遗传知识从实验室应用到临床的实践案例。在遗传学门诊，我们见证了临床医生正在研究遗传信息对诊断和治疗以及可能出现的生物社会的相关性。最重要的是，正如拜奥一家的例子，新生儿筛查创造了以前不可能的机会，能让父母尽一切可能，利用医学前沿知识给孩子最好的未来。

此时此刻，关键信息是，新生儿筛查的后果并不是预先注定的。决策者和筛查的倡导者们承诺，扩大化新生儿筛查会给个人、家庭和社会带来明显的效益，可以预防疾病，拯救生命，影响生育政策，降低医疗成本。然而，这些政策愿景能否实现仍然是个未知数。实施扩大化新生儿筛查的过程提供了一个特殊的切入点，可以在他们决定之前审查一系列道德选择。[107] 一旦诊断和治疗成为惯例，就很难会有其他替代的方案。然而，正如社会学家埃弗里特·休斯（Everett Hughes）提醒我们的那样：曾经我们有机会选择不同的方式。现在也可能完全不同。[108]

背景与研究

本书的数据来源于 2007 年 11 月至 2010 年 7 月期间一项在遗传学诊所进行的人类学研究。我们观察到了 75 个家庭的 193 次门诊就诊，并用数字录音机录下了咨询过程。[109] 我们的目标是观察新生儿筛查患者家属的临床咨询，这些家属可以说英语或西班牙语。新生儿筛查的病人分散在我们观察的这间遗传学诊所中，但他们每周有一个下午在学术医院里会诊，因此他们形成了一个独特的群体。工作人员在会议上讨论这些患者时，遗传学家们会按照年龄顺序介绍这些患者，并宣布他们"已经被新生儿筛查选出来"。该诊所每月大约会接收两名新的新生儿筛查病人，每周进行二至四名病人的后续会诊。如果病人的预定符合我们的标准，诊所会提前通知我们。因此，我们基本上不会错过病人就诊。[110]

通常情况下，当家属进入检测室时，我们就开始录音，他们可能还要等一个多小时才能看到遗传学家。如果是初次到诊，我们利用这段时间来访问家庭成员，了解筛查结果是如何告知他们的，以及他们对孩子潜在病症的了解，而对于复诊的家庭，我们会询问他们孩子们的情况。在每个门诊日结束时，工作人员开会讨论患者情况并得出治疗计划的反馈意见，尤其是针对那些棘手的案例。我们也观察了他们的每周小组会议。几乎所有的家长都允许了我们查看孩子的病历。

我们还正式访谈了 27 户家庭。我们的研究对象在种族、民族、地域以及社会经济等方面都是非常多元的，其中包括在娱乐圈中呼风唤雨的人、受过高等教育的专业人士，以及电脑技师、工厂雇员和其他蓝领工作者。因此，我们的采访足迹随着我们信赖的 GPS 设备踏遍了南加利福尼亚大地上的许多不同社区。我们参观过有私人泳池的高端别墅，也去过狭小的、堆满玩具的公寓。两位研究助理罗西奥·罗萨莱斯和阿里安娜·塔博达在研究中花费数小时来采访母语是西班牙语的家庭，其中一些人在加利福尼亚肥沃的中部海岸做流动农场工。

出于实际的原因，我们让这些受访者家庭自己决定由谁参与访谈。与那些对特殊医疗需求儿童的研究文献中一样，我们的大部分访谈都是与孩子的母亲进行的，其中有一个案例，是日常照顾孩子最多的祖母。尽管如此，我们还成功地访问了三位父亲，以及三对共同接受访谈的夫妇。在研究中，当我们发现父亲前往门诊的次数较多时，我们就将父亲的视角也纳入研究。访谈内容包括他们的家庭背景，新生儿筛查的经历，有关遗传疾病的知识和理解，新生儿筛查结果给家庭生活带来的影响和孩子治疗的问题。在复诊间隔期，我们对研究中的其他家庭进行了非正式电话访谈，我们还多次正式或非正式地访谈了医疗小组成员。我们采用溯因推理来分析这些数据，在社会科学文献的帮助下，在访谈中对数据编码并记录了备注。[111]

* 　 * 　 *

遗传学小组中非常有影响力的成员是诊所的协调员莫妮卡·吴，对于那些收到阳性检查结果的人来说，她是诊所中的关键人物。她通常会与遗传学家讨论一些措施，然后安排测试，处理保险问题和药品，联系家属和儿科医生，并安排门诊就诊。她不仅全程掌控，而且让每个人每件事都正常运转。对于与饮食有关的问题，她向营养师求助。在我们的研究过程中，在诊所工作很长时间并且深受爱戴的营养师退休了，而出于资金限制又很难找到继任者时，这个团队换过很多营养师。最后的营养师是路西·钱。当家庭需要帮助来获取公共服务（包括公共保险项目或为有特殊医疗需求的儿童的家庭提供社会服务）时，莫妮卡还与一名社会工作者丹尼丝·莫斯科维茨合作。其他工作人员包括三名遗传顾问，其中有一名是轮岗实习生。遗传顾问参与了新生儿筛查家庭的初步筛查和整个门诊的管理。

遗传学家包括一个由四名医生组成的核心团队：让－皮埃尔·达缇医生、加布里埃尔·弗洛雷斯医生、马克·西尔弗曼医生以及萨拉·马尔文医生。按照诊所的习惯，在书中提到他们时，我们会用医生的姓氏，而其他工作人员则用他们的名字代替。西尔弗曼医生跟了诊所里大多数的新生儿筛查患者的案子。他是这群医生里最有话语权的人。在其职业生涯中，他亲眼目睹了医学遗传学的发展。他的一部分研究生涯与新生儿筛查交织在一起。他在 21 世纪初参与了一项新生儿筛查试验计划，并向加利福尼亚州的立法者作证，宣传扩大新生儿筛查。在我们的研究期间，他协助州政府制定新生儿筛查的相关法规。他还积极地通过邮件列表与医学遗传学家讨论与新生儿筛查有关的问题。

西尔弗曼医生有着文艺复兴时期知识分子的特质。他广泛阅读古典文学、侦探小说、历史、传记等多种文体，是古典音乐和歌剧的狂热爱好者。他的出诊制服包括领结、吊带和腰带，他还特别喜欢讲双关语和笑话。经过三年的观察，我们得出结论，他的幽默感与联想相关。任何事情都可能引出一个笑话——一个名字，一个词，一个颜色，一个姿势或观察到的一个现象——如果他能想到那个笑话那他一定会讲出来。当我们提到在农贸市场买甜菜时，他说"我们不想错过任何一个节拍"。[①]大多数时候，这些联想都是有趣的笑话，但偶尔病人和工作人员也会觉得不大合适。一串双关语和笑话可能会打乱眼前的事情。正如许多医生都会遇到的状况一样，有些病人会要求其他医生看病，但是西尔弗曼医生仍然在许多家庭中有忠实的追随者。

---

① 译者注："节拍"和"甜菜"在英语中同音。

　　其他医生被指派到的新生儿筛查患者数量有限，但是当患者遭遇了新陈代谢异常打电话来求助时，他们仍然需要提供帮助。达缇医生负责遗传学服务。他主持员工会议，并对性发展遗传学方面有研究兴趣。弗洛雷斯医生的母语是西班牙语，是这个小组里的资历最轻的成员。马尔文医生负责颅面门诊，在遗传学门诊待的时间最短。每个医生都有独立的研究实验室。他们还与当地健康维护组织（HMO）的临床医生合作，并得到同事和来访医生的轮流协助。在遗传学研究人员中，我们注意到阿尼泊·纳齐夫医生和埃拉·德弗里斯医生与新生儿筛查患者之间有一些互动。

　　人类学设定“我们”在研究“他们”。人类学学者在研究他者的时候，往往会“向下”研究拥有较少权力的人，很少“向上”研究那些权力更多的人。[112] 在我们的研究中，除遗传学家团队明显拥有临床专长之外，我们与他们之间的界限并不总是清晰的。与查尔斯·博斯克（Charles Bosk）对遗传咨询的开创性研究不同，[113] 我们并不是被邀请去研究这些医生，而是不请自来的，但是我们还是受到了欢迎。西尔弗曼医生一再表示，我们的存在增加了工作人员对家庭如何经历新生儿筛查的认识。遗传小组的几位成员精通社会科学研究方法论，有些令人惊讶的是，他们在社会科学文献方面也很有造诣。有几位医生积极参加由社会科学家和生物科学家联合举办的系列座谈会，要么作为受邀发言人，要么作为听众。达缇医生曾与社会学家共同开设课程，并广泛阅读有关性与社会性别的社会学著作。当我们开始研究时，西尔弗曼医生购买了斯蒂芬·蒂默曼斯的书

《死后》(*Postmortem: How Medical Examiners Explain Suspicious Deaths*)。他不仅与我们讨论他读的书，而且也与几个家庭讨论，在工作人员会议上讨论。西尔弗曼医生向一对父母描述了让我们作为社会观察者会提高他临床实践的意识："但他（指斯蒂芬）让我非常清楚，我们有时不能成功地传达我们认为我们正在做的事情。我们没那么厉害。所以接受观察可以让我们保持谦虚。但没有被过多地观察——因为他没有批评我们的努力。他没有说'你真的是搞砸了'，或者其他类似的话。他只是说，病人——在我们和他们交谈时——看到的世界与你看到的有些不同，这是好事。这挺好的。这对我们来说很有好处。"

我们的存在带给参与研究的医生一些反思，然而本书的重要性却远超于此。我们在探究在成本收益、预防、拯救生命的官方描述以外，新生儿筛查为人们的生活带来了怎样的影响。在下一章中，我们将做一个历史性的回顾，说明扩大化新生儿筛查是如何在早期人口筛查的尝试中打破先例的。接下来，我们将看到病人的家庭和遗传学家在诊所中是怎样工作的。

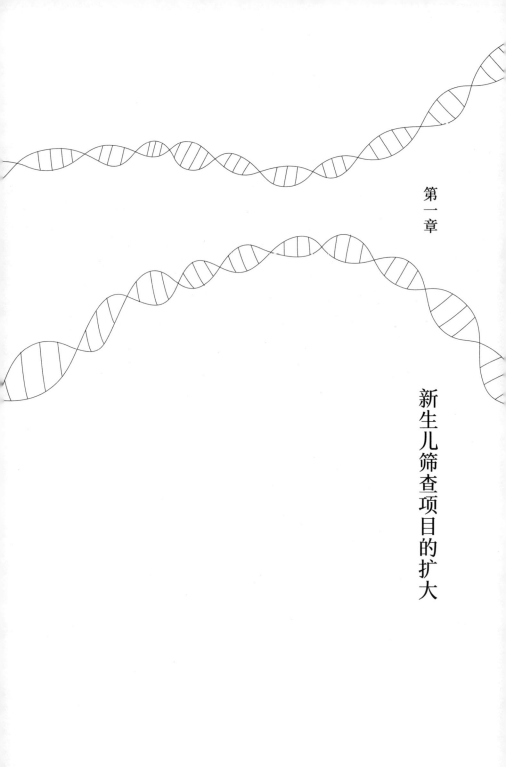

第一章

新生儿筛查项目的扩大

全球只有两个工业化国家尚未落实全国性的新生儿筛查政策，而美国就是其中之一。[1]在美国，每个州都独自为政，分别确定自己的筛查目标。在新生儿筛查于 1960 年代初兴起之时，各州的项目进展缓慢，且发展也不太均衡。到了 21 世纪初，就筛查数量与种类而言，各州之间存在巨大的差异：新生儿需要筛查的疾病数量最少仅为 3 种，而最多可达 36 种。以中链酰基辅酶 A 脱氢酶缺乏症（MCADD）为例，如果儿童患上这种病症，一旦空腹时间过长，他们就有可能会身染重疾，然而婴儿是否要就 MCADD 进行检查则取决于其家庭的所在地，这就导致各地区的健康状况出现了差异。

在进入 21 世纪之后，新生儿筛查的状况较之前统一了一些。2005 年，美国医学遗传学学院的一个特别小组建议针对 29 种主要疾病以及在筛查核心病症时可能会被偶然检测到的 25 种次要疾病进行筛查。[2]新生儿筛查之所以能够扩大其范围并落实标准化，主要是因为业界采用了一些新的技术，让实验室仅凭一份血样就可以筛查出多种疾病。虽然出于我们很快会谈到的一些原因，该建议引起了很大的争议，但是一些宣传和专业机构通过游说，将该建议变成了各州的政策方针。在短短数年内，所有州都开始筛查核心疾病，而一些州甚至还开始筛查推荐范围以外的一些疾病。这一事件一般被称为"新生儿筛查项目的扩大"。

在本书后面的章节中，我们将会着重探讨扩大化新生儿筛查项目的广泛影响和各种后果。但在本章中，我们将会介绍一些令项目扩大成为可能的利益相关方及其决策。我们之所以关注这一实施过程，是因为它为检验临床工作提供了一个权威基准。我们将会指出，家庭和遗传学家们在临床上所遇到的那些反复出现的问题基本上都已经跟扩大新生儿筛查的过程绑定在一起了。新生儿筛查的设置影响到了一系列的问题，其中包括：可以筛查哪些疾病，多快能够告知父母结果，谁来帮助他们解释和理解筛查结果，谁来为筛查买单，以及随后的医疗护理会是什么样的。倡导新生儿筛查的人士有选择地对证据加以考量，同时也承认，对于某些对落实新生儿筛查至关重要的科学问题，他们并没有答案。他们忽略了与美国医疗卫生系统相关的一些特征，而且将扩大化新生儿筛查的很多实施环节，留给地方行为主体来决定，全然不顾他们是否能够胜任这项工作。他们假想了一种标准"脚本"，根据该"脚本"，筛查项目会基于某种威胁到生命的疾病，发现患者并让他们接受治疗，但很多患有代谢紊乱的患者其实面临的是不明确的疾病或紊乱，无法得到充分治疗。扩大化新生儿筛查预设的优先顺序与实际并不一致，这导致遗传学家在与家长讨论筛查结果与方案时，存在许多互动上的不确定性。

新生儿筛查的缘起

医学评论文章一致认为新生儿筛查缘起于微生物学家罗伯特·格思里（Robert Guthrie）对这一问题的研究与推动。[3] 尽管专家们一致同意是格思里发起了新生儿筛查工作，然而他的工作是否公平地处理了科学与倡导二者之间的关系，大家的观点却褒贬不一。随着时间推移，格思里的行为已经很难说是代表了一项公共健康倡议取得成功的历史经验，还是筛查如果不受约束则会导致危害的历史教训。整件事情的经过如下：

格思里的一个孩子一出生就伴有智力发育迟缓的症状，而他的一个侄女也被诊断出苯丙酮尿症（PKU），在这以后，格思里在全国智障儿童协会（NARC，现名为：美国智能迟滞者公民协会[4]）的地方分会中变得活跃起来。这是一个由家长在1950年成立的组织，目的是反对公立学校中对智障儿童的种种歧视现象，同时为提供除机构看护外的其他解决方案。该组织吸纳了一些内科医生成为其会员，并加入其顾问委员会，但各成员加入该组织的主要原因是，他们个人及家庭均与智力发育迟缓有着千丝万缕的联系。在格思里担任全国智障儿童协会的一家地区分会副会长期间，一家儿童康复中心的负责人与他取得了联系，该负责人当时正在寻找一个比较容易的方法，针对被限制饮食的PKU患儿，检测其体内的苯丙氨酸（phenylalanine）水平。PKU是一种罕见的常染色体隐性遗传疾病，其患者缺乏分解苯丙氨酸所需的酶。因此，苯丙氨酸在患者体内积聚，并可能会导致智力发育迟滞或其他症状。限制苯丙氨酸的饮食是英国于 1950 年代初研制并发布的一种试验性的 PKU 疗法。[5]

格思里最初研究的是癌症，但他后来将研究转向了 PKU 筛查，并将其作为一个预防几类智力发育迟滞的方法。他和他的助手艾达·苏西（Ada Susi）研发了一个抑菌试验，通过使用新生儿的血液，对 PKU 进行症前诊断。格思里意识到，如果人们能够参考血浆苯丙氨酸的水平确定患病儿童，那么该技术就也可以被用作一种筛查未确诊儿童的方法。研发筛查方法的魅力在于，在不可逆转的种种症状发作之前，医生就能够确认出这种疾病，进而就有可能预防智力发育迟滞。在格思里研发的这种方法中，在婴儿出院前，医生通过用针刺破足跟的方法，采集婴儿血样，然后将血液滴在一张滤纸上，并邮寄至实验室。在实验室中，技术员用冲压机压出一片圆形的滤纸，并将其置于一个带有细菌和一种细菌生长抑制剂的琼脂凝胶板（agar gel plate）上。如果血样含有额外的苯丙氨酸，则抑制作用就会受挫，细菌就会滋生。试验人员能够在一天内用肉眼观察到细菌的增长数量，而该数量与苯丙氨酸的水平是成正比的。通过将每个试样圆片上菌落的生长直径与一系列带有标准苯丙氨酸成分的参照圆片进行比较，试验人员对筛查进行解释。在健康人体内，苯丙氨酸的水平一般低于 120 微摩尔 / 升，但该试验非常敏感，能够检测出 180—240 微摩尔 / 升的血清苯丙氨酸水平。当其检测出人体中的血清苯丙氨酸水平较高时，实验室会告知婴儿的医生，而后者会将结果解释给婴儿的家人。在格思里的试验问世之前，唯一的备选筛查方法是威拉德·森特沃尔（Willard Centerwall）于 1957 年研发的尿液氯化铁（urine ferric chloride）化验，该试验使用尿布中的新鲜尿液，衡量苯丙酮酸（phenylpyruvic acid）的水平。尽管该"湿尿布"或"尿裤"化验不太靠得住，然而在格思里的抑制试验问世之前，美国卫生、教育与福利部下属的儿童局将该化验作为优选测试法，推荐给具有 PKU 风险的婴儿（例如：其兄弟姐妹患有 PKU 的婴儿），因为当时没有更好的选择。[6] 湿尿布化验仅在新生儿出生后六至八周期间可靠，而那时脑损伤可能已经发生了，因此并不适合全民的人口筛查。[7]

　　1961 年，约翰·肯尼迪总统批准使用联邦资金资助有关智力发育迟滞的研究，而格思里的 PKU 研究受到了儿童局的关注。尝试预防智力发育迟滞，而不是令深受病痛折磨的患儿康复，这对儿童局而言极具吸引力。儿童局于 1962 年资助了一个试点项目，在 29 个州围绕 PKU 筛查了 40 万名婴儿。该项研究通过使用格思里的抑菌试验，检测血液和尿液中的苯丙氨酸，确立了血检相对尿检的优越性。因此，格思里在技术上对 PKU 筛查的主要贡献是，他设计了一种能够筛查血液（而不是尿液）中苯丙氨酸水平的检测，而且他还研发了血片（bloodspot）技术，并由此促进了一项简便的筛查服务的发展。在医院建立起与实验室之间的联系后，多数参与格思里现场试验的州在研究结束后，马上就继续开展了针对 PKU 的筛查工作。截至 1964年，四个州已经立法要求进行 PKU 筛查了。

　　PKU 筛查也遇到了一定的阻力。一些公共卫生和新陈代谢领域的研究人员怀疑，对一种像 PKU 这样的罕见疾病进行人口筛查是否有效。例如，加利福尼亚公共卫生部的一些新陈代谢专家顾问就反对加州进行这一试验，因为 PKU 的原理、格思里试验的可靠性，以及饮食疗法的有效性都还是未知数。[8] 因为采用低苯丙氨酸的食谱治疗 PKU 才刚刚于 1950 年代中期被引入美国，尽管一些婴儿采用了食谱疗法，然而采用此疗法且年纪足够大的患者还不够多，因此没办法预测这一疗法对疾病的疗效。虽然食谱显示，它在生化领域成功地降低了苯丙氨酸的水平，但食谱对智力发育迟滞的长期影响尚不得而知。直到 1967 年，由儿童局资助的一项研究才确定，只有尽早实行低苯丙氨酸食谱，才会给身体和认知带来长期益处。此外，围绕患者应何时开始使用食谱，以及患者应采用该食谱多长时间，学术界依然争论了十多年。

　　加利福尼亚州的顾问们还提出，绝大部分的智障人士并未患有 PKU，该群体需要的是社会支持，而不是科学介入。[9] 事实也的确如此，采用格思里试验及其他预测技术的研究显示，在被医院收容的智障人群中，仅有不足百分之一的患者患有 PKU。因此，PKU 筛查可能不会对该人群产生太大的影响。成效如此之低给人口筛查带来了一个问题。在马萨诸塞州，新生儿筛查的支持者们颇为幸运，其项目仅在筛查了 1000 名婴儿后就确诊出了第一例 PKU，并且在前 53000 个样本中，发现了 9 例 PKU。然后，该项目又筛查了 50000 个样本，才发现了第 10 例 PKU。假如发现第一例 PKU 需要花费这么长的时间，那么人们对筛查的热忱可能就会受到打击。马萨诸塞成为美国第一个立法要求新生儿筛查 PKU 的州，而且也是美国唯一一个医学界没有组织起来反对这一法案的州。[10] 在华盛顿特区，在强制筛查的头三年里，没有任何婴儿被诊断出患有 PKU，因此，卫生官员决定将这部分资源挪作他用。

总的来讲，美国医学会（AMA）及其州一级的机构均反对强制筛查，认为这侵犯了医生规范自身专业活动的权利。美国医学会担心该项规定会妨碍医患之间的关系。截至 1960 年代初，美国医学会已经在不同领域（其中包括公共健康诊所、私人保险、老年医疗保健制度和医疗补助的立法）持之以恒地与政府干涉展开斗争达数十年之久，旨在维护医生的自主权，以及一个利润丰厚且按服务收费的体系。[11] 1967 年，美国儿科学会提出警告，反对过快采用那些研发尚不充分的筛查项目。[12]

面对这些反对意见，格思里作为一位推销员的儿子，成为了全面筛查 PKU 的“福音传道者”。[13] 他通过与家长、立法委员和媒体直接接触，绕过了持反对意见的专业人士，同时他还督促全国智障儿童协会制定法律，并通过游说推行强制实施新生儿筛查的州立法案。美国国家科学院于 1970 年代初聘用的一位没有被提及姓名的社会学家在文献中记录，医学界与智障儿童协会地方机构之间的拉锯战影响到了 12 个州的立法委员。[14] 在佛罗里达，因一位母亲的孩子患有 PKU，但医院却没有在早期阶段检测出来，于是她就开始积极推动该州制定强制筛查的法案。她与此前当选佛罗里达州众议员的马克辛·贝克（Maxine Baker）携手提出了该法案，并得到了智障儿童协会佛罗里达分会和一些儿科医生的支持。1965 年，该州通过了一项法案，规定人们在自愿的基础上，在佛罗里达州接受 PKU 筛查。1971年，一项修正法案将 PKU 筛查变为一项强制检查，因为自愿筛查尚不足以激励家长们去筛查他们的孩子。[15]

尽管医学组织反对，然而基层动员却促使立法取得成功。截至 1965 年，美国共有 27 个州强制执行新生儿筛查，截至1973 年，美国又有 16 个州加入了这一行列。该早期立法的一个重要方面是，在多数州中，人们绕开了知情同意这一原则。虽然家长们可以反对筛查，但 1975 年的一份资料已经显示，"家长往往都没听说过这一检测，而且也不知道他们有权反对"。[16]此外，在 43 个州中，仅有 25 个州在其立法中对医疗做出了规定，而仅有 7 个州提供了免费治疗。

在 PKU 筛查开始后的数十年间，为将 PKU 筛查的低回报和所需的大量基础设施及服务合理化，人们逐渐给新生儿筛查添加了各种各样的检测项目。采用相同的技术，格思里和其他研究人员为先天性肾上腺增生症（congenital adrenal hyperplasia）、甲状腺机能低下症（hypothyroidism）和弓形虫病（toxoplasmosis）也都设计出了筛查试验。在推行医疗干预的数十年间，双重筛查的出现也降低了假阳性存在的可能性。[17]因先天性甲状腺机能低下症的双重筛查取得成功，其他疾病［例如血红蛋白病（hemoglobinopathy）］的筛查工作也纷纷迎头赶上。

从 1970 年代至 1990 年代，人们以一种更加系统化的方式，为巩固新生儿筛查工作的全面开展做出了各种尝试。美国联邦政府于 1976 年提案立法，支持筛查基因疾病，并提供一定限量的资金支付筛查费用和研究经费。此外，联邦政府还制定了实

验室和筛查试验的标准。为确保新生儿、家庭和社会都能切实
受益，遗传服务地区网络委员会在新生儿筛查中，划分出了该
系统的五个组成部分，其中包括：筛查本身、针对阳性结果的后
续工作、诊断、长期治疗，以及对整个系统的评估。[18] 这一方法
清楚地给出了整个系统中每个组成部分具体而明确的说明、技
术要求、监管结构和质保监控。尽管如此，新生儿筛查在很大
程度上依然是各州的责任：各州选择筛查目标的范围，并组织付
款、教育计划、有关退出的政策，以及后续的工作流程。

苯丙酮尿症筛查——一个警世故事

全面筛查 PKU 是美国有史以来首个大规模的人口筛查项
目。作为一项基础性的公共卫生创举，它不仅需要与医疗卫生
专业人士的密切合作，而且还需要一个完善的基础设施与服务
系统，其中包括实验室、州卫生部门、医院、临床中心和家庭。
在之后的数十年间，为表明他们在更大范畴内有关基因筛查、
扩大化新生儿筛查、甚至先天 – 后天这一永恒辩论的种种观点，
各利益相关方都在不断复述着整个 PKU 筛查的执行过程。[19]
PKU 和后来的镰状细胞病双双成为了供人们对遗传学和筛查展
开思考的优秀案例。很快，一些医学界的专业人士就从 PKU 筛
查的引进上吸取到一个警示性的教训。按照当代生物医学创新
的标准进行评估后，这些专业人士指出，这些倡导 PKU 筛查的
人士只不过是侥幸罢了。考虑到科学领域中的种种未知数，该

项目原本很容易就会因为无法达到其主要目标（预防智力发育迟滞）而失败。那些倡导筛查的人提倡筛查的其实是一个在当时还不甚了解的疾病。

推行人口筛查需要对 PKU 重新进行评估。一个关键问题是，高的苯丙氨酸水平与智力发育迟滞之间究竟存在什么样的关系。在筛查开始不久后，研究人员很快就发现，高的苯丙氨酸水平并没有自动导致智力发育迟滞。一些婴儿在新生儿筛查中显示苯丙氨酸水平略高，而他们的哥哥姐姐们虽然也有着类似的苯丙氨酸水平，但却没有出现智力发育迟滞现象。[20] 后来，研究人员将典型 PKU 和良性高苯丙氨酸血症（hyperphenylalanine）区分了开来，而后者并不需要饮食调控。此外，一些未患有 PKU 的儿童仍然出现了智力发育迟滞现象，因为他们的母亲均患有 PKU，且在怀孕期间没有采用推荐的食谱：因苯丙氨酸有促进畸形胎儿生成的作用，所以这些儿童才患上了疾病。[21] 母体遗传 PKU 被认为是成功筛查和导致 PKU 患者脱离医院系统带来的的意外后果。当患有 PKU 的妇女不得不在医院中度过一生的时候，她们中很少有人生育子女，然而在筛查和早期干预实施后，她们当中的很多人又继续生育子女了。在医学专家看来，如果在怀孕期间，这些妇女的苯丙氨酸水平比较高，那么她们可能会破坏筛查所带来的好处："如果没有继续提供治疗来保护她们的下一代，依据平均生育率的话，与 PKU 相关的智力发育迟滞的病例率会在仅仅一代人之后回到之前的水平。"[22]

低苯丙氨酸食谱作为一个行之有效的疗法，也促进了 PKU 筛查的推广。不过，在强制筛查执行之时，人们对饮食管理的理解还颇不成熟。因而，悖谬的是，尽管没有必要，一些出现假阳性结果的，以及一些患有后来被命名为高苯丙氨酸血症的儿童也都采用了低苯丙氨酸食谱，由此无法摄取到正常发育所需的一种重要的氨基酸，而这可能会导致智力发育迟滞。[23] 此外，如果测试做得过早（在出生后的几个小时内）或过晚（在出生后的第三或第四个月期间），则检测的益处就可能会消失。而且，在 1974 年之前，格思里试验一直都还不够准确。为避免假阴性结果的出现，阳性筛查结果的临界值最初被设置得很低。因此，最初检测的假阳性率达到了 90%。[24] 在执行筛查之时，这些问题还没有得到解决，假如检测、分析或治疗未能兑现预防智力发育迟滞的承诺，那么推广测试反而会弄巧成拙。PKU 筛查的起源也给人们留下了一个有关宣传力的教训："与医学界相比，公众（其中包括由患者组成的筛查倡导组织）拥有更大的政治力量，而且可能会在没有证据基础的情况下，就强制进行检验。"[25] 批评人士总结说，今后我们应该首先解决科学上的种种不确定性，并且在投资新生儿筛查前，公共卫生官员应该先针对治疗相关疾病，开发医疗卫生基础设施及服务。[26] PKU 筛查之所以曾行之有效，是因为人们最终理解了其所有的组成部分；可是在接下来的几代观察家们看来，最初的项目却建立在了希望、幸运和行动主义的基础之上，而没有建立在一个稳固的科学基础上。

在备受期待的人类基因组解码成功后，社会上涌现出一系列为实施基因筛查提供指导意见的权威报告，而专业性的警示文字在这些报告中占据了主导地位。每份报告均从 PKU 筛查的实施中吸取了应该谨慎从事的教训。例如，美国国家科学院于 1975 年发布了一份名为《基因筛查：原则、实践与研究》（*Genetic Screening: Principles, Practice, and Research*）的报告，该报告用三个章节仔细分析了在 PKU 筛查实施过程中被忽略掉的因素，并为引入进一步的基因筛查总结经验和教训。[27] 委员会认为，强制实施 PKU 筛查是一个"无条理、无知且仓促的决定"[28]，并且带有后见之明地认为："显而易见，早期参与筛查的人们没有预见到很多问题，而且未能看到记录其成功之处的必要性。"[29] 这句话所传达出的信息是，他们青睐一种更加慎重且得到科学支持的方式，该方式不仅需要充分的质量控制，而且还需要得到卫生专家的赞同。

1994 年，美国医学研究所（IOM）发布了一份名为《评估基因风险：卫生与社会政策的影响》（*Assessing Genetic Risks: Implications for Health and Social Policy*）的报告。该报告参考了非裔美国新生儿的镰状细胞病的筛查工作（该筛查也暴露出与 PKU 筛查类似的问题），并将该项工作中所积累的经验和教训也囊括其中。镰状细胞病的筛查未能将携带者与病症完全爆发的患者区分开。了解自己是携带者不会给当事人带来任何医疗方面的好处，只会令他遭到非难和歧视。在非裔美国人圈子里，一些人将筛查视为一种具有针对性的种族灭绝形式，因为携带者均受到了不得生育的警告。一些州将"高风险"民族视为目标，而不去筛查所有人口，这就让上述印象更加根深蒂固。该筛查也始于 1970 年代初，但直至 1986 年，一项随机临床试验才证明，青霉素预防法（penicillin prophylaxis）能够降低婴儿及儿童患镰状细胞病的死亡率。美国医学研究所委员会发现，自 1975 年以来，"在没有仔细评估风险与收益的情况下，新生儿筛查项目中掺入了五花八门的疾病"。[30]

基因检验特别小组是隶属于美国国立卫生研究院（NIH）国家人类基因组研究所的一个顾问小组。1998 年，该小组发布了一份名为《在美国推广安全有效的基因测试》（*Promoting Safe and Effective Genetic Testing in the United States*）的报告。在其有关 PKU 历史的冗长附录中，该报告写道："PKU 的历史显示，人们可以轻松夸大治疗有多么容易和有效，并有意低估治疗费用……一旦新生儿筛查的观念确立起来，该项目就能够迅速成为一个惯例，而一旦成为惯例，它就很容易延伸到其他一些用途。"[31]

这些报告建议人们要避免重复 PKU 筛查的历史，那它们目的是什么呢？一言以蔽之：谨慎。这些报告指出，只有在严格的条件下，才可以实施全民的人口筛查。对我们而言，在已经得到确认的历史共识中有三点是至关重要的。第一，1968 年，JMG·威尔逊（JMG (Max) Wilson）与冈纳·杨格纳（Gunnar Jungner）共同提出了世界卫生组织（WHO）的"黄金标准"[32]：只有在针对一个"重要健康问题"，且针对该健康问题"存在一种为业界所接受的疗法"时，人口筛查才能获准。威尔逊与杨格纳指出，"苯丙酮尿症非常罕见，但如果它在生命的极早期阶段没有被发现并得到治疗，那么它就会导致非常严重的后果，因此我们有正当理由进行筛查。"[33] 当然，在这些标准被制定出来的时候，PKU 筛查早已得到顺利实施。威尔逊与杨格纳所提出的世界卫生组织原则中的基本要点是：患者应该在筛查中受益。遗传学家、生物伦理学家、儿科医生，以及其他人士在所有之后的报告中均响应了这一基本设想。例如，1994年的美国医学研究所报告就采纳了"个人不应该成为他人获益的工具"的原则，[34] 也就是说筛查婴儿不是为了"帮助家长做出生育决定"，也不该是为了"拓展科学认知"。

第二，撰写各种报告的科学顾问团体对父母知情同意的问题表现得非常敏感。在其1983年名为《基因状况筛查与咨询》（*Screening and Counseling for Genetic Conditions*）的报告中，总统医学伦理问题与生物医学及行为研究委员会支持了保密、自主、了解、幸福和公平等原则。委员会建议，"只有在一种情况下，我们才有正当理由开展强制基因筛查项目，即，事实证明自愿检测并不足以令没有抵抗能力的人群（例如儿童）免受重大伤害，而如果我们开展筛查工作，该人群就会免受此等伤害。"[35] 更准确地说，委员会"认为，社会福利最大化并不能成为强制参与遗传学项目的正当理由"。[36]1994年，美国医学研究所委员会围绕一个问题争论不休：针对已经确定的疾病（例如：PKU 和甲状腺机能低下症），应该采用强制筛查还是自愿筛查。尽管委员会此前一直支持自愿同意参加筛查的原则，然而委员会的一些成员却认为，考虑到其对公共卫生的种种潜在益处，强制性的新生儿筛查更为可取。委员会折衷提出："强制提供既定测试合乎情理。"[37] 基因检验特别小组在其1998年的报告中建议，所有的基因检测都应该先取得知情同意。至于新生儿筛查，该小组提出："如果新生儿筛查免除了知情同意这一原则，那么我们就必须确定该检验在分析与临床方面的正确性，以及在临床方面的效用，而且我们还必须向父母提供足够的信息，让他们理解筛查的原因。"[38] 当时，人们对于一些生物伦理问题的认知刚刚萌生（其中包括：人们开始关注研究的滥用以及机构的伦理委员会（IRB）的重要性等问题），而上述讨论正是出现在这样一个时代背景下。[39]

第三，这些报告中一致认为，推动扩大新生儿筛查的因素不应是技术创新，重点应该放在为后续检验、让患者负担得起的医疗方案以及卫生服务，打造医疗基础设施与服务。威尔逊和杨格纳就曾强调说，筛查应讲求成本效益，而且应成为对后续护理工作长期投入的一部分。[40] 1994 年的美国医学研究所报告率先提出了有关新生儿筛查"多路复用"技术的问题。技术为通过一份血样同时筛查多种疾病提供了条件。但委员会警示，不要在没有必要基础设施与服务的情况下贸然采用这些技术。美国儿科学会的报告做出了最有力的论证，将筛查视为一个全面后续护理及质量保证体系的一部分，该体系以"医疗之家"（medical home）为中心，而通过对"医疗之家"一词不断进行修饰，学会将基层医疗视为处于医疗卫生服务提供者、患者，以及患者家人之间的一个关键合作伙伴，突出了以医疗证据为基础的基层医疗的重要性。[41]

如果大家的观点如此一致，那么人们为什么还需要发布那么多的报告呢？其中一个原因是，这些报告的作者们都抱有这样一个观点：PKU、镰状细胞病和其他疾病的筛查项目还有进一步完善的空间。此外，因为在人类基因组计划取得巨大进展后，人类在遗传学领域取得了快速的进展，所以 PKU 在当时日益被人们视为未来的前驱。另一个原因是，生物伦理学对医学监管的影响日益加大。人类基因组计划将 3% 至 5% 的资金留给生物伦理学家、法学家和社会学家，用于研究基因信息日益增多的伦理、法律和社会影响（ELSI）。该资金流促使学界开始关注基因筛查的潜在危害，特别是涉及保险歧视、耻辱烙印和隐私侵犯等方面的危害。因实际基因应用的案例在当时还比较少，所以基因筛查就成为了生物伦理学考虑的主要课题。从 PKU 筛查历史中总结出来的教训是：患者应在筛查中受益，并且人类需要一个全面防治疾病的方法。对于扩大筛查，人们应采取谨慎态度。

PKU 筛查作为成功典范

科学社会学家利·斯塔尔（Leigh Star）[42] 和一些对社会活动感兴趣的学者将世人的目光引向了发言人身份（speakersonship）这一重要问题上，他们指出，科学给予某些人权威，而使另一些人沉默，而那些主张预防疾病的人士可能会盗用、反驳和淡化科学的语言。近年来，生命伦理学家、公共卫生研究人员和遗传学家们撰写了大量公正客观的报告，这些报告对于基因筛查严守谨慎原则，但却忽略了患者、倡导者和其他利益相关方的声音。PKU 的历史清楚地展示出，在新生儿筛查中，专业人士并不是唯一的利益相关方。倡导组织（例如：美国智能迟滞者公民协会、美国出生缺陷基金会，以及针对不同疾病且由患儿父母组建的基金会）也与新生儿筛查息息相关。[43] 然而，虽然 1975 年美国国家科学院的报告呼吁各顾问委员会要对专业人士和非专业人士兼容并包，但是在之后的报告中，人们却听不到非专业人士组织的正式声音。2000 年美国儿科学会发布报告，呼吁在全系统内展开筛查，之后，美国出生缺陷基金会将新生儿筛查列为优先政策，并为规范筛查工作，开始直接与立法人员开展合作。[44] 2003 年，美国卫生资源与服务管理局（HRSA）委托新生儿与儿童遗传病局长顾问委员会，对于采用最适当的方法全面开展新生儿筛查一事，向该局的局长提供顾问意见。当时，美国出生缺陷基金会主席珍妮弗·豪斯（Jennifer Howse）是该委员会的"联络委员"，其他家长倡议者也受邀在聆听公众意见期间畅所欲言。

为体现倡导性陈词与科学报告之间的差别，我们在此列出了 2004 年 6 月 8 日加娜·莫纳科代表有机酸血症协会与 PKU 及同类疾病全国联盟向该委员会所做出的证词。[45]

我今天来到这里，是为了我六岁的儿子斯蒂芬，我们四个孩子中的第三个。我要告诉你们未检测出先天性代谢缺陷（inborn errors of metabolism）带来的残酷现实。三年前的今天，我坐在斯蒂芬的重症监护室内，试图决定何时终止他的生命。十天之前，斯蒂芬感染了一种典型的胃病毒。而我在第二天上午，发现他已经处于无反应的状态了，这是任何一个母亲都无法接受的。我们将他从一家医院转至另一家医院。检验报告显示，他体内出现了严重的酸中毒，医生们因此怀疑他患有某种代谢失调症。最初的检验排除了部分疾病的可能性，但其他疾病的可能性还需要进一步的检验才能确定。24 小时后，医生诊断出斯蒂芬患有异戊酸血症（isovaleric acidemia），这是一种通过可靠检测发现的可治愈的失调症。

不幸的是，斯蒂芬的诊断结果到得太晚了。他已经陷入昏迷状态。在准备核磁共振成像（MRI）的时候，斯蒂芬出现了癫痫状态。在他回到病房的几分钟之内，我们亲眼看到他的情况急转直下。在大量医疗干预后，斯蒂芬只能借助一台呼吸机延续着他的生命。MRI 显示，他的脑干周围肿胀，大脑遭受到了大面积的损害。就像大家能够想象的那样，我们可能会失去我们的儿子，这让我们方寸大乱、不知所措。一个快乐、健康、充满活力的正常孩子怎么会在这么短的时间内就濒临死亡了呢？

当我们努力面对他的预后时，我们发现，斯蒂芬就是一个活着的、随时都可能被点燃的定时炸弹。假如他在出生时就接受全面的新生儿筛查，那么我们就可以阻止这个状况的发生。此外，我们还回想起在他一岁半的时候，他遇到过一个与上述失调类似的情况，但当时医生没能识别出那些迹象和症状。他们按照一个小社区医院的看护标准行事，而我们现在知道，这些标准对斯蒂芬的未来有着直接的影响。我们事后才意识到这一切，而这对我们而言，简直太过残酷了。

之后，斯蒂芬开始展现出一些进步的迹象，三周半后，他接入了一根胃管，并脱离了呼吸机。然后，他被转至位于弗吉尼亚州夏洛茨维尔的克卢格儿童康复中心，并在该中心待了六个星期。自那以后，斯蒂芬有所进步。但是，他现在远不是那个我们曾经认识的小男孩了。他需要全面看护，仍然需要通过胃管进食。他不能走路、说话、坐起，也不能在没有帮助的情况下抬头。他还是个法定盲人。尽管斯蒂芬服用四种抗癫痫药物，然而他每天仍会发作三至四次。鉴于其神经系统的状况，他打起嗝来会持续四五个小时，而这经常会让他因胃肠道出血住院接受治疗。为拉低其因痉挛而缩回的睾丸，他最近还刚接受了一个名为睾丸固定术（anorchiopexy）的手术。

我们的日常生活排满了各种治疗和大量的就诊预约。为处理保险争端，我要打好几个小时的电话。他的医疗费用超过了百万美元，并且还在继续攀升。斯蒂芬现在借助个别教育计划被纳入了学校系统，根据评估，他的官能水平相当于两个月大小的孩子。我们目前在等待他的第二台轮椅，该轮椅的费用在五千美元左右。我问你们，这符合成本效率吗？

斯蒂芬没有正常生活的机会了，因为我们的政府和卫生系统还在就全体新生儿筛查的成本效率争论不休。斯蒂芬的命运已经无法改变了，因为他出生在弗吉尼亚州，在这里，我们只筛查八种失调症状。假如他出生在筛查清单包含36种疾病的北卡罗来纳州，那么斯蒂芬今年就会上一个普通的幼儿班，而不会占用一个特殊教育席位。

如果谁说斯蒂芬只是官僚机构手中的一个统计数字，而医学界对他的情况缺少相关的了解，那么他就是在歪曲事实。就在这场争论继续的同时，更多的婴儿和儿童正在走向死亡，或遭受像斯蒂芬一样的命运。然而我们已经掌握了避免这场灾难的设备和知识。对于我们的斯蒂芬，以及每年出生的数以千计像他一样的孩子而言，他们的生命不应被贬低。如果我们没有检测出这些失调症，它们就会损害孩子们的身体，甚至可能导致死亡。

我们20个月大的女儿卡罗琳就见证了早期检查的重要性。凭借我们从斯蒂芬身上获得的知识，我们接受了产前检验，经诊断，卡罗琳患有相同的失调症。早期诊断让医生们（其中一人为卡罗尔·格林医生）能够在她出生前，就拟定了一份护理草案。借助限制蛋白质的饮食和药物，卡罗琳目前状况良好，发育正常。由于接受了早期检测，她成为了一个快乐而且健康的孩子。与斯蒂芬不同，她将拥有一个正常的童年，而且她有着她的梦想。

虽然斯蒂芬遭受了严重的脑损伤，不会有他的梦想了，但是我们知道，他的生命是有目的的，我们将会看到它，看到它最终被实现。感谢顾问委员会在座的各位，感情你们对扩大化新生儿筛查一事的关注与热忱。

对于提倡扩大化新生儿筛查的人士而言，这些有力的证词构成了一个重要的战略。他们为引发政治行动，围绕婴儿和早产儿所面临的威胁和可预防的死亡，调动了情感的力量。女权主义理论家萨拉·艾哈迈德（Sara Ahmed）率先使用了"情感经济"（affective economies）一词，该词特指一张张密集的情感网络，这种情感在整个社会形态中流动，并在超个体的层面上，帮助调节社会政治活动。[46]"在这样的情感经济中，"艾哈迈德写道，"情感在发挥功效，通过其紧密的联系，它们令个人与社区保持一致——或令身体空间与社会空间保持一致。"[47]预防婴儿死亡在这样一个情感经济体中也许算是终极王牌了。我们不应低估源自这些激情澎湃的论述的政治资本；尽管扩大化新生儿筛查已遵循谨慎原则发展了数十年之久，然而这样的论述却可能会帮助改写历史。这些证词建立在灾难与救赎的强烈对比之上，并表明了一个直接的因果逻辑：如果政客们能够在政治上下定决心落实筛查项目，那么筛查就可以降低发病率和死亡率。[48]此外，它们还指出筛查存在严重的地域性差异，并借此为筛查指明行动方向。这些慷慨激昂的证词并没有直面统计数据，而是将统计数据全部枪毙。它们强调的不是谨慎，而是紧迫性。它们不关心资源、基础设施和服务，而是扼要地给出了照顾一个残疾且患有绝症的儿童的社会成本和财务费用。

　　我们不认为光靠这些证词本身就足以改变筛查史的进程，但当它们通过专业倡导组织（例如：美国出生缺陷基金会）这一渠道进入政治舞台时，它们就会形成一股杂乱无章但举足轻重的力量，并与从 PKU 筛查中总结得出的教训相抗衡。对健康倡导者而言，落实 PKU 筛查留给人们的主要信息是，新生儿筛查拯救生命。事实上，在致力于扩大新生儿筛查的倡导组织中，有一家名为"通过筛查拯救婴儿基金会公司"的机构。该组织主张通过一部名为《新生儿筛查拯救生命》的联邦法（经签署于 2007 年正式成为法案）。根据该法案，政府将设立拨款项目，提供大量有关先天性疾病的教育，提供有关新生儿筛查的培训，并协调后续护理工作。

仍处于创业阶段的小公司、已经站稳脚跟的企业，以及开发或提供筛查技术的大学也纷纷派出了行业代表，他们的证词虽然没有那么情绪激昂，但却同样迫切。这些企业和学校通常会将其服务提供给任何一项新生儿筛查计划，并通过投资开发它们的服务，将 PKU 变成一个成功的案例。为了让更多的人听到和接受它们的声音，部分公司还与筛查倡导组织展开了合作。

反对持谨慎观点的人士因此认为，新生儿筛查是一次绝对的胜利，而且它还将道德责任赋予了筛查："我们在预防医学领域中的工作，很少有像新生儿筛查一样特别成功的。"[49] 持谨慎观点的人士在提及 PKU 历史的时候，虽然承认了它的成功，但却强调现实中仍然存在一系列悬而未决且挥之不去的问题。而在反对派的陈词中，重点被颠倒了过来。筛查倡导人士指出，在 PKU 筛查实施之前，并非所有的相关问题都得到了解决，但在实施后，它在针对一个规模较小且非常脆弱的群体预防智力发育迟滞方面，却很快取得了成功。这项技术先是由一个热忱的基层组织，凭借一个具有非凡魅力的发言人和一些具有同情心的专业人士来付诸实施的，随后科学研究和基础设施跟了上来。在临床医生的反对意见面前，支持扩大筛查的人们当然赞成患者中的筛查倡导者与抱有理想主义的医疗专业人士携手推广筛查。[50] 从这个角度看，在责令避免重复不必要的死亡和病残方面，PKU 筛查基本上是成功的。

美国医学遗传学学院报告

因为联邦政府没有针对新生儿筛查制定全面的政策，截至21世纪初，有关它们所提供的筛查化验，各州之间千差万别。在某些州中，因为一些人脉较广的家长和筛查倡导组织施加压力或提起诉讼，政府增加了一些化验项目，[51] 而其他项目则取决于专家顾问委员会的意见；而在其他州中，扩大筛查是州公共卫生主任的专属权力。因此，如地图中所示，在新旧千年交替之际，各州筛查的疾病数量各不相同，最少的仅为3种，而最多的则达到36种（见图1）。

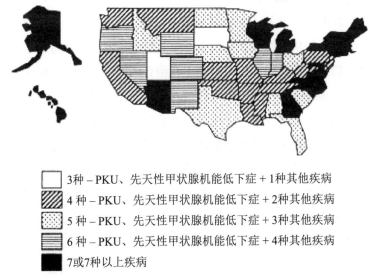

□ 3种 – PKU、先天性甲状腺机能低下症 + 1种其他疾病

▨ 4种 – PKU、先天性甲状腺机能低下症 + 2种其他疾病

▦ 5种 – PKU、先天性甲状腺机能低下症 + 3种其他疾病

▤ 6种 – PKU、先天性甲状腺机能低下症 + 4种其他疾病

■ 7或7种以上疾病

图1　2000年美国新生儿筛查
资料来源：《2000年美国儿科学会新生儿特别小组》，第392页。

PKU 和先天性甲状腺机能低下症是每个州都包含的筛查项目。有 40 多个州筛查镰状细胞病，48 个州筛查半乳糖血症（galactosemia）。有些州纳入了先天性肾上腺增生症、高胱胺酸尿症（homocystinuria）、枫糖尿症（MSUD）和生物素酶缺乏症（biotinidase deficiency）的检查。一些州还纳入了针对囊肿性纤维化（cystic fibrosis）、酪胺酸血症（tyrosinemia）、额外代谢紊乱（additional metabolic disorders），以及诸如先天性感染（congenital infections）之类的其他疾病的筛查化验。41 个州全面筛查镰状细胞病，但 3 个州仅筛查高风险的族群。截至此时，每年约 4000 名新生儿被发现患有遗传性疾病，但一些观察人员担心，每年还有 1000 多名新生儿可能患有可被检测出来的疾病，却被筛查漏诊了。[52]

2000 年，美国卫生资源与服务管理局向此前提到的美国儿科联合会提供资金，让其审查新生儿筛查的状况。该特别小组呼吁联邦政府进一步参与到新生儿筛查当中。其报告对扩大筛查的需求进行了一次细致入微的评估，并指出"并非所有疾病都适用于新生儿筛查"。[53]此外，报告还呼吁制定州一级的示范法，以指导新生儿筛查项目的实施。尽管它承认，在过去数十年间，新生儿筛查取得了一定的成绩，但扩大筛查会带来一定的技术压力，报告强调说，为确保针对患儿的后续工作得以落实，美国需要基于现实的成本效益分析，慎重投资以州为单位的新生儿筛查基础设施。美国出生缺陷基金会的官员严厉批评了这份报告，他们反对报告设定的"筛查应讲求成本效益"这一前提条件，并且为建议在全国范围内实施统一的筛查，他们还要求报告评估所有可以使用的化验。[54] 后来，美国出生缺陷基金会建议，所有州都筛查 9 种核心的疾病，外加听力缺损。[55]

在采纳美国儿科联合会特别小组和其他专业人士的倡议后，美国卫生资源与服务管理局随后为美国医学遗传学学院提供资金，让其统一推荐一组病症，以期规范各州的新生儿筛查项目。2005 年，委员会推荐了一组共 29 种应该被纳入各州新生儿筛查项目中的核心病症，同时他们还列出一组共 25 个次要目标病症，后者是鉴别诊断核心病症的一部分，并且会在筛查核心病症时被识别出来。美国医学遗传学学院特别小组还认为，在新生儿筛查中有 30 种病症并不合适，因为要么这些病症没有可以采用的筛查检验方法，要么支持筛查这些病症的证据有限。

在新生儿筛查和基因测试方面，美国医学遗传学学院报告与早期报告存在一处重要差异。美国儿科学会在数年前也曾审视过这一领域，而其结论是，没有足够的证据表明可以推行共同的筛查项目。马萨诸塞州新生儿筛查顾问委员会此前也得出了类似的结论：仅针对 10 种病症开展的新生儿筛查有充分证据支持；他们选择开展两项试点研究，以便就另外 20 种似乎有希望的病症收集数据。[56] 有关建议筛查的病症，澳大利亚、比利时和英国等国的顾问组列出的清单比美国医学遗传学学院报告提案中的少得多。[57]

那么，美国医学遗传学学院怎么能提出包括 29 种核心病症和 25 种次级病症这样规模宏大的建议呢？美国医学遗传学学院的主要目的是证明扩大新生儿筛查这一举措的合理性，而为达到这一目的，他们创造性地运用了各种科学证据。在一个因缺乏数据支持和迫切需求而停滞不前的领域中，美国医学遗传学学院到底是引入了一项胆识过人且具有创造力的创新，还是为宣传和政治目的歪曲科学，如何判断这一问题因人而异。其报告在至少三个方面与筛查的历史存在分歧：（1）扩大新生儿筛查的受益人群；（2）推广多路复用技术；（3）为决策创造证据。我们将依次回顾这些情况，并将重心放在对临床影响最大的要素上。

扩大受益人群

自威尔逊与杨格纳发表其报告以来，公共卫生政策的制定者们一直认为，被筛查的患者是人口筛查的主要受益人。而美国医学遗传学学院委员会将潜在受益人群扩大至家庭成员和整个社会，由此成为一个"利益渐增"（benefit creep）的例子。[58] 尽管此前的报告都警告说，筛查会导致健康保险中出现基因歧视，而且破译携带者信息会遇到各种困难，然而美国医学遗传学学院委员会却提出，家人们也许希望知道那些无药可医的病症，因为筛查不仅可以缩短这种在出现症状后不得不咨询多位医生的"漫长求诊之路"，而且还可以为今后的生育决定提供有用的信息。[59] 此外，对儿童的诊断还可能会揭示出家庭中其他成员的基因风险。

这些推测出来的社会利益大多都具有科学性。如果不接受筛查，一些婴儿就有可能长期得不到诊断，而诊断他们身上那些没有明显临床证据，或几乎没有什么治疗机会的病症，可以帮助人们了解罕见遗传病症的"自然发展过程"。这也许会提供有关病情发展最早期模式的信息，并为提早测试各种疗法创造机会。[60] 此外，人口筛查还可能给整个医疗卫生系统带来成本效益。这其中重大的观念创新不仅在于受益人数量增加了，而且还在于：即便筛查对个别患者没有益处，然而如果它令科学或家庭收益，那么我们就有正当理由进行筛查。

通过使用发育性残疾筛查的例子，行为科学家狄娜德·贝利（Donald Bailey）和他的同事们指出，新生儿筛查具有以下额外的益处：提早进行治疗性干预，向患儿及其家庭提供有用的服务，对消费者的信息偏好保密，增加对障碍性疾病的了解等。"大家过去对益处的解读太过有限，"他们指出，"大家只想到那些因提早干预令患儿健康得到大幅改善的情况。"[61]

美国医学遗传学学院的报告虽然比较看重个人收益，但它将筛查的各项效益分开评估。根据委员会的评分体系，他们给考量的每种疾病所打的满分都是 2100 分。当早期识别能够给家庭和社会带来明显益处时，这种疾病就能得到最高达 100 分的分数。衡量社会及家庭效益的指标包括教育、理解的普遍性、自然发展过程和成本效率。早期干预对个人的益处是"最重要的标准"，满分是 200 分，与家庭和社会效益不属于同一类别。[62] 判断筛查是否会令患者受益的核心指标是治疗的功效。美国医学遗传学学院的报告承认，仅 4 种核心疾病存在有可能预防所有不良后果的治疗方法，另外 10 种疾病存在可以预防多数不良后果的治疗方法。对多数疾病（15 种）而言，仅有部分不良后果会得到预防，这就意味着，治疗可能只对部分后果发挥作用，对患者有渐进式的改善，或仅对某些患者有效。尽管筛查对个人的益处存在上述种种局限，然而委员会却发现，对于多数核心病症（26 种），早期识别展现出明确的家庭和社会效益。因此，在家庭和社会效应的影响下，一些疾病被纳入了建议筛查的核心疾病清单中。[63]

出人意料的是，美国医学遗传学学院委员会并没有回应之前报告中的敏感话题：新生儿筛查是否需要得到家长的知情同意。因为治疗很简单，而不治疗的后果又令人感到太过痛苦，所以认为开展 PKU 筛查无需知情同意，像这样的论点即便在过去也极具争议性。[64]委员会将强制新生儿筛查扩大到 PKU 相关标准之外的范畴，这令其与之前的报告大相径庭，然而有关这些变化会如何影响知情同意，委员会却几乎没说什么。报告的作者仅仅写道，各州有着不同的知情同意 / 异议程序。在为美国医学遗传学学院结论辩护的书面说明中，报告的一位作者写道："获得同意并非易事。"[65]

这种扩大新生儿筛查收益及受益人范围的概念框架遭到了来自公共卫生、遗传学和生物伦理学等领域的批评。[66]批评家们指出："美国医学遗传学学院工作组在没有进行讨论和证明的情况下，就贸然采用新标准来衡量收益，并立即开始用它们来确定需要接受统一筛查的病症名单，随即就将该名单作为**既成事实**发布出来……对某些新病症来说，目前还无法确知新生儿筛查是否属于适当的医疗环节，或者就算属于，新生儿筛查就应该比其他医疗服务更优先进行吗？这些服务可能在道德上更紧迫，但却没办法提供给当时所有的儿童。"[67]这些担忧与新生

儿筛查的强制性、隐私及保密问题息息相关："如果理论基础是
家庭利益……那么伦理方面的要求也就显而易见了：父母应该知
情，并且可以做出他们自己的决定。"[68] 筛查倡导人士认为，通
过人口筛查，患者及其家庭能够尽可能地避免在诊断方面经历
漫长而艰难的历程，但批评人士对这一点同样抱持不同的看法。
他们提出，与筛查整个人群相比，在症状出现时再进行化验也
许更加有效。[69] 总的来讲，批评人士认为："某些疾病尚没有得
以证实的有效治疗方法，还有些疾病治疗对它们仅有所裨益，
而检测这些疾病不如检测 PKU 那么迫在眉睫。"[70] 事实上，跟
它与 PKU 筛查的关系相比，扩大化新生儿筛查可能与糖尿病易
感性测试的关系更为密切，这就展现出一组完全不同的潜在危
害，而这些危害均"围绕着"以下种种因素：信息的概率特性；
针对这种程度的不确定性，父母可能展现出的不适反应；人们对
受检儿童的自主权受到侵犯的认知。[71]

串联质谱仪的采用

美国医学遗传学学院委员会明确表示，业界在基因筛查中
对多路复用技术日益依赖，这促使其提出了以下建议："在美国
新生儿筛查项目的发展过程中，新技术始终是一大驱动力，而
且为确定一种疾病适宜筛查的程度，在对其进行评估时，新技
术也是一个关键因素。"[72] 那么他们提到的这些新技术是什么
呢？"多路复用检测技术方兴未艾，它们能够通过一个分析流
程，同步识别出多种被分析物。"[73] 该技术之所以"吸引人，有

很多原因，其中包括：它对在低浓度的状态下检测离子种类具有高敏感度；它能够将结果根据内部标准量化；它具有高水平的处理能力及精确度；它提供了同步测量多种离子的机会"。[74] 实际上，新生儿筛查的扩大可以被视为一项技术正在寻求各种应用途径的一个实例，而这与药品开发刺激了新的患者市场如出一辙。[75]

多路复用技术让实验室的技术人员能够使用一个试样，同步筛查多种疾病。如果使用此前的化验方法，例如层析法[76] 和细菌抑制测试法，筛查新的疾病就需要再做一个单独的测试，即遵循"一种疾病一项检验"的原则。因为每加入一种新的疾病都需要另行投入资源，这就在扩大筛查目标的工作中，鼓励人们更多地采用保守的做法。但到了1990年，研究人员向世人展示，串联质谱可以被用来鉴别代谢紊乱，并称赞其能够一次性地快速筛查多种疾病。[77]

质谱所衡量的是一滴血中大量代谢物的重量。在串联质谱中，人们用一个碰撞池将两台质谱仪连接在一起。串联质谱仪像硬币清分机一样工作：先分类，再计算硬币的数量。在一台质谱仪对分子进行称重和分类后，碰撞池将分子分解。另一台质谱仪将筛查人员感兴趣的分子碎片挑选出来，然后称重。如果具体代谢物超出当前的正常范围，则其超出的程度就会显示出代谢紊乱可能性的大小，因为负责分解氨基酸的酶缺失，且血液中的化合物积聚并已达到了有毒的程度。这项技术能够在两分钟内，在一个三毫米的血片中检测出50多种疾病。[78]

截至2006年，已经有21个州开始在它们的新生儿筛查项目中使用串联质谱，此外还有 12 个州正在考虑实施这一方案。[79] 与此同时，诸如铂金埃尔默（PerkinElmer Genetics）这样的私营公司，自 1994 年开始，就一直在以串联质谱为基础，向医院、州政府以及（直接向）患者推广更为全面的新生儿筛查。一些观察人士担心，新生儿筛查的私营化可能会危害到新生儿筛查在公共卫生领域中的各项目标。[80] 截至 2001 年，一些州（其中包括密西西比州和伊利诺伊州）规定，在婴儿出生前后，相关机构必须告知婴儿父母，虽然有些疾病没有被包括在州一级的新生儿筛查项目当中，但他们可以通过商业渠道，获得对这些疾病的筛查服务。[81]

为支持将那些可以用多路复用技术筛查出的疾病类别纳入筛查项目，美国医学遗传学学院特别小组对其筛选标准进行解释。与多路复用平台匹配的筛查标准如雨后春笋一般，迅速涌现了出来。在满分为 2100 分的评分体系中，可以由单一检验测出的疾病占 200 分，而下面几项各占 50 分：一、多项分析成分都只跟单一疾病有关；二、同一分析成分都只跟单一疾病有关；三、整体分析费用；四、高通量[82]。此外，不专门针对串联质谱的技术标准包括：通过新生儿血片、或其他简单的在幼儿期可使用的方法进行检测的可行性（可以再得 100 分），以及敏感且具体的筛查化验说明的可用性（还可以再得 200 分）。因此，总分数中的三分之一取决于筛查方法的技术可行性，其中最高分数被分配给了与串联质谱相匹配的疾病。

美国医学遗传学学院报告的作者和其批评者都承认，技术只是全部筛查基础设施与服务中的一个要素。批评人士和支持人士也均承认，在全国范围内开展串联质谱工作将需要大量的排错工作、规范实验室协议和临床指南，以及调整技术的敏感度和专一性。但是，批评人士认为，这些额外的要素应该在扩大筛查项目之前落实到位，然而支持者们却只注意到了发展基础设施与服务的需要。

自己动手收集证据

此外，美国医学遗传学学院特别小组还面临着这样一个问题：他们提供建议的证据基础较为薄弱。尽管美国医学遗传学学院的报告将新生儿筛查的受益人扩大至家庭和社会，然而与之前的报告相比，它所评估的科学证据的范围却较窄。之前的报告不仅审视了科学标准，而且还涉及了成本效益、通知系统、后续工作、保险理赔和质量保证。自威尔逊和杨格纳的报告问世以来，各委员会都在宣传采用一种系统的方法来开展新生儿筛查，将技术与广泛的医疗卫生资源以及各种需要优先考虑的问题融为一体。相反，美国医学遗传学学院特别小组却通过将委员会分为两个专家组，不让技术与其他因素（资金、资源和需要优先考虑的医疗卫生问题）牵连在一起。该分工让临床医生和科学家负责对筛查目标进行科学排序，从而让由各界人士组成的第二组人员（其中包括临床医生、政府官员、实验室主任和家庭代表）将注意力集中在基础设施与服务上。诚然，基础设施问题和医疗卫生费用在过去曾在一定程度上给人们扩大新生儿筛查工作的热情泼了冷水，但将科学问题与影响提供医疗卫生服务的众多因素分离开来，却令筛查的可行性脱离了其自身的现实背景。

即便仅专注于科学证据，科学专家组所面对的任务也令人望而却步。在理想的情况下，将各种疾病纳入筛查的基础应是人们对以下因素的透彻了解：它们的发病率、它们的"自然发展过程"（对疾病自发作开始直至康复或死亡这样一个不间断的发展过程的描述）、医疗干预，以及化验特性（例如：选择性和敏感度）。而遗传疾病常常缺乏这些证据，因为病症的罕见性、多基因型病因、诊断后治疗的快速实施，以及某些疾病标记临界值的不同。

委员会通过给出专家意见，克服了缺失科学证据这一问题。他们通过使用一种两步法完成了这一任务。首先，专家组研究文献，对新生儿筛查中的活跃人士（其中包括"消费者"，这是对专家以外所有人士的统称）进行调查，同时收集各个利益相关方群体的反馈，并基于这些工作制定了上述 2100 分的评分体系。该评分体系十分重视潜在筛查目标是否与多路复用技术、发病率、治疗，以及筛查的潜在益处协调统一。治疗范畴包括费用（50 分），其下又分为两种可能性：昂贵（>5 万美元 / 患者 /年）或廉价。然而，总的来讲，虽然小组识别出"实施优化筛查和后续项目的多个障碍"，但该评分体系基本没有考虑什么系统特征。[83]

其次，专家组同样依靠文献和专家考察，为潜在的 84 个新生儿筛查目标创建了一个数据库。小组基于文献创建了一套资料简报。然后，该领域中的两位专家针对证据支持筛查的力度，评估了这些资料简报。随后，这些信息会与由众多国际疾病专家开展的一项广泛且有针对性的调查合并汇总，而这些国际疾病专家基于预先确定的标准，会给大量疾病打分，进而获得每种疾病的最后得分。委员会建议，在 2100 分的总分当中，1200分为将一种疾病归为核心疾病类或次要目标类的分界点，而得分低于 1000 分的疾病则不应该被纳入新生儿的筛查中。核心疾病类和次要目标类的区别是有效疗法是否存在，以及人们对疾病自然发展过程是否充分理解。然而，如果人们最初认为某些疾病不适合新生儿筛查，但是这种疾病能够通过多路复用技术筛查出来，那么这些疾病可以被纳入次要目标类。

　　这一方法遭到来自公共卫生研究人员、生物伦理学家和医生的强烈批评。[84] 专家组评估出现在一个循证医学的时代，在这个时代中，人们早已建立了一套如何基于科学证据提供临床建议的流程，并演变为制度。[85] 从根本上讲，人们基于证据的科学力度，对它们进行评估，然后将它们归入"证据等级体系"（hieraichy of evidence）中。[86] 该体系中最高等级的证据是通过随机对照临床试验获得的。多数评估体系认为，前瞻性研究能够提供仅次于最高等级的证据，再次一级的证据则是回溯数据。专家意见是证据的最低标准。审查委员会基于对证据的评估，分析现有数据，并回答具体问题。如果证据缺失或薄弱，则委员会将不会提出任何建议。[87] 负责提供循证建议的一家联邦机构——美国预防服务特别小组（US Preventive Services Task Force, USPSTF）——的官员判定，美国医学遗传学学院的评估流程及标准缺乏充足的方法论方面的专业知识。这些批评人士旁敲侧击地指出，专家组"放弃科学证据，而去依赖推断和假设"，在很大程度上将其假设建立在"口头证据"之上。[88] 在一份言辞激烈的评论文章中，批评人士总结道，美国医学遗传学学院目前所推荐的多数疾病都无法通过卫生政策决策所要求的规范化标准：

基于美国医学遗传学学院的资料简报，以及作为证据基石的验证报告，我们认为，假如美国医学遗传学学院使用美国预防服务特别小组的方法评估其清单中的核心疾病，那么他们本应将一些疾病推荐为 A 级或 B 级疾病，而这意味着他们至少有公允的证据证明利大于弊。也许还有一些疾病会被评为 C 级疾病：虽然至少证据是公允的，但现在证据显示，因为利弊过于均衡，所以这些证据无法支持其全面引入该项服务的建议。但大多数病症都应被归入 I 级：即，没有充足证据建议采用还是不采用……美国医学遗传学学院"这些疾病均应被纳入各州的新生儿筛查项目当中"的建议尚不成熟。[89]

批评人士进一步指责说，委员会是由扩大筛查项目的坚决拥护者组成的，而并非是由没有偏见的多方人士组成的，调查没有一个分析框架，而对采访对象的抽样工作也偏向那些倡导扩大筛查的非专业团体，委员会没有系统的文献回顾，而且项目的范围也受到了不恰当的限制。[90] 关于最后一个问题，没有费用分析这一点尤其值得质疑。隶属于英国国家卫生署的一些科学家于 2004 年发表的一份报告显示，除 PKU 和 MCADD 外，在英国医疗卫生系统中，让新生儿筛查项目使用串联质谱技术的证据还不充分，而且成本效益也不够高。[91] 但是在美国，由于医疗卫生服务配给状况所引发的文化焦虑，有关卫生政策的讨论往往会忽略掉成本效益这一因素。[92] 美国医学遗传学学院的报告仅写道，我们会另行发布成本效益分析的结果，但"多数新生儿筛查项目会降低整体费用"。[93]

＊　　＊　　＊

美国医学遗传学学院委员会为了将一些疾病纳入新生儿筛查，因此扩展伦理与政策原则的做法符合社会学家黛安·沃恩（Diane Vaughan）所说的"异常现象正常化"。[94] 异常现象正常化指的是这样一个过程：一些根深蒂固的标准逐渐遭到破坏，结果之前被认为不正常的一些疾病变得可以被接受了。鉴于挑战者号航天飞机是在使用 O 形圈的情况下升空的，而根据工程标准，O 形圈本应会被人们视为一种低效的元件，为此，沃恩对导致这一现象的各项条件展开了分析，并在其中发现了异常现象正常化的证据。她所提供的书面证据后来令有关人士对 O 形圈进行了重新分类，并将 O 形圈标准化。[95]

在医疗卫生领域中，器官和组织移植也是一个异常现象正常化的例子。[96] 器官和组织移植最初是根据严格的、被认为是不可违背的指导方针进行的，其中包括：限制捐献者的年龄和健康状况，遵循司法鉴定的死亡调查体系，以及禁止对捐献付费等。在过去的数十年间，因为脏器难以获得，可供移植的器官短缺，导致上面这些限制条件逐渐被人破坏，直至一度被认为是违背伦理观念的一些行为现在也被人们认为是可以接受的了：捐献人的年龄限制和健康标准被放松了，而有关器官和组织的劝募及捐赠机构也一直在为争取到潜在的捐献人，与司法界进行着斗争。[97]

在新生儿筛查项目扩大的过程中，对传统受益人、筛查项目的系统方法，以及科学证据的限制也在发生着类似的转变。美国医学遗传学学院的报告通过以下的方式推动了扩大的新生儿筛查项目：赋予多路复用技术以种种特权，忽略新生儿筛查的大多数系统问题，扩大基因筛查的受益人群体，以及凭借专家意见创造证据。

落实扩大化新生儿筛查项目

在各顾问团体撰写的所有报告中，美国医学遗传学学院的报告不仅最具争议性，而且还最具影响力。该报告在 2005 年 2 月至 3 月期间的 60 日内公开征求公众意见，但在该报告在网上发布，并令公众能够阅读之前，美国出生缺陷基金会就已经于 2004 年 9 月开始赞同其初步意见了。美国儿科学会以及妇女健康、产科和新生儿护士协会于 2005 年 5 月也认可了该报告，而新生儿与儿童遗传疾病局长顾问委员会也是如此。在美国医学遗传学学院报告的帮助下，美国各地掀起一股扩大新生儿筛查项目的浪潮，并由此催生出这样一种态度：被筛查的疾病数量越多就越好。2005 年，有 23 个州化验超过 20 种美国医学遗传学学院报告建议的核心病症。2006 年，该数字上升至 31 个州，占美国所有新生儿的 64%。截至 2007 年，有 40 个州筛查至少 20 种建议的核心病症。截至 2008 年 8 月，只有马萨诸塞州、俄克拉荷马州和西弗吉尼亚州的强制筛查项目少于 20 种建议的病症。（马萨诸塞州全面提供筛查服务，但并不强制执行。）截至 2010 年，在 29 种核心病症中，各州筛查的病症数量均达到了 27 种。[98]

我们看到，在项目范围扩大的背后，是美国出生缺陷基金会的各地方分会负责协调，按计划逐州发起倡导运动，其中包括：州立法委员"游说日"、地方报纸宣传运动，以及令专家在听证会上提供证词等。在很多州，美国出生缺陷基金会的代表都是州新生儿筛查顾问委员会的委员。[99]此外，扩大新生儿筛查项目的倡导者们还整理法律论据，强制各地筛查所有病症。在迈耶诉莫洛伊一案中，法庭判定儿科实习医生应对此负责，因为他未提供基因测试，而这些测验原本会警告婴儿父母他们患有遗传性疾病，且该事实可能会影响二人有关生育的决定。[100]虽然该案的主题是产前检查，但是法学家们却提出，由于专业组织和联邦机构纷纷采用美国医学遗传学学院的报告，这在新生儿筛查中创立了一套新的护理标准，要求至少所有人都能够享受筛查服务。[101]

普查的游说工作需要倚仗患儿父母激昂慷慨的证言证词。事实上，在我们研究的患儿父母中，有一位叫内森·舒伯特的人，他曾多次代表扩大化新生儿筛查在萨克拉门托（加利福尼亚州首府）作证。加利福尼亚州于 2000 年开展了扩大化新生儿筛查的试点项目，舒伯特的女儿露西娅也参加了这一项目。在她出生五天后，舒伯特一家接到了儿科医生打来的一个电话。经筛查，露西娅患有一种罕见的代谢紊乱——3-甲基巴豆酰辅酶 A 羧化酶缺乏症（3-MCC）。"假如露西娅没有在那家特定的医院，于那个试点项目的特定窗口期内出生，"内森在七年多后的一次访谈中告诉我们，"她很有可能会失去生命。而且即便不危及生命，她也可能会出现严重的智力或身体发育迟滞问题。"很快，内森就加入了美国出生缺陷基金会的队伍，并多次前往萨克拉门托，就筛查的益处向加利福尼亚州参议院提供证词。在其游说的帮助下，法案获得通过，由此将露西娅参加的试点研究转变为一个永久性的公共卫生项目。内森在解释他在这一过程中的角色时说："我会站起来讲述我的故事，然后用以下的话作为结束语，'假如没有新生儿筛查项目，我不知道我现在会怎样'，而且我会以某种非常激动的语调结束陈词。之后，麦克风会被递给我之前从未遇到过的一位母亲手里，随后她会说，'实际上，我知道。我知道那会是什么样子。'她会告诉大家，如果你不进行新生儿筛查，某种反面的、消极的情况就会发生，那简直太恐怖了。我没法在录音中讲这个——太多的泪水了。"

就像内森说的，这种方法对民主党员与共和党员同样具有说服力："你说了'这些悲剧本可以不用发生'，不太可能会有人回应说，'嗯，我还是觉得不应该那么做'。所以我觉得这么进行论证是自然而然的事情。"通过筛查，"拯救婴儿"向人们灌输了拯救生命的政治迫切性，并促使所有人都做出人道主义的回复。因为内森等人的努力，加利福尼亚州于 2005 年就采用了标准化的筛查病症清单，这令其跻身于率先采用标准化筛查清单的数州之列，而这一时间甚至早于美国医学遗传学学院报告的发布日期。

＊　　＊　　＊

批评人士指责说，"美国医学遗传学学院报告没有提供令人信服的论据或数字，让人得出这样一个结论：所推荐的筛查清单对儿童的福利而言，是优选的方案；或者能够最有效地利用稀缺的资源"。[102] 然而，报告的作者并没有为美国医学遗传学学院的工作流程进行辩护，他们坚持认为，扩大筛查项目势在必行。当于 2008 年做出应答时，他们自信地阐述说："现在讨论是否应该扩大新生儿筛查项目已经没什么意义了，因为它此时此刻正在如火如荼地发展壮大。"[103] 批评人士和倡导人士都同样意识到，扩大新生儿筛查的大门敞开了，而项目扩大正在被制度化。自美国医学遗传学学院报告发布以来，人们就一直在增加新的筛查目标，一些州还甚至将筛查范围扩大至推荐清单以外的疾病。

体验扩大化新生儿筛查

扩大化新生儿筛查已经来到了我们的身边。目前，在美国每年出生的四百多万新生儿当中，近 99% 都在接受对大量罕见疾病的筛查。[104] 它目前是全球规模最大的此类筛查项目之一。

就像当年实施最初的 PKU 筛查项目一样，扩大后的项目将重心放在筛查技术上，并期望医疗卫生的基础设施与服务会迎头赶上，但这其中的很大一部分内容依然是未知数。在实际筛查、后续工作和治疗中，剩下的一些关键问题必须得到解决，而当一些家庭与专业医生探讨筛查结果时，不确定性也会出现。这些不确定的问题并非偶然出现，新生儿筛查项目在扩大升级时，就已经有所预示了：它们在最初决定之时就已经如影随形了。

对家庭的后果。对大多数父母而言，呈阳性的新生儿筛查结果会像是一个晴天霹雳。对公众意见的研究显示，在初为人父母的人群中，很少有人了解新生儿筛查。[105] 之所以是这样，是因为筛查在过去一直无需父母知情同意。[106] 尽管在某些州可能存在宗教或其他方面的反对意见，然而很少有人被明确告知，他们也可以选择不接受筛查，而默认选项是接受筛查。

当新生儿筛查的结果呈阳性时，其含义仍然具有不确定性。将筛查的受益人群从婴儿扩大至家庭和社会，这背后的一项重要假设是：即便健康信息的含义模糊，即便婴儿只是一个潜在病人，或者即便针对被筛查出的疾病，人类目前还没有治疗方法，然而家庭仍将会乐于了解健康信息。同时，在新生儿筛查的整个历史中，研究已经确认，早期诊断可能会在关键的时刻，干扰父母与孩子之间的关系。[107]

一旦筛查得出阳性结果，有时候也无法确定下一步要做些什么。PKU 筛查对治疗设定了一个非常高的标准，因为该项目成立的基础是早期干预能够减少智力发育迟滞现象。[108] 在扩大化新生儿筛查项目中，早期检测与治疗之间的联系非常松散。

例如，被诊断出患有半乳糖血症的儿童如果用母乳或含有乳糖的配方奶喂养，可能会出现肝功能衰竭或早逝。虽然新生儿筛查和无乳糖食谱可以挽救婴儿的生命，但这样的儿童不管怎样，还是常常会出现神经功能缺损、语言失常及视力问题。[109] 被诊断出患有 MCADD 及其他疾病的儿童，即便在新生儿筛查诊断之后，仍可能会意外死亡。[110]

筛查目标的本体特征。被筛查的疾病从本质上讲也是"一件半成品"。扩大化新生儿筛查疾病清单将可筛查疾病的范围扩大并纳入了 25 个次要目标。而这些病症如何转化为筛查？甚至更基础一些，什么是疾病？这并不是一个理论问题，而是一个难住美国医学遗传学学院委员会的实际问题。[111] 基于疾病分类的方法，各州的核心疾病清单分别包含 9 至 142 种疾病。选择少量疾病的项目以它们使用的化验平台为基础，而选择大量疾病的项目则参考了遗传基因座（genetic loci）的数量。官方的 29 种疾病反映了专家组的意见。如果使用临床表型，则核心清单仅包含 27 种疾病。[112] 那么基因突变与所筛查的病症有什么样的关系呢？苯丙氨酸羟化酶（PAH）基因中存在逾 500 种突变，它们会导致苯丙氨酸上升至非常高的水平。在至少其他四种基因中的缺陷也会导致 PKU 的某些罕见形态。[113] 另外，MCADD 的主要标志物也是其他疾病（例如：中链酮乙基辅酶 A 硫解酶缺乏症和戊二酸血症 2 型）的一种主要标志物。[114] 因此，筛查所揭示出的信息需要得到进一步的解读。

此外，被纳入新生儿筛查清单中的一些疾病极为罕见，而人们对其病原、自然发展过程或临床相关性知之甚少。同时，

就像当澳大利亚的健康官员开始筛查 MCADD、短链酰基辅酶
A 脱氢酶缺乏症（SCADD）、极长链酰基辅酶 A 脱氢酶缺乏症
（VLCADD），以及瓜氨酸血症（citrullinemia）时发现的那样，
之前被认为罕见的一些疾病，在筛查实施后，也许变得没有那
么罕见了。[115]基因型与表型之间的关联也变化多端。并非每个
出现基因突变的孩子都会展现出与其他孩子（其中包括其兄弟
姐妹）一样的症状。在这其中的每种情况下，新生儿筛查结果
所提供的信息都需要家庭和医疗卫生服务机构大量的解读工作，
以确定被筛查疾病的特征，并制定出治疗方案。

　　筛查的社会政治基础框架。增加被筛查疾病的数量仅仅触
碰了一连串多米诺骨牌中的第一张牌。筛查需要一个通知家长
和医疗卫生服务机构的系统、针对后续检验所采取的各种措施
（尤其是帮助解释检验结果并接受过培训的医疗卫生专业人士）、
对特殊食谱提供的财务报销，以及围绕被诊断婴儿的长期后续工
作。这些筛查后的一系列步骤，都出现了财务、伦理、专业和法
律上的分歧，需要发展出新的功能以及各方人员的合作机制。对
于扩大化新生儿筛查在执行过程中所需的、更大范围内的基础设
施与服务，美国医学遗传学学院报告仍然缄口不言，将具体细节
留给各州去解决。因此，筛查的扩大不可避免地遭遇了美国在提
供医疗卫生服务方面的一大特点——发展不均衡。此前镰状细胞
病的例子已经展现出，医疗卫生系统中的广泛差异可能以何等
方式干扰筛查项目：被诊断出患有镰状细胞病的儿童并非总是能
够得到医生所推荐的治疗。一些研究也显示，仅不足半数患有镰
状细胞病的儿童接受了医生所推荐的预防性治疗。[116]

* * *

在新生儿筛查项目扩大后，虽然各州分别筛查了 50 种核心和次要疾病，但这些疾病是什么？它们是否对儿童的健康存在长期影响？筛查结果将如何融入整个医疗卫生系统？这些还都是不确定的问题。美国医学遗传学学院报告虽然给扩大项目提供了一个明确的愿景，但却忽略掉了有关项目扩大将如何落实的一些关键环节。遗传学工作人员和家庭需要在临床应对这些不确定的问题。我们将这一技术落地的集合项目称为"**衔接工作**"（bridging work）。[117] 该项工作旨在经过调和，令技术实施的现实情况与承诺一致。衔接工作填补了设计人员所设想的技术与实际用户所经历的技术这两者之间的空白。虽然技术无时无刻不在经历着修补和改动，但在某个点上，设计人员总会将其移交给用户。该过渡是技术在整个生命周期中的一个薄弱点，因为大量意外后果可能会令技术止步不前。医疗技术很多时候都无法真正使用，就会遭到废弃。[118] 但因为新生儿筛查是各州立法强制执行的，所以临床医生除将新生儿技术落实在其临床工作中外，别无他选。他们首先注意到的一件事是，新生儿筛查项目所发现的患者数量远大过他们所预料的数量。更令他们感到困惑的是，这些患者与他们之前在诊所里遇到的代谢性疾病患者非常不一样。我们将在下一章中介绍临床医生和患儿父母如何应对这些令人困惑的筛查结果。

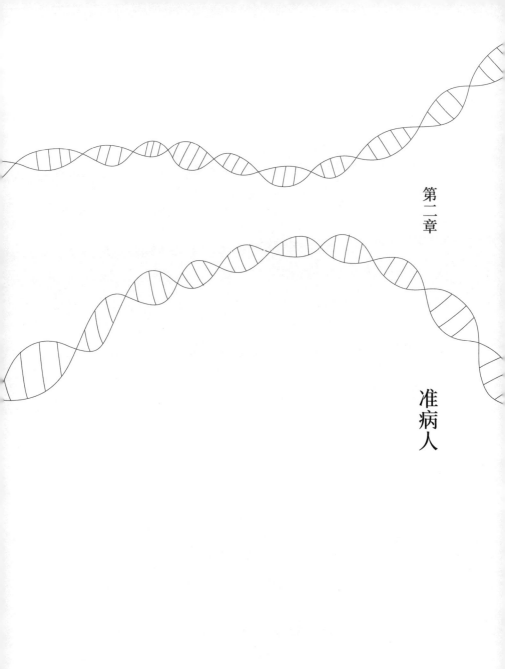

第二章

准病人

倡议者们提出，扩大化新生儿筛查的主要社会效益之一是缩短漫长的诊断过程——"诊断苦旅"："社会可以从中受益，因为漫长的医疗诊断过程对医疗卫生系统来说花销巨大。"[1]诊断过程耗时耗力且花费昂贵，在这种情况下，有不明原因症状的患者换了一位又一位医生，接受无数的测试，却往往无法获得令人满意的诊断结果。在进行新生儿筛查之前，许多有遗传病患儿的家庭已经有过这样疲惫的经历。医学院学生们都对这个说法印象深刻："如果你听到马蹄声，你应该想到的是马而不是斑马。"意思是，临床医生在考虑更复杂的病症之前首先应该考虑常见的医疗诊断。对于患有罕见代谢病症的患者来说，诊断通常来得太迟，经常在出现不可逆转的损害后才得到诊断结论。因此，可以在出生时进行快速诊断的期望为扩大新生儿筛查提供了强有力的支持。当然，这项社会效益是在假设诊断本身没问题的情况下才会产生的。然而，我们将在本章中展示，矛盾在于新生儿筛查的扩展已经导致一些家庭走向了完全不同的"诊断苦旅"。

扩大化新生儿筛查并不是在没有症状的新生儿身上诊断出明确的疾病，而是会检测出一群检测数值落在正常区间之外的新生儿，虽然数值不正常，但并不代表他们就得了某种疾病。我们将这些患者称为"准病人"，因为他们长期处于患病和健康之间的医疗观察期，或者更为准确地说，处于异常状态和不明显的"正常状态"之间。准病人在医疗过程中被视为患者，但医生并不清楚他们是否有任何问题。在我们的研究中准病人新生儿面临的主要问题不仅有是否会发生代谢紊乱，还有被筛查出的病症是否实际上是一种疾病。临床互动中利益攸关的有两点，其中一点是筛查出病症的社会和生物特征，另一点是新生儿的状况，即这个新生儿是否患病。因此，扩大化新生儿筛查的一个主要后果就是筛查目标性质的不确定性妨碍了对新患者群体的管理，除了识别患者，管理还包括对诊断进行确定，监测重大发育阶段，识别潜在症状以及制定干预计划等。这些管理都事关重大，与产前基因筛查能够筛选有缺陷的胚胎不同，[2]新生儿筛查意味着孩子出生后并不完美。对于遗传性疾病，这种不完美可能包括发育迟缓、神经缺陷或猝死。

正如我们在前一章中看到的那样，筛查技术可能会带来诊断的不确定性。串联质谱法筛选的是生物标志物而不是特定疾病。因此，早期筛查技术中疾病与检测之间的一对一联系不复存在。好几项不同的疾病都可能使得某项生化指标的浓度落在预先设定的正常范围之外，然而其临床价值十分模糊。因此，串联质谱技术的新颖之处在于它提供了大量的信息，但都需要进一步的解释。

异常的筛查结果扰乱了既定的工作流程，需要进行讨论、协商才能掌握其临床意义。[3]遗传学诊所的常规操作流程不仅包括患者本人，遗传学家和家属都进入了一个陌生的领域。这些异常暴露了埃弗里特·休斯所谓的"专业实践的粗糙界限"，意思是职业习惯不能圆满地解决个人悲剧。[4]正如实用主义者解释的那样，异常就像路上未曾料到的岔路口。实用主义哲学家约翰·杜威（John Dewey）写道：

> 只要我们的活动能够顺畅地进行下去，只要我们乐于接受幻想，那么就没有反思的必要。然而，在达成信仰的方式上，我们遇到了困难，遇到了障碍，因此停了下来。面对不确定性，我们就像在爬树，试图爬上去找到一些观点，可以从中了解其他的一些事实，并且在更好地掌握全局后会决定事实之间的相互关系。[5]

由于无法再遵从常规操作方式，临床医生和家长会仔细研究下一步该做什么。正是在这些做法中我们找到了新生儿筛查结果的意义与临床相关性。遗传学诊所的工作有一方面非常实际：新生儿可能有代谢紊乱的风险，而医生需要决定新生儿可以和应该吃什么。医生和家长必须有所行动，哪怕是消极的行动，比如等待进一步的迹象。这种行为反映了团队在那个时候对异常结果的看法。在本章中，我们将观察遗传学家和父母为这些准病人做出的决定，进而从中得出扩大化新生儿筛查的结果的意义和相关性。

准 病 人

被筛查疾病性质的信息长期以来都是充满矛盾的，因此产生了准病人。对于准病人来说，新生儿筛查结果在假阳性和确诊疾病之间摇摆。将生物化学措施、遗传标志物、检测结果、症状和治疗联系起来的方法尚未找到。筛查出来的病症从生物学和社会方面来说都是不明确的：从生物学上看，（检测指标）上升的临床显著度尚未确立；从社会方面看，筛查结果将对孩童和家庭的生活带来怎样的影响还不明确。正如我们将展示的那样，这种不确定性一旦产生，就不容易被去除。从社会学角度来看，这种模棱两可是很有意思的，因为即使情况不明朗但仍需要采取行动。正是因为家长和临床医生的行动，筛查结果被赋予了特殊的意义。由于发育迟缓、神经缺陷和猝死对于孩子来说威胁太大了，以至于哪怕这些措施的紧迫性和有效性还不确定，人们依然要采取行动。

由于新生儿无法对筛查结果做出反应，不确定性的管理就落在了他们的父母身上。这引发了一个问题：谁是"准病人"？新生儿筛查的独特之处在于父母和婴儿都同样站在患者的角度。[6]当婴儿的血液和尿液样本检测出有发生症状的风险时，父母有责任根据测试结果采取行动。正如在许多儿科检测一样，遗传学家检查了婴儿的肌肉张力、反应能力和重大发育阶段，但医生提问、劝解和开导的对象却是家长。然而，在遗传学上，父母经常被要求提交自己的基因材料进行确诊分析，这把他们变成了另一种意义上的患者。在采访中，有父母在提及子女的医疗经历时使用了"我们"这个代词。这种对于患者角色的分担揭示出了新生儿筛查更加明显的社会意义：在医疗监管体制下，父母通常会直言他们愿意给孩子采取什么样的措施，筛查结果如何改变他们对孩子的期望，以及这些结果对他们新建成的家庭造成了怎样的影响。

在接下来的章节中，我们将研究在新生儿筛查的背景下，父母和遗传学家如何认识和回应诊断的不确定性。我们将准病人的求医之路比作一条轨迹，[7] 患者最初得知结果时非常震惊，而中间的过程又极其漫长，历经多次的临床追踪，但结果仍然模棱两可，最后"准病人"的身份会逐渐消失，因为家长可能会将孩子转到其他专科门诊，遗传学家这时候也就离开这个病人了。

开　端

在温迪·莱文森的儿子出生八天后，她接到一个警告电话。那天是雅各布的割礼，犹太男孩在出生后的第八天举行割礼仪式，桌子上装满了糕点和饮料，家人和朋友们还有一个小时就到了。她的公公从费城搭飞机过来，其他家人也从拉斯维加斯开车赶来。但当温迪接电话时，她却被告知需要立即带雅各布到医院。

几天前，她刚得知雅各布的苯丙氨酸水平升高。医生告诉她这个结果可能只是个假阳性，但是孩子需要重新检测。温迪和丈夫把雅各布带到实验室提取血液样本重新做了检测。他们毫不担心。雅各布看上去很健康，他们从来没想过孩子可能会有问题。"我就是感觉非常良好。"她回忆道。

然而，就在割礼这天早晨，遗传门诊的护士打电话来告诉温迪，雅各布体内的苯丙氨酸含量仍然较高。医生想要尽快与孩子见面，以防孩子患有苯丙酮尿症（PKU）。温迪回忆起她那时的状态："那一刻我觉得天都塌了。我是说，我们就像，我们都不知道该想些什么。我们吓坏了。我们一团糟……我崩溃了。"所以他们取消了割礼，赶去了医院。

"拉比① 非常善解人意，"温迪说道，"他说，孩子的健康是最重要的，每个人都会理解的。但是这对我们来说实在太困难了。"

他们去医院后，西尔弗曼医生和新生儿筛查计划的协调护士莫妮卡·吴解释了这些检测结果。他们还怀揣着一丝希望，因为对于PKU患者来说，雅各布的苯丙氨酸水平仍然相对较低，这表明他患的可能是高苯丙氨酸血症，是这种疾病中程度较轻的类型。然而，温迪还是记得："他们告诉我，'你的孩子患了PKU。'"

她继续说道："我把所有材料都从医院里拿出来保存下来了，现在这个结论是什么情况？事实上，当他们第一次说孩子可能患有PKU时，你就会回去翻材料，它就是个简介。上面基本是说，我们检测了什么疾病。PKU是怎么样的病，简单来说，

---

① 译者注：意为"先生"，犹太人对师长和有学识者的尊称。

就是由于酶的缺乏，孩子可能会在智力上有所不足。然后你上网查资料，看到有人说，如果含量水平是多少多少，他就有可能变得迟钝。所以我吓傻了，我儿子每秒钟都在变笨？老天爷呀！我看着他，他看起来很健康。他的大脑被我母乳中的蛋白质破坏了吗？我真的是……情绪非常非常紧张了。所以，我只能说……我当时的心情就像坐过山车一样忽上忽下。"

　　发生大灾难时，人们大多会记得当时的处境：家长们也都记得他们接到病情通知电话时他们在哪里，在干什么。通常，当地新生儿筛查办公室的护士会通知儿科医生或初级保健医师，医生又给父母打电话告诉他们阳性筛查结果并要求进行后续检查。不幸的是，一些医生在一天快结束时才打电话。如果他们无法联系到父母就只能留言给他们，父母必须等到第二天他们的疑问才能得到回答。即使如此，研究中的大多数父母表示，其实他们的医生对这些罕见的病症也知之甚少。弗洛雷斯医生向一家人承认："我向你们保证，除了这里没有一个大城市的医生会知道你在说什么，因为这是一种非常罕见的疾病。"如果儿科医生不了解或者没有时间，一些家庭会从国家新生儿筛查计划的代表那里了解情况。打电话通知结果也不是很恰当，因为父母是从陌生人那里收到了坏消息。有时候新生儿筛查项目联系不上孩子家长，会让公共医疗的护士帮忙查找。

　　筛查初步的阳性结果对几乎所有父母来说都很震惊。他们一直把注意力放在了怀孕和分娩上，对罕见遗传病症了解不多。[8]尽管父母们都拿到了关于新生儿筛查的信息手册，但许多家长并不记得收到过这些信息。温迪·莱文森描述他们的经历就像是"情感过山车"，而她得知这一结果的方式有可能是导致情绪波动的原因。通常在家长与医生的第一次沟通时，相互矛盾的信息就产生了。纽约新生儿筛查计划的代表指导过儿科医生不要过分惊吓父母。就像他们对莱文森一家说的那样，他们加上限定语，称最初检测结果显示可能是假阳性。然而，就在同一段对话中，医生又会迫切地建议家长当天带孩子进行复检。一位父亲生动地回忆道，医生用了"STAT"这个词。根据第一次检测中的结果，除了重新检测，医院还会要求父母采取一些预防措施，例如如果没有吃奶的话不要让新生儿睡觉超过三小时，避免母乳喂养，或使用大豆配方奶粉。家长会也收到关于潜在症状和病症症状的信息。

　　父母们告诉我们，看到新生儿筛查结果后，他们感觉"绝望"，"惊讶、震惊"，"吓坏了"，"很害怕"。他们最初接到的电话是"可怕的"，"新手妈妈们心脏病都要发作了"，"我的神经都要崩了"，或者"不知道该想些什么"。同温迪·莱文森担心儿子正在失去智力一样，另一位母亲回忆起来，即使在第一通电话中，她也立刻想到了最糟糕的结果："电话里的女孩告诉我，哦，'你的女儿在肉碱转运蛋白缺乏的测试中显示为阳性。'但是，我不是科学家。那通电话太吓人了，我的眼泪立马下来了。而她只是不停地在讲话。然后她问，'您在哭吗？'我说我当然在哭，因为我不知道我女儿未来会有怎样的生活，你明白吗？我不知道她的生活将会怎样。"另一位母亲回答说，她感觉她儿子"完全不一样了，如果他死了怎么办？"

温迪·莱文森一开始得到消息时状态还算不错，因为她坚信儿子很健康。尽管如此，她还是在听到"苯丙酮尿症"这几个字时惊慌失措，并在互联网上搜索了更多信息。筛查项目的计划是安抚家长不要惊慌，同时确保他们认真严肃地看待病症，然而当家长**上网搜索信息或咨询**医疗保健人员时，这种小心维护的平衡被打破了，因为这些信息来源往往给出的是最坏的结果。[9]一位母亲回忆道："我第一次听说的时候就懵掉了，因为我根本不知道这到底是什么鬼名堂……一开始他们说他是阳性的，我都不知道哪一项是阳性，那当然很可怕。接着他们和我解释了，但是我仍然不明白。她只告诉我他们又重新测试了一遍，所以我想不如我自己上网搜一下。"

一旦他们接受了诊断，父母就会知道，在最坏的情况下，高脯氨酸血症可能与精神分裂症有关，MCADD 患者可能会猝死，未经治疗的 PKU 可能导致精神错乱，肉碱缺乏可能导致肌肉无力——包括心肌缺陷，而戊二酸血症 2 型可能会威胁生命。一个生物素缺乏症疑似患儿的父母回忆说，他们在网上搜索消息后认为，这种病"会导致智力迟钝、失明、听力丧失、癫痫甚至死亡"。遗传学家提醒父母们，让他们不要相信搜索到的信息，因为互联网提供的罕见遗传病信息十分有限而且已经过时了。西尔弗曼医生向一个家庭解释了这种偏见："这就像新闻一样：当某人有非法性行为时，这个消息就会见报。而某人是个好丈夫，这种消息却没人想写篇报道。"

因此，父母对诊断不确定性的体验来自各种来源混杂的信息。在与儿科医生合作的过程中，州立新生儿筛查项目的工作人员试图向家属保证，筛查结果可能并不代表任何严重问题，但是家长们快速搜索信息却找到了一系列恐怖故事。甚至在看到遗传学家之前，许多家庭都倾向于认真严肃地对待病症。建设新生儿筛查基础设施是为了说服父母其检测结果需要立即进行重新检测，并采取预防措施。意外的消息让大多数家长感到震惊，他们重新进行了检测，并到遗传学诊所就诊，希望能找到解决办法。

每个家长对阳性新生儿检测结果的反应并不相同，这取决于他们听到消息时的背景。有的孩子的哥哥姐姐严重残疾，有的家庭面临着极大的财务和社会压力。对于这些群体中的每个人而言，由于还面临其他更为迫切的压力，可能在很远的将来给孩子带来疾病的筛查结果并不总是最紧迫的问题。在少数家庭中，新生儿筛查结果呈阳性的孩子，他的哥哥姐姐在之前也被诊断患有相同的病症。这些家庭非常清楚等待他们的是什么。另一种情况是有的家庭连续多年受不孕症和流产困扰，对他们来说，这是拥有一个孩子的最后机会。一位母亲抽泣着说："埃里克（Eric）和我一直努力想要有一个孩子，有个孩子对我来说并不容易。为了他我俩非常努力。"

门诊服务

上一部分中描述的初步交流引发的焦虑情绪是大多数得到阳性新生儿筛查结果的父母的典型情况。筛查只标示着诊断的可能性，还需要更多专门的后续检测来排除假阳性。此时有三种可能的轨迹（见图 2）。

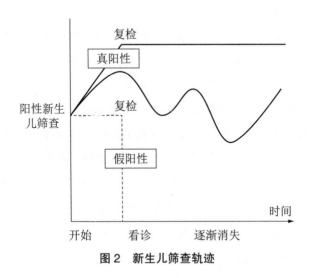

图 2 新生儿筛查轨迹

　　首先，在绝大多数情况下，重新检测证明了初步检测结果是假阳性。在这些情况下，由于儿科医生进行了重新检测（虚线），所以父母们通常不会与遗传学团队见面。这些家庭通常要经历忐忑不安的几周时间，但最终他们会因为假阳性的结果而有所安慰。当家属非常焦虑时，他们有机会与遗传小组会面。在我们的研究中，有九个家庭有这种看一次门诊的经历。

　　第二种情况，有 24 个病例在复检或测序后被确认为某个明确病例（实线）。这些是真阳性。真阳性的患者有的在接受新生儿筛查前就出现过症状，有的在出生后的最初几年里遇到过代谢危机。也有的孩子并未出现过症状，但是毫无疑问他们已经患上了一种确定的疾病。这组真阳性患者包含了七名患有典型

PKU 的儿童。当父母提出问题时，遗传学家能够给出权威答案并提供标准的治疗方案。[10]

第三种情况引出了准病人，因为确诊后续检测无法提供解答，矛盾的消息仍然存在（虚线）。在我们的研究中，有 42 名婴儿属于这个类别。准病人的筛查轨迹类似于一个"过山车"，有起有伏，这让人对婴儿是否患病及疾病的真正含义产生了疑问。对于这些父母来说，几周或几个月的等待可能是一个非常焦虑的时期，而且在父母和遗传学团队眼里，新生儿仍然是准病人。当这些家庭转到遗传学诊所时，他们已经变成了被动的听众，希望医生将事情解释清楚。那些仍然期待假阳性结果的家庭看见他们的希望随着转诊的到来和越来越多的检测而消失了："他们告诉我们这可能是假阳性，所以我们有些放心，还想，'好吧，好吧，可能这种情况一直都有。'然后，我们再次得到答复'不好意思，你需要再检测一次。'"

需要指出的是，虽然已有的诊断条件不足，这会使得很多准病人产生，但准病人这个类别并不是明确的生物或遗传分类。并非所有诊断出患有特殊疾病的患者都要面对这种不明朗的情况。准病人产生于互动，这些互动受到疾病性质不确定的影响，取决于遗传学家的交流方式和工作习惯以及家庭的医疗体验、接受性和焦虑水平。由于准病人要接触的信息非常复杂、充满矛盾，因此交流的形式会影响他们的体验，例如当遗传学家在口译员帮助下与讲西班牙语的家庭进行交流时，无法传达有关疾病的详细信息。此外，与医疗服务人员接触的体验（无论好坏），对孩子生活的期望，以及家庭面临的其他挑战，可能都会影响家长如何解读工作人员给出的混杂的信息。

与遗传学团队的交流仍然是家庭获取遗传病知识的主要来源。为了证实其建议，遗传学家经常提到最近出版或正在进行的研究，或者与前沿的研究者私下交谈。父母通常很快就知道了比儿科医生还要多的基因疾病，但他们并没有超越遗传学家的知识。然而，通常情况下，即使是遗传学家也没有全部的答案，因此形成了准病人的模糊状态。

变成一名准病人并不是一个微妙的过程。对新生儿筛查结果的解读的不确定性影响了医患交流。我们有一个案例，是一位寄养家庭的母亲第一次咨询遗传学家的过程，讨论的是一个脯氨酸水平偏高的婴儿的案例：[11]

在新生儿筛查结果为阳性后，大多数婴儿很快进入医疗系统，但安娜·朗瑟罗失去联系长达六个月。她的父母得到通知，被转诊到一位代谢专家，但由于他们挣扎在毒品问题上，没能抓住那个机会。在七个月的时间里，社会服务部门给这个孩子安排了一位名叫伊莎贝拉·博尼拉的阿姨。当伊莎贝拉把安娜带到医院做日常诊疗时，她得知了新生儿筛查结果，并与遗传学诊所取得了联系。

新生儿正常脯氨酸水平在100和350微摩尔／升之间，安娜的水平则高达1261微摩尔／升。像大多数父母一样，伊莎贝拉在谷歌上搜索了"高脯氨酸血症"，但没有得到这个病的太多信息。当遗传学家达缇医生在日程安排中发现有一个患有高脯氨酸血症的婴儿时，他找到我们，说他之前没有碰到过高脯氨酸血症的病例。

达缇医生和伊莎贝拉交流时说："从我的角度看，还是比较放心的。首先，尽管她的脯氨酸含量很高，但并不是超级高。"他表示，如果不是因为新生儿筛查，他永远不会检测到这一数据。

达缇医生继续解释高脯氨酸血症的两种情况："第一种只是一个纯粹的生物化学数据，只是一个随机的结果。没有症状，什么都没有。"他补充说，"1型"和"2型"之间的差异不仅取决于脯氨酸水平，还取决于不同基因的突变。他继续说道："确定这一点的最终方法是基因检测。那些检测在临床上无法获取，因为基因检测目前以研究为主。"

伊莎贝拉问道何时会出现症状，达缇医生回答说，应该在一岁时就会表现出来。当伊莎贝拉强调之后是否会出现症状的问题时，达缇医生承认："可能出现。我们还不知道。我不能保证任何事情，但是她发育良好是一个好兆头。"除了癫痫，伊莎贝拉也询问了其他警示性的征兆。达缇医生解释说，孩子应该在恰当的时间达到正常的发展阶段，例如坐、走和牙牙学语等。

稍后在当天的工作会议上，遗传学家也对一个基本问题有异议：高脯氨酸血症是否是一种需要某种临床措施的真正的疾病。弗洛雷斯医生摇头说道："这并没有什么道理。"

很多准病人在第一次看医生的时候就常常会面对一些问题。缺乏科学知识导致诊断不确定性：正如达缇医生向伊莎贝拉解释的那样，人们对高脯氨酸血症知之甚少，因为很少有患病儿童在基因筛查之前接受了医学治疗。真假阳性的基本问题：安娜的疾病的指标水平较高，但并没有表现出高脯氨酸血症患者的症状。她处于患病和正常状态之间。混杂的信息：达缇医生有必要传达有关病情的混杂信息，强调潜在的严重性，但要加上表示她的病情不太严重的限定语。未解的问题：伊莎贝拉非常关心，想要得到确切的答案。但是达缇医生因为并不知道答案所以回避了她的问题。大多数可能代表疾病的"症状"仍然相当模糊，而且"没有特殊性"。关于疾病地位的问题：因为没有相应的治疗手段，工作小组质疑检测的效用。临床医生和家庭面临的问题不只是安娜是否患有高脯氨酸血症，而是这种症状否是真正的疾病。

重复测试仍未得出结果

在新生儿筛查中，解决诊断不确定性的顺序是先进行验证性血液或尿液检测，如果基因检测有可能影响诊断或治疗，则应对与该病症相关的基因进行 DNA 测序。然而，值得注意的是，在安娜被检测出脯氨酸水平过高时，高脯氨酸血症的 DNA 测序服务还没被商业化。越来越集中的检测能够让遗传学家们更容易做出诊断。几十年来，遗传学家在面对临床难题时一直是采取这种做法。[12] 作为专家顾问，遗传学家的专业能力就体现在通过遗传信息提供诊断。他们接到转诊的病人后首先要检查其是否有身体的异常、认知的延迟或者其他异常的症状，这些都可能是遗传疾病的征兆。在这种情况下，遗传学家检查出了症状或异常，然后要确定进行哪种基因检测。如果检测证实了诊断结果，那么病人就要留在诊所进行跟踪观察。虽然只有基因检测还是不够的，[13] 但除非症状十分特殊，否则只有症状表现而没有分子层面的证据，也很容易让人感到困扰。工作人员会根据检测计划或检测结果的讨论安排就诊预约，因此，验证基因检测成了大多数人在基因诊所的就诊经历。总之，遗传学家判断那些病情复杂的新生儿筛查结果的方法就是遵循已有的诊断程序，但也有可能并没有合适的诊断方式。对于准病人来说，他们想要做确诊检测的决心很坚定，而一系列结果不定的重新检测拉长了这一轨迹的长度。

准病人的等待时间很大程度上受检测结果的等待期的影响。确诊检测要花不少的时间，有些家庭可能会犹豫是否做一些检测。针对一些检测，莫妮卡必须事先获得保险授权。家人必须先去实验室抽血，然后血样要被送到正确的机构，结果出炉后要送去诊所，并和家属预约见面。尽管如此，准病人最重要的特征就是：检测结果并不能提供真正临床中的确诊结果。"我不知道结果是好是坏，或者说还是在中间地带，"一位父亲解释说，"她的检测失败了。两次检测都失败了。"西尔弗曼医生同意这个说法："好吧，这是一个不寻常的结果。"一个不寻常的结果意味着后续检测并不排除患病的可能性，但结果不够严重，不足以表明她患有明确的疾病。

詹姆斯和希拉·霍南夫妇也遇到了没有定论的重复检测。他们的儿子迈克的新生儿筛查结果显示，其戊二酸血症 1 型（GA1）的 C5DC 水平略有升高——这与贝利·拜奥的病例相同。在进行第二次血浆测试时，血清中的含量水平正常，但尿液中的数值仍然为正常值的六倍。当弗洛雷斯医生在与霍南一家分享这一消息时，把好消息和坏消息都告诉了他们，然后将分子测试作为诊断不确定性难题的解决方案。他说：所以，现在的情况是有极大可能孩子没事。这种病在五岁前发生风险的可能性最高。一旦他们出问题就意味着他们患病了。而孩子们生病时更容易出现症状，因为他生病后吃东西会变少，身体就会因此开始分解自己的蛋白质，并释放氨基酸，但是他却无法将氨基酸转化为能量，这使得氨基酸开始堆积，造成负担，流经大脑后，就会对大脑造成损伤。不幸的是，这些损害是不可逆的。所以我们的想法是早点发现这个疾病，这样我们就可以给他营养，防止他破坏自己的蛋白质。只要我们做到了这一点，我们就能避免脑损伤。我们现在看到的数值只是稍微偏高，酸血症的患者他们的数值会更高。因此，今天想要做的是确认数值升高是否真的意味着他的 DNA 发生了遗传变异，因为 DNA 控制身体的指令。"

　　弗洛雷斯医生提出了两种不同的原则，但他也知道，对于准病人来说这两种逻辑并不绝对。第一种逻辑是病理学增加（increased pathology），那就是较低的检测数值可能对应于较低的患病风险，但是这一逻辑是否确实存在尚不清楚。新生儿筛查中使用的严格的临界值可能一个被误用的例子，这一确切数字体现了量化的权威性，但实际上这一数值来自于社会惯例，而对于新生儿筛查而言，这反映了谨慎与冒险之间的一种平衡。临界值所面临的挑战是"要在没有先验标准化的情况下保持信息的完整性"。[14] 而可以肯定的是，一次代谢危机就可能导致不可逆的脑损伤。但即使疾病十分严重，也可以采取措施进行预防。坏的消息接踵而至，而挥之不去的不确定性损害了消息的质量，因为弗洛雷斯医生并不知道迈克是否真的患病。

第二种逻辑指的是重复检测以减少诊断的不确定性。在确诊生化检测结果后，基因突变分析应该能得出病情的严重程度。酰基肉碱水平是 GA1 的生物标志物，理论上，通过分子检测，遗传学家应该能够确定是否存在与疾病相关的突变。然而这种逻辑也有可能失败。弗洛雷斯医生承认："现在我必须提醒你，即使结果出来了，也有两种可能性。一种是我们做了检测，没有发现任何基因变异。那么很好，他很健康，我们不用担心了。我们再也不用见面了。但也可能是这样——还记得我们的基因来自父母吗？你得到一份来自母亲的基因拷贝，一份来自父亲的基因拷贝。只要你有一份基因拷贝是在工作的，你就是健康的。但如果两份基因都不正常，你就会出问题。对吗？所以有可能我们在他体内找到一个突变，找不到第二个。在这种情况下，我们不得不做更多检测来确认他的基因到底有没有变异。"

从诊断意义上讲，突变分析只有在两种情况下有意义：一是没有发现任何突变，二是辨认出两个与 GA1 相关的已知突变。如果 DNA 检测没有发现突变，弗洛雷斯医生可以放心，因为迈克不太可能患上这种疾病，尽管从理论上讲，他可能有两种完全未知的遗传基因突变。在这种情况下，迈克可能会被归为假阳性。如果发现两种已知的基因突变将证实迈克确实患有 GA1，而他将从准病人变为真阳性。然而，如果只检测出一种变异，那么不确定性仍然存在，因为两种情况都是可能的：一种是迈克只有一种变异，那么他只是一个基因携带者，另一种就是他可能有一个还未被证实的变异。在这种情况下，迈克有极大可能患病。因此，只找到一种变异可能会延长原本就很漫长的诊断过程。

这正是发生在迈克病例的情况：分子分析只能确定一种病理变异。在之后的会诊中，希拉·霍南看到检测结果后说道："所以，我们仍然处于这个模棱两可的阶段。"一位遗传学家德弗里斯医生抽出了检测结果，指着那张纸解释说："这里写了他们找到一种没有记录的导致基因变化的变异体。他们说有报告称这种突变可能会导致 GA1。第二个可能的突变没有被找到。这可能意味着他只是一个携带者，或者他们无法找到他的第二个突变。"未知的和未被发现的突变意味着迈克仍然处于代谢危机的风险中。

遗传学家决定再次检查迈克的酰基肉碱水平看其是否仍然在升高。如果 C5DC 水平不再升高，那么他可能只是一个携带者。詹姆斯·霍南想知道他们为什么会重新进行已经做过的检测："我已经糊涂了——但这与我们在检查肉碱水平升高时进行的初次血液检查是一个实验吗？"德弗里斯医生回答说："是的，只是为了看看他是否还在分泌这些高含量的东西。如果好转了，则可能意味着他只是一个携带者。"德弗里斯医生建议说，如果水平下降，迈克的患病风险可能会降低，但是她犹豫的措辞暗示了证据并不确凿。实际上，检测结果随着时间的推移才变得有意义，而不是在生病和正常状态之间进行判断。新检测出的酰基肉碱水平将与之前的水平相比较，如果有所提高，有可能有问题了；如果保持不变，或者下降，那么遗传学家会更加放心，因为迈克可能是一个携带者。

霍南一家认识到这种重复测试的不确定性。在下一次的交谈中，詹姆斯谈到了进行治疗的意义，尽管后续的检验仍是不确定的："现在，一直到迈克长大以前，我要假设所有的症状都不存在。我指的是实际症状。现在唯一的危险是他是否患病。"正如迈克爸爸所说，尽管进行了大量的重新检测，对于准病人最重要的仍然是对突如其来的症状保持警惕。

建立临床相关性

对于某些准病人而言，诊断的不确定性主要集中在他们是否确实患有疾病的问题上。对于其他家庭而言，重复的测试表明孩子其实是患病的，但该疾病的临床意义尚不清楚。如果孩子被诊断为患有代谢疾病，会给他的生活带来怎样的影响？

遗传学家将代谢异常与真正的疾病分开来，其目的是强调即使有代谢异常问题，孩子也不一定不健康。因此，西尔弗曼医生向一对夫妇解释说，大量的重复测试显示，他们的儿子多半患有 3-MCC，"但是我相信，实际上他只是有那个症状，但是没有真的得病。你明白里面的区别吗？症状没那么严重，没那么厉害。有一点我们非常肯定，他缺乏一种酶。"有一对孩子检测出 MCADD 阳性，对于其家长，达缇医生也是这样给他们区分的："这并不是那种，让你感觉家里有个病人的疾病。他没病。他状况很好。他很健康，而且他的余生都会很健康，除非他生病了，比如像其他孩子那样得了流感或者感冒。只是当这种情况发生时，你只需要多加注意。但他是一个健康的孩子。"

对于某些病，包括高脯氨酸血症，SCADD和3-MCC，遗传学家怀疑诊断是否有任何临床意义。一对夫妇的女儿诊断出SCADD，马尔文医生向他们解释说，这种病症的本体论地位还有很大的讨论空间，她说："SCADD对我们来说是一种神秘的遗传疾病。我们了解那些与突变有关的疾病及其影响。但是那些描述了SCADD症状的人，现在也说他不确定这些突变是否真的引起了疾病。"遗传学家与3-MCC和高脯氨酸血症患儿的家长也说了类似的话。在这种情况下，即使诊断已被证实，也并不一定有明确的临床分支。

当面对有关临床意义的问题时，遗传学家们会咨询其他部门的同事们以帮助并指导他们的行动。这一策略并不总是能够解决问题。杜阿尔特半乳糖血症是半乳糖血症疾病中的一种变体，半乳糖血症的患病儿童处理乳糖的能力受损，这可能导致智力迟钝，甚至死亡。然而，杜阿尔特半乳糖血症儿童似乎已经躲过了代谢危机，遗传学家们想知道这种特殊的变异是否是病理性的。就治疗而言，遗传学家并不清楚杜阿尔特半乳糖血症婴儿是否要像其他典型半乳糖血症变体患者一样用上以大豆为基础的饮食配方，或者他们是否可以母乳喂养。在见一对夫妇时，西尔弗曼医生承认学术领域存在分歧："有趣的是，我们可以用邮件列表联系全世界的代谢专家，坦白一点，如果你问这些专家，一半人不会治疗杜阿尔特半乳糖血症化合物，一半人会建议用大豆配方。"对另一个家庭，他则表示："对父母来说，这是最令人沮丧的情况之一，因为作为医生和科学家我们没有明确的答案。"父母们接受了长久的不确定性。一位父亲向我们抱怨说："说实话，我觉得最主要的问题是研究不足。没有人能告诉我是什么病。我需要确切的建议，但是没有人知道。某个治疗方式可能会有一种相关性，对病情有帮助，可是没人能告诉我究竟如何，到底有什么好处。……我并没有真正理解这一切，就像我说过的，我试着自己学习，问问题，但似乎没有人真的有答案。"因此，即使他们得到了诊断，但对于做什么或者甚至是否需要做任何事情都缺乏共识，这使得一些疾病变成了模糊的医疗问题。

社会接受程度

尽管诊断和治疗上存在着不确定性，在家属的生活中以及家属与遗传学团队的互动中，在过去几个月里，因为阳性的检查结果而不断重复的检查也逐渐为家庭成员们所接受，成为了一套医疗实践中的焦点。即使还没有确诊结果，也没有消除孩子出现问题的可能性。医生为了谨慎起见，会叮嘱父母要时刻警戒，注意孩子是否有无精打采、不吃饭或呕吐的情况。这些措施都有相关的文件，将不确定的病症变成了一个独立的疾病，[15]并为父母和遗传学家创立了一套程序和重复磋商的章程。

即便是医疗机构的人员，他们对罕见遗传病症也知之甚少，因此，遗传学家们总是为所有父母准备一份紧急情况通知书，当孩子生病时，他们可将其交给急诊部门。遗传学家还会指导家长们如何、在何时使用该通知："我们今天要给你们更重要的东西，就是这份紧急通知。这份通知的内容就是我现在告诉你们的事情，也是万一孩子生病时给医生们的指令，希望老天爷保佑吧。否则他有可能会有麻烦。什么麻烦呢？一般得了这个病，如果你长时间不吃东西，就不会有很多能量。那么他的血糖可能快速下降。尤其是对于婴儿来说，这个过程非常快。如果你年纪越大，你就有越多机会可以帮助自己。但对于一个经常需要喂养的婴儿来说，不吃东西是很危险的，尤其是婴儿可能会一直呕吐，或者感到恶心所以不愿意吃东西。所以任何时候，如果他生病了，你感觉他一直在睡觉或者你很难叫醒他，他没有正常的呼吸了或者有别的状况，你要马上把他送到急诊室。"遗传学家几乎在每次会诊时都会检查这些急诊过程和警告标志。根据不同的情况，医生可能会要求父母更频繁地喂孩子吃饭或者喂膳食补充剂。对于很多准病人的家长来说，这些预防措施使小孩的症状更加像一种真实的疾病。

遗传学家经常意识到，他们可能会导致家庭过于严肃地对待并不确定的病症。因此，他们会和父母们强调，除了在宝宝身体需要关注的阶段，宝宝是很健康的。弗洛雷斯医生在与一个家庭的交流中这样总结："只要保持警惕，就能继续以平常心对待他。我不希望你把他像放在塑料袋里那样把他与整个世界隔离开来。每个人都要洗手。就把他当普通孩子就行了。带他出去散步。只是要对他的身体变化更加注意就行了。"西尔弗曼医生同样告诉另一对夫妇："据我们所知，你们的孩子很健康，他只是有轻微的生化异常而已。"然而请注意，这些安慰的话语也会和谨慎的警告混在一起。

尽管家长们受到了鼓励且知道孩子是健康的，但疾病预防措施仍然对家庭生活造成了影响。在安娜的病例中，她先前被诊断为疑似高脯氨酸血症患者，这种病成为了一种获取教育服务的手段，残疾评估的一部分，也影响到了领养家庭的和解过程。

在六个月后的第二次会诊时，安娜已经 14 个月大了，伊莎贝拉·博尼拉检查了安娜的发育过程，重点观察了高脯氨酸血症的患病可能性。因此，在谈到安娜难以从吃流食转为吃固态食物时，她指出："我们不确定这是否仅仅是推迟了迟早会发生或者正在她体内发生的事情。"伊莎贝拉让安娜在一家专注发育性残疾的医疗服务中心进行了测试，她被诊断为运动发育落后两到三个月，需要物理治疗和专业理疗。高脯氨酸血症诊断也对领养过程产生了影响。由于安娜在父母身旁不能获得应有的照顾，因此社会服务机构才会介入。但是在各种各样的问题中，法院重点关注的是营养不良问题和新生儿筛查的阳性结果是否进行了后续的追踪。因此，为了证明她有资格领养孩子，伊莎贝拉必须证明她非常重视安娜的高脯氨酸血症。

上面的这些行为证明了高脯氨酸血症具有其复杂的社会意义，这使得人们对根据额外检验在生物上将这种症状重新定义为良性产生了抗拒。

有些父母不得不很早就要判断这种疾病是不是真的。当地的一家医院例行会给年轻母亲指派哺乳顾问，来帮助她们进行母乳喂养。一位杜阿尔特半乳糖血症患者的母亲不得不抵抗"母乳是最佳营养来源"和母婴关系模式的常规信息，同时她们对推荐的治疗方法并不非常信任。"一个哺乳顾问过来找我对我说，'你不亲自喂养孩子可以吗？'我说，'是的。我希望她能看得见这世界，有自己的孩子。我不希望她的肝脏失常。我会以其他方式与她建立联系。'"医院非常强烈地推荐母乳喂养，这使得这位妈妈找不到处方奶粉。

在子女可能患有代谢异常的情况下，婴儿的喂养可能常常带来强烈的情绪，这对于**可以**进行母乳喂养的母亲而言是一种压力。有一位母亲，她的儿子曾经疑似患有 MCADD，但在五个月大时作为假阳性案例解除了危机，她谈到了诊所，提到了定期喂食的重要性，这使得她对喂养更加担忧："从早到晚，每隔两小时我就会喂他，并试着给他两盎司奶。我不停地喂他，因为他不能够吸收那么多。我身体疲惫，精神枯竭。"

正如我们在拜奥一家的案例中看到的那样，患病的可能性也可能影响父母之间的关系。一位一岁大的 MCADD 患儿母亲告诉我们，她希望"每隔一段时间就可以和她的丈夫约会一次"。当我们问她为什么这会成为一个问题时，她解释说，她的丈夫"只是真的不信任任何家人以外的人。另外，我认为他对我们的第一个孩子非常谨慎。我觉得他太过谨慎了。是的，这很艰难"。在这里，MCADD 诊断的不确定性——孩子的一个已知突变含量水平升高，但第二个突变还没有被发现——导致孩子爸爸的担忧持续增加，他担心如果让其他人照顾他们的儿子，孩子就会发生不好的事情。这位父亲甚至不信任孩子的母亲，这导致这对夫妻一年多没有单独外出过。

由于代谢紊乱是遗传性的，即使是潜在的或不确定的诊断，也可能会引发亲人们审视这一疾病，以确定可能受影响但未确诊的亲属。因此，被诊断出肉碱缺乏症的四岁男孩的母亲莱西·塔德韦尔重新研究了她的家族病史："我的妹妹因为心脏过大在 31 岁时逝世，医院并没有检查出来，他们不知道问题在哪儿。但现在我们知道她的状况了，我将这两者联系在了一起。"她儿子的检测结果与她姐姐死亡的未知问题联系在了一起，莱西担心起她儿子服用肉碱补充剂的剂量。她还想知道肉碱是否足以阻止过早死亡："这很难理解，但你们告诉我们只需要补充肉碱或氨基酸这么简单的东西，他就会没事的。这让我们不禁想知道这是不是就是他所需要的全部东西。"莱西自己也检测了肉碱缺乏，结果是正常的，但她却怀疑这个结果。她发现自己变得更加疲倦，这可能是肉碱缺乏的症状，尽管没有得到诊断，她决定开始服用肉碱补充剂。

即使遗传学家想尽办法告诉父母，他们的孩子基本上都是正常的，但筛查结果的影响仍然蔓延到了家庭生活中。通过预防措施和每个家庭的各异的适应方式，诊断造成的影响不仅止于建议的预防措施。有几个因素促成了这一行为。定期到学术医院问诊，提供血清进行实验室检测，约见遗传学家，这些行为均与患病有关。此外，父母们一般都会认真对待孩子的病症，因为不管出了任何问题，新生儿们都没有办法清楚地表达，而且代谢病人常常不知道他们可能患病：症状太模糊了，几乎没有警告信号，但潜在后果却很严重。

对家庭生活的影响会造成人们抗拒改变。正如社会学家霍华德·贝克尔（Howard Becker）在一篇关于承诺的经典论文中所阐述的那样，每当一个家庭按照婴儿已经患病的样子对待准病人时，他们就进行了"单边投入"（side bet）。贝克尔用经济学例子来解释：

假设你买房时正在讨价还价；你开的价格是一万六千美元，但卖方坚持要两万美元。现在，假设你在讲价时向卖方保证，说你已经向第三方投注了五千美元，赌你买房子不会超过一万六千美元。你的对手不得不认输，不然的话你就会因为提高出价而赔钱，因为你已经承诺过支付金额不会超过原来开的价格。[16]

贝克尔认为人类行为的一致性是多方面投入的后果，单边投入会使得改变行为的成本提高。每一个家庭因为可能得病而采取的每一个行动、做出的每一个决策，都会让准病人的身份在家庭与社会中变得更加根深蒂固，也将家长建构成为准病人的家长。

尽管大多数家庭都会选择始终保持警惕，但我们的研究中仍然有一些家庭并不像工作人员所希望的那样。有一些家属太粗心，觉得这种病可能没有什么可担心的，让工作人员感到沮丧的是，他们也不理会重复确诊检测的要求。

接受医疗监督后……

一些家庭以为检测没有定论，就不必再回诊所检查，但是一旦他们接受医疗监督，遗传学家就会仔细地监测婴儿。除了重复检查外，评估婴儿代谢紊乱的其他方法还包括检查婴儿是否符合重大发育阶段，或者是否有过与该疾病相关的任何症状，尽管如此，也很难将发育标志与代谢疾病进行因果关联。

凯尔·斯达达斯特在出生时被筛查出 GA1 阳性，在他的病例中，遗传检测的力量是非常重要的。所有的后续检测，包括 DNA 检测，都回到了正常值。在第八次会诊中，凯尔的母亲妮科尔（Nicole）告诉我们，她希望可以不用再来诊所了。然而，西尔弗曼医生却宣布："我们今天要从头开始。"他声称："我们可以做一个全面的基因筛查，你知道的，这只是为了检查他的染色体。"在西尔弗曼医生的观点中，凯尔肌张力仍然较低，还有不寻常的外观特征包括杏仁眼和大头，同时又出现了发育迟缓的迹象。这些症状可能暗示着潜在的遗传病症。[17]西尔弗曼医生解释说："值得注意的是畸形巨头或大头是戊二酸血症的特征之一。"当妮科尔对这个消息没有明显反应时，西尔弗曼医生评价道："你在这个问题上做得很好。"妮科尔简洁地回答："直到今天我都认为没有问题的。"她补充说，她的另一个儿子肌肉张力也较低，而且这个大头是家族性的。妮科尔在娱乐行业工作过，而这个孩子的父亲是一位著名的运动员，他们已经分手了。她让遗传学小组在网上查看他的照片，并让他们亲自看看家族相似之处。西尔弗曼医生没有动摇，安排了染色体检查，并让之前已经在跟进凯尔病例的神经科医生定了一次 MRI 检查。神经科医生拒绝了，因为他不认为 MRI 能够显示出来。

在接下来的会诊中，西尔弗曼医生看到身体症状不那么明显，忽然转变了观点："我上次写这篇笔记时说，因为他的头部很大所以我们觉得还要担心 GA1 患病的可能。但那太疯狂了。你知道的，我们做过了检测。我的问题是：你会想念我们吗？因为我觉得你没有必要再回来这儿了。"

类似的事情也发生在雅各布·莱文森身上。在一次会诊时，当温迪推测雅各布可以离开医院时，西尔弗曼医生提出，雅各布还存在生物素酶缺乏的可能性，这是一种不同的代谢紊乱，可导致严重的并发症，如行为问题、学习障碍和癫痫发作。温迪叹了口气："我们又回到了过山车上。"

尽管采取了广泛的预防措施和产前检查，新生儿筛查的影响甚至可能从一个孩子转到他的兄弟姐妹身上。这种溢出效应在西尔维娅和戴维·麦卡利斯特的案例中得到了极大的展示，西尔维娅和戴维·麦卡利斯特大约一年前有一个女儿因极长链酰基辅酶 A 脱氢酶缺乏症（VLCADD）夭折，他们的儿子西蒙也筛查出了 VLCADD 阳性，于是来到了我们的诊所。麦卡利斯特的女儿在内华达州的新生儿筛查时被筛查出来，尽管她在出生时并没有症状。在 11 个月大的时候，她出现了流感症状，住院后病情迅速恶化，然后死亡。当西尔维娅再次怀孕时，她做了绒毛膜绒毛样检（CVS）以检测 VLCADD。胎儿被确定为携带戴维的突变杂合子。这种产前基因检测应该提供比新生儿筛查更多的确认信息，但是当新生儿筛查显示 VLCADD 次级生物标志物略有升高时，[18] 州立新生儿筛查项目医学总监标出了升高值，并询问西尔弗曼医生是否要进行跟进。在与这对夫妇的儿科医生交谈并了解他们的病史后，西尔弗曼医生决定，谨慎起见，让孩子进行进一步检测以确保他没有受到影响。

想到他们的儿子西蒙可能会患有 VLCADD，麦卡利斯特夫妇在检查过程中明显非常痛苦。西尔维娅在整个咨询过程中双眼含泪，紧紧地抱着西蒙。西尔弗曼医生让孩子家长放心："我并不怀疑孩子会受到影响，而且羊穿 [19] 结果也是正常的。"西尔维娅解释了她焦虑的理由："我们在第一个孩子出事时被告知要保持乐观，我们给她做了所有检查。我们当时，你知道的，我们试图保持乐观，但却得到了坏消息。所以现在——现在很难乐观起来。"西尔维娅进一步表达了她的担忧："所以你不认为在CVS 中他们遗漏了我的突变吗？他们已经明确地确定只有戴维的突变吗？"西尔弗曼医生回答说："总是可能的，但这可能性不太高。"他自言自语地补充道，CVS 可能只检查两个已知的突变，但总是有可能发生未知的突变。西尔弗曼医生决定重新进行突变分析并再次检查血清水平。突变分析仍然只能检查两种已知的突变。

当我们之后询问麦卡利斯特一家是否觉得和医生的谈话能让他们安心时，他们表示十分担忧。西尔维娅回答道："我很担心。我想尽快得到那些二级检测的结果。"戴维说："来这里与他见面并且听到他说没有什么可担心的，这让我很放心。"他也认为，"但是与此同时，他谈到了任何测试中都会有一定的错误。

还有一定程度的不准确"。西尔维娅继续说道："我仍然希望尽可能拿到其他测试结果。我没办法很快拿到。失去一个孩子很艰难。我们的另一个孩子，她本来一切都好好的。大家认为她可能属于比较轻微的类型，她原本都好好的，所以大家都非常震惊。"后续检测证实西蒙只受到两种已知 VLCADD 突变中一种的影响，并且西尔弗曼医生认为他只是 VLCADD 携带者。

＊　　＊　　＊

总之，阳性新生儿筛查结果带来了震惊后，准病人们又会受到很多不明确的检测结果的影响。由于复检并不能让结果向大家期待的方向发展，因此遗传学家和父母的态度十分谨慎，他们将孩子当作真的会患重病那样去照顾，谨慎地采取预防措施。诊断的不确定性因此被用以强调疾病的潜在严重性。对于大多数家庭来说，这些预防措施逐渐成为家庭日常生活的一部分，并拓展到生活的其他方面。患有遗传疾病的疑虑一旦出现，各种可观察到的发育标志都会加深得病的困扰。因此，最初对阳性新生儿筛查结果的担忧变成了谨慎和警惕，尽管越来越多的检测结果在质疑这种评估方式，父母们都倾向于将其当作真正的疾病。

逐渐消失

预防措施、反复检测和定期会诊使得父母和遗传家之间建立起伙伴关系，这种关系通过对婴儿的密切监视维系。[20] 当一段时间过去后，婴儿仍然很健康，但临床医生却难以让父母放松警惕。这时，父母和医生有时会在行动方针上意见不一。

从遗传学小组的角度来看，当进一步的测试不太可能澄清诊断结果时，诊断的不确定性就消失了，并且证据表明这种情况很有可能并不严重。因此，一名八岁男孩在试点筛查项目中被确定为患有 MCADD 的首批孩子之一，达缇医生在对这个男孩的药物进行检查时发现，该药物的剂量很低："这个剂量可能是不足的，这么说吧，对于判断这是不是有效的治疗，大家意见不一。所以，现在有几种方法来处理这种情况，一种是停止治疗，然后测量，另一种方法是让他仍然用原来的剂量，两年以后剂量就会不足，这样就可以停药了。"这里，达缇医生解决了是否是要像自然实验中那样，逐步降低肉碱缺乏病人的药物剂量的难题。这个男孩已经八岁了，并且没有显现出任何症状，这可以证明疾病表现的严重性已经下降了。

时间的流逝也对降低病情严重程度有着类似的作用，比如有些准病人在复检期间一直没有出现症状。然而，持续的不确定因素和一直监控准病人的行为削弱了医生让父母放松警惕的说服力。遗传学家并没有明确指出孩子"没有患病"。西尔弗曼医生对一位病人的情况做了总结，"他没有患病，但他并不正常"，这肯定是内容最为矛盾的信息。

当检测周期开始时，尽管还有一些未解决的问题，病症还是逐渐消失了。在某些情况下，婴儿仍然有较高的生化水平，但似乎没有患上临床疾病。最好的遗传学家能做的也只是给出安慰：通常情况下都是没病。重点在于强调可能性。有孩子的筛查结果显示有患 GA1 的可能性，西尔弗曼医生向其父母解释道："所以你们可能会问，为什么宝宝的检测结果还是阳性？答案是，如果我知道答案，那我可能就会发大财了。我们不知道答案，但总有些人知道。我们和你们作为家长关心的事情是，我的孩子正常吗？我的意思是，我们多数人都有点异常。"在检查过预防措施之后，西尔弗曼医生继续说道：

　　西尔弗曼医生：所有我们知道的孩子，他们确实有着比这更明显的异常。他们血液中的生化值含量较高。所以很有可能这种情况一个月内就会消失。另一方面，有些孩子含量可能会轻微地上升，但这种情况是少数。更多的人就像你的孩子这样。我真的认为他很可能没有问题。在过去三年里，我们有过二十个这样的案例。

　　母亲：这么多？

　　西尔弗曼医生：是的，在每个阳性病例中，异常值都要比这个高一点，时间更长一点。每个最后没有问题的病例都是这样的。这并不意味着百分之百没问题，但是概率也达到了百分之九十五以上。这个数据很好了。

　　这里，即使是向父母传达的信息（即检测自然终止，患该疾病的可能性较低），仍然只是个统计概率。遗传学家所有的证据——尤其是重复出现的一些轻微含量升高的指标——都指向"没有问题"，但他还是不确定到底是不是没有问题。结论取决于以这种模糊检测结果确定的患者数量。

是否能让患者离开诊所要基于集体评估，保证即使在没有绝对明确的证据支持下，孩子也没有临床相关病症。更广泛的遗传学领域对于该如何对待这些病人仍存在分歧。在另一名GA1筛查结果为阳性的患儿的讨论会上，西尔弗曼医生报告说，他最近参加的专业会议上达成的共识是，这些婴儿可能是"低排泄者"，这意味着这个病给他们带来的影响比其生化值表明的还要多。在随后的讨论中，遗传学家们承认，这一切都取决于临床医生愿意承受多大的风险。他们表示，他们倾向于"高估"（即证据不足而下诊断）罕见的代谢疾病的几率。

顽固的牵引力

大多数家长容易被挥之不去的危险感所困扰而忽视医生的安慰。对他们来说，孩子和以前没有什么不同，没有预先确定好的关键时期，他们很难相信孩子现在已经脱离危险。父母们表示，儿童的健康状况表明预防措施正在发挥作用。因此，家长们不愿意停止已经融入生活的预防措施。这里，贝克尔的"单边投入"理论指的是家长们对于改变的抗拒。家长们采取了一些措施来抑制"真正"的疾病，比如在晚上叫醒孩子喂吃的，分发紧急通知书，限制蛋白质摄入，补充营养品或其他食物，密切观察儿童发育迟缓问题，接受治疗，日常饮食做好消毒，限制玩耍时间，调整育儿安排。对患病的担忧给父母自己的生活带来了更深远的影响，如推迟回到工作岗位的时间，暂缓搬家（假如目的地医疗服务差的话），为了保住医疗保险而不敢辞职，改变了社交活动，等等。通常情况下，这种变化是由恐惧带来的：一项对尿素循环障碍患儿父母的调查显示，50% 的父母每天都会想到孩子死亡的可能性，四分之三的人至少每周会想到。[21]

因此，父母有时会拒绝对治疗方案的改变。在随后的谈话中，西尔弗曼医生试图温和地说服吉纳维芙和斯蒂芬·达林顿，这两位是两个 MCADD 突变患儿的家长。西尔弗曼医生说，"（他们）从来没有（把这些行为）与疾病联系起来"，他劝说这对夫妇不用在晚上叫醒孩子，认为学术界在这点上缺乏共识。他承认，叫醒婴儿作为一种预防措施也许没问题，但是他不认为四岁大的弗莱文需要被叫醒。

吉纳维芙：所以 MCADD 治疗方案没有什么改变吗？

西尔弗曼医生：你知道这个做法是有争议的。你要知道我们从来不建议你在孩子正常的情况下晚上叫醒他们，给他们食物。可能会有人这样做。但是现在这样做和不这样做的人各占半数。我觉得这取决于你的信心。我在这里工作已经很久了，我也开很多会诊会。

吉纳维芙：但是你不会让婴儿睡很久吧？

西尔弗曼医生：不会。但是如果有的家长告诉我，孩子可以睡八小时，我也可以接受。你晚上会叫醒她吗？

吉纳维芙：大概是六七点左右吧。

西尔弗曼医生：如果你高兴这样做就行。是你去叫醒她还是她把你弄醒的？

吉纳维芙：是她弄醒我的。但如果她就这么睡太久我也会觉得不安。

西尔弗曼医生：好，你怎样放心就怎样做吧。

斯蒂芬：我们也叫醒弗莱文。

西尔弗曼医生：我不会这样做。你们也不用这样做。

斯蒂芬：好的。

西尔弗曼医生：我的意思是，我们应该就此达成共识。

家庭成员们不愿减少预防措施，这种互动展示了父母如何利用诊断不确定性以抗拒遗传学家的建议。我们观察了露西娅·舒伯特的会诊，这个五岁的女孩被筛查出有 3-MCC，西尔弗曼医生希望停止补充剂和额外饮食，但父母并不愿意。西尔弗曼医生解释了他为什么提倡停止额外饮食："所有程度的检查和警戒都可以放宽些。我们（过去）谈论过这个问题，但我们所处的位置不同，拥有的知识也不同。大多数孩子都一生顺遂。德国就没有这种检测，因为他们认为，在大多数情况下，这并不是一种严重的状况。那么美国各州当然也能停止筛查。同时我们对此的担忧程度也降低了。"露西娅的爸爸内森否定了西尔弗曼医生的看法，他引用了西尔弗曼医生在之前的诊断中谈到的一篇文章，这篇文章说大家绝不可以放松规定饮食。西尔弗曼医生否认了这一观点，他说这只是一个个例，并指出最近专家达成共识，建议不要针对 3-MCC 进行特殊饮食。内森还坚持要进一步验血，但是西尔弗曼医生认为结果将会难以判断。

随着临床经验的积累，这种交流体现出人们对于模棱两可的检查结果的解读也在不断变化。在三年的时间里，我们注意到最初困扰临床医生的某些问题是如何得到了越来越权威的答案的。例如，西尔弗曼医生对 3-MCC 的治疗方法反映出他越来越相信，以饮食干预来治疗这种病症很可能是不必要的。随着时间的推移，新诊断出的患者并没有补充额外的饮食，他们谨慎等待症状出现，而不是直接摄取膳食补充剂。

因此，虽然遗传学家可能已准备好让疾病消失，但家人仍不愿意停止对孩子的治疗。即使家庭不再去门诊，对严重疾病的警惕也可能会持续下去。一个孩子早前退出了我们的研究，他的母亲三年后又回来了，因为新的儿科医生建议她再次去门诊确认她儿子是真的没有患病，也不需要额外的预防措施。尽管临床门诊已经明确告诉家长不必再回到诊所了，但病例中仍然保留着其信息。

无症状患者诊断的不确定性难以消除，因为导致疾病不确定性的部分原因是因为没有确定的结论。因此，在大多数情况下，家人们最后比遗传学家更重视病情。然而在我们的研究中，也有两个例外。在两个母语是西班牙语的家庭中，遗传学家比父母更重视病情。我们猜想，这些家庭尽管有译员的帮助，但由于语言障碍，医生无法传达这种疾病的严重性，同时其他结构和文化因素也可能有一定影响。[22] 此外，对于一些家庭——在我们的研究中属于最贫穷的家庭——来说，理解疾病和应对不确定性也可能是他们在解决温饱之外无法负担的奢侈品。没有回应就变成了一种重要的反应。

在一个非拉丁裔白人家庭中，在医生降低了父亲的焦虑后，这位父亲则开始质疑追踪检查的意义，因为他"觉得变成了实验的一部分"，变成了"疑病症患者"。这位父亲认为，大量的检测有益于医学发展，但对他的女儿作用不大。他指出，即使DNA检测出现异常，他也会对结果持怀疑态度。工作人员在患者三次未参加会诊后，将其从门诊名单中移除。这是我们在研究中遇到的明显抵抗新生儿筛查的唯一案例。

生活在健康和患病之间

新生儿筛查生物实体与罕见且知之甚少的遗传疾病之间的脆弱联系催生了一群具有值得怀疑的生物数值的新生儿。医生和家长必须判断这些异常数值是指示生物学的巧合还是实际的疾病，如果是疾病，是什么样的病。准病人轨迹的特点表现为他们有许多混杂且矛盾的信息，这些信息代表了生化异常或非常严重的病症。当工作人员确定结果更倾向于假阳性时，如果很长一段时间都没有出现症状或已经出现遗传标记或症状，不确定性就会消退。家人有时最终与临床医生意见不一致，因为他们并没有得到一个肯定的衡量基准以确保不生病。

对于准病人来说，他们等待诊断的时间确实比我们研究中的其他患者长得多。在我们确定的42名准病人中，只有两个家庭在三周内得到确诊。另外的17个家庭花费了三个月的时间；有8个家庭需要六个月的时间；而其他的9个家庭，遗传学家在六个月之后才做出诊断。（我们无法确定 6 个家庭的诊断确认时间，这些家庭入选研究时已经确诊，或者没有参与后续检测。）我们其余的样本（非准病人）中，除了有 5 个家庭的孩子的新生儿筛查结果还是标记为阳性外，其他所有家庭在不到三周内都得到了确诊。很明显，准病人的诊断经历与其他新生儿筛查结果为阳性的患者不同。

我们的研究结果与来自 15 个加州新生儿筛查中心的初步随访数据一致。根据一份已发布的报告的数据，2005 年 7 月至 2009 年 4 月期间：

从出生到得以解决的案例（得出是否患病结论）的平均时间为 29 天。确诊异常的平均天数为 23 天，而确诊那些转诊病人没有异常的平均天数为 30 天。三种确诊时间最短的病症是瓜氨酸血症 1 型（中位数为 7 天，样本为 7 人）、甲基丙二酸血症 mut 0 型（中位数为 8.5 天，样本为 12 人），以及枫糖尿症（中位数为 10 天，样本为 14 人）。这与肉碱转运蛋白缺乏症（中位数为 91 天，样本为 27 人）、甲基丙二酸血症 mut-型（中位数为 65 天，样本为 18 人）和 SCADD（中位数为 65 天，样本为 53 人）相反，这些病症确诊时间更加长。[23]

本研究的作者在到访不同的代谢转诊中心时发现，"病例不能总是明确定义为确诊患病还是没有患病，他们处于'连续统确定性'之中"[24]。这表明我们可能低估了诊断时间，所有临床医生和家长可能也不会共享诊断解决方案。

在我们的研究中，遗传学家直接将诊断不确定性的出现与扩大化新生儿筛查联系起来。德弗里斯医生向迈克·霍南的父母解释为什么不确定性才开始出现："所以，这就是做新生儿筛查的优缺点：当你找到某个东西并且非常确定时就还好，但是当你处于灰色地带时，就会不那么确定。这就是我们所处的灰色地带，就新生儿筛查和确定是否患者的确受到影响而言。"扩大化新生儿筛查确定了比预期更多的患者，其中大多数是没有症状的，需要新的知识和检测以确定他们是否真正受到影响。

准病人是在临床互动中诞生的，与特定的条件没有严格的关系。然而，遗传学家与准病人之间互动的模糊性反映了遗传学家如何将筛查和检测结果与他们已知的病症相对应的。因此，如果对这些病症的理解发生变化，某些不确定性可能会消失。通过我们对在新生儿筛查中诊断出典型PKU的患者的观察，我们发现准病人与已确诊的患者之间的反差最为明显。新生儿筛查的结果也让PKU患儿的父母感到震惊，他们来到门诊问许多问题。但是，当他们和遗传学家见面时，他们能够得到权威的答案、清晰的诊断图片，以及治疗方案的概述。遗传学家预先考虑了与PKU有关的特殊问题，因为这些问题已经在相同的情况下被回答了50年了。家庭眼中的紧急情况已变成临床医生的常态。[25]这并不意味着有PKU患儿的家庭可以高兴地离开门诊，但医生的沟通有了更加权威的语气。

在研究过程中，我们注意到新确诊患者家属的某些临床互动变得与PKU患者家属的经历更加相似。随着时间的流逝，遗传学家似乎对诊断和治疗某些筛查结果模糊的患者更有信心了。

在其他情况下，诊断的不确定性不再令人惊诧：这变成了可以解决的问题。遗传学家很早就警示过一些家庭，他们可能永远不会得出确定的答案。对于其他病症，一些检测结果（无论是真阳性还是假阳性）越来越肯定，而另一些检测结果则继续困扰着遗传学家。

一个个的临床经验，同时国际遗传学家的集体智慧的不断积累，都逐渐为我们建立着信心。该诊所参加了先前提到的全州范围的后续研究，但据遗传学家称，这样的后续研究没有达到评估健康结果所需的深度和前瞻性。遗传学家在各种大会、州和地区的会议以及电子论坛上交流经验，并通过电子邮件和电话进行集体学习。正如我们在下一章中更详细地讨论的那样，这个集体学习过程影响了临床医生如何处理病情的模糊性和理解筛查病症的本质。会让临床医生几个月踌躇不决的检验结果后来可能变成一种标准程序，有时候在婴儿来到诊所之前就解决了。饮食或睡眠问题的答案也会更加确定和权威，即使这些答案反映了电子论坛上的意见。

积累的经验使临床工作人员能够更有信心和把握来回答患者关心的问题，诊断的不确定性也并没有削弱他们的权威。诊断不确定性并不是暴露临床医生的无能，而是给遗传学团队和父母带来了共同的挑战。通过评价诊断的不确定性，并表示他们将尽自己的力量来帮助解决模糊性，临床医生为彼此的信任关系奠定了基础。由于没有其他可用的信息来源和专业知识，父母们别无选择，只能依靠遗传学团队。因此，诊断的不确定性并没有减弱权威性，而是加强了医疗团队的专业性。

＊　　＊　　＊

尽管诊断不确定性正在不断改善，但准病人仍然存在。新生儿筛查不可避免地筛查出一大批人，他们处于健康和病理状态之间。家长可能会收到一份诊断结果，但并不清楚这种病症是否会影响孩子。我们也可以在其他情况中找到准病人。基因易感性测试是一个热点。接受此类检查和评估的人通常没有症状，但可能有增高的患病风险。另外一组，是那些受原始疾病（proto-disease）[26]（历史学家查尔斯·罗斯伯格的称呼）困扰的人。这些疾病，比如高血压、高胆固醇或肥胖，曾经被当作致病因素或症状，但现在被视为初期疾病。准病人处于正常和病理状态之间，医学筛查和检测技术给他们施加了影响，其特点是要经过漫长的医学监测来解决诊断的不确定性，这可能会影响到个人身份和其他领域的社交生活。

准病人在未被重新分类的情况下被研究着[27]：他们并不是健康的，但也不是真的患病，由于检测结果异常，他们徘徊在中间状态。没有患病经历，但有新的疾病预兆，他们会体验到一种他们可能永远无法患上的疾病的预期。而诊断的社会意义在于其功能：组织医疗会诊，制定卫生政策，塑造生活方式，甚至控制偏差的能力。在准病人的案例中，这种社会意义被扩大到生活在健康和患病之间的人。对于新生儿来说，这意味着他们在出生后不久就会踏上诊断之旅。

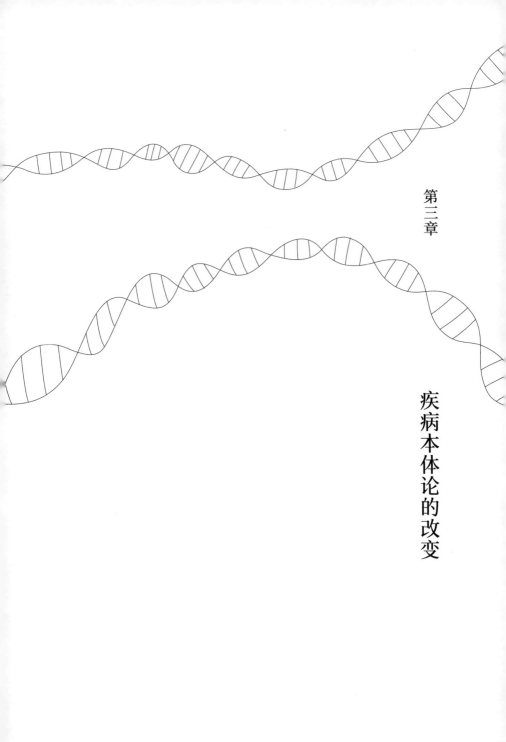

第三章

疾病本体论的改变

疾病会发生变化。它们并不是稳定的，而是会根据它们参与其中的实践而改变。[1]它们不仅在患者身上和人群中发生变化，在本体论和认识论上也有所改变：在我们所理解的特定疾病以及我们如何理解疾病的方式上发生变化。历史学家研究了各种迹象和症状在不同的时间和地点如何分类，如何呈现不同的身体和心理过程，如何改变因果关系，如何影响到新的病人群体，如何与专业实践和医疗系统建立不同的关系。[2]重要的案例包括：同性恋在精神病学中的医疗化与去医疗化；[3]在 20 年间，人们对艾滋病毒的理解发生了根本性的转变，从海洛因吸食者、海地人、血友病和同性恋者的神秘致命疾病变成了人人都有可能患上的慢性病；[4]在过去的一个世纪里，高血压从健康指标转变为与中风和心脏病相关的原发疾病。[5]事实上，直到 18 世纪晚期人们才达成这一医学理念——人因为患有某种特殊疾病受苦——而不是因为人与环境间的不平衡而受苦。[6]

疾病本体论和认识论上的变化，也体现在它们促发的行动上。疾病是受到医学约束的行动机会：让人们得以诊断、预防、预测、护理和治疗，但也是同情、受苦、希望、战斗、评估、辩护、放弃和合法化其他行为的行动机会。在这些行动中，有一个有弹性但尚未被重视的医疗工作类别，那就是梳理出变化后的疾病参数。疾病性质的变化可能是渐进的或者由技术创新而引发。技术创新的刺激因素包括按照疾病目标寻找药物[7]，建立新的疾病检测分类系统或指南[8]，开发诊断工具[9]，或者如我们将在本章中说明的那样，引入基于人口的筛查方案。但是只有技术变革因素不足以巩固疾病新的现实状况。社会科学家已经注意到，新的疾病分类需要大量的基础设施来将疾病作为可行的临床实体进行操作，并将潜在的患者与诊断和治疗方式联系起来[10]。在整个过程中，对疾病的自然史、严重程度、患者群体、治疗反应的理解及其行动的可能性也发生了变化。

在上一章中，我们揭示了对于新生儿筛查结果在真假阳性之间徘徊的家庭，遗传学团队是如何处理其诊断不确定性的。当遗传学家研究如何告诉这些家庭时，他们也面临着一系列有关筛查病症性质的不确定因素，这些因素超越了当下个别的患者和家庭。由于临床医生和公共卫生研究人员已经从苯丙酮尿症（PKU）[11]、镰状细胞贫血[12]、囊肿性纤维化[13]、宫颈癌[14]和其他疾病的人口筛查中了解到，一旦进行筛查，疾病就不会如我们所愿，符合以前的科学知识。就临床医生对疾病的了解而言，人口筛查产生了意料之外的结果。这些意外发现包括所有临床相关方面的预防：疾病发病率、严重程度、病理性和良性变异的区别以及对治疗的反应。这些异常引发了一个基本问题：**我们正在筛选的疾病的本质是什么？**正如我们要阐述的那样，临床医生帮助弥合了筛查前后知识之间的本体论鸿沟。

我们研究了将新的医疗技术纳入工作环境所需工作的关键维度。新生儿筛查制造出了关于疾病本质的新知识，衔接工作所处理的就是这些新知识。新采用的筛查技术本应该可以检测出众所周知的疾病，但却产生了不再适合原有知识的信息。我们将与筛查病症的知识属性相关的意外发现称为**异常**，因为在实施新技术之前，这些发现在原来的科学知识中并不常见。这些异常需要识别和修正，这样才可以将技术纳入工作实践中。这些工作涉及根据现有知识库存识别异常结果，共同讨论异常参数，并制定新的操作程序以管理对疾病变化的认识。

　　调整筛查技术的出现所不能解决的疾病的知识属性，涉及转化研究（translational research），或者将实验室和临床联系起来的过程。正如其他人所指出的，实验室和临床之间的关系是双向的，需要经常进行调整。[15] 科研学者彼得·基廷（Peter Keating）和艾伯特·卡布罗西奥（Albert Cambrosio）的"生物医学平台"（biomedical platform）的概念由相互关联的生物医学实体和实验室－临床交叉领域所需的一系列技术、技能和规定组成，强调新技术不会自动具有临床相关性，而是需要为标准化的临床使用做进一步的工作。[16] 他们用免疫表型为例，说明要引入一种方法来确定细胞群，不仅需要技术，还需要新的试剂，新的生物标志物命名法。因此，还需要比较不同试剂之间的等效性的标准、依据这些新标志物重新分类的新疾病类别，以及可在临床试验中检测的新疾病实体。反过来，这些创新反过来定义了技术平台的作用和功效。因此，这项工作揭示了技术实践富有反思性和创造性的一面，也使得临床意义得以实现。

　　在遗传学中，大多数关于疾病易感性的知识依赖于具体的实验室检测，但疾病的本质属性不仅在实验室确立，也在诊所的临床中得以建立。诊所在循证医学时代并不只是发挥次要作用，而是重新成为知识生产的场所。对于罕见的遗传性疾病，并不存在随机临床试验数据，甚至临床经验也很缺乏。社会学家乔安娜·拉蒂默（Joanna Latimer）及其同事观察了遗传畸形学家如何主动制定、争论和评估遗传分类的种类，而不是被动地采用外部的分子或细胞遗传学实验室的知识。[17] 对畸形学和其他知觉线索的观察可能会支持遗传学调查结果，尤其是因为基因检测往往是不确定的。同样，在肿瘤学和精神病学的诊所中，分子医学的实施"远不是对病理情况的认识和简化，而是以不同方式扩展和重新构建它们"。[18] 在技术提供更明确的检测之前，诊所在遗传知识生产中的持续作用不仅仅是暂时的。相反地，每个新检测都还不能解决模糊性，直到临床医生确定如何以及何时使用遗传知识。[19] 因此，临床仍然是知识生产的地方，在那里，为了筛查技术能够达到预期目标，必须先去处理那些异常结果。

由于我们对扩大化新生儿筛查如何改变对特定疾病的理解感兴趣，我们将这一章按疾病的症状分类，重点讨论了临床医生如何在我们的研究过程中改变疾病的知识特性。需要提醒的是，临床和实验室的知识生产是持续进行的，我们讨论出的疾病性质的共识将继续发展。我们没有确切地确定这些症状是什么，而是将注意力集中在改变了罕见疾病知识属性的临床工作上。

MCADD

中链酰基辅酶 A 脱氢酶缺乏症（MCADD）最早于 1982 年

被发现，已多次被称作扩大化新生儿筛查的原型疾病。由于症状发展不明显，因此人们对这一疾病的自然历史尚不清楚，但由于其初始症状即可导致死亡而且治疗方法并不复杂，因此为新生儿筛查提供了有力的佐证。在扩大化新生儿筛查期间，倡导者组织了一些研究，表明婴儿因婴儿猝死综合症（SIDS）导致的死亡可能是由未确诊的 MCADD 引起的，尽管归因于 MCADD 的 SIDS 病例数量仍然很少。[20] 然而，作为扩大化新生儿筛查的模型，即使是这种最常见的脂肪酸氧化疾病，也随着筛查的扩大而转变。

遗传学家在新生儿筛查之前对 MCADD 了解多少？MCADD 是由导致中链酰基辅酶 A 脱氢酶缺失的 ACADM 基因突变引起的，这种酶会代谢中链脂肪酸所需的酶。缺乏这种酶导致中链脂肪酸不正常代谢及其在血液中的积累，而这又可能造成嗜睡、低血糖以及肝和脑损伤。引发代谢危机的主要威胁是长期未进食，尤其是在疾病中，如果不及时治疗可能导致死亡。因此，MCADD 构成了疾病的易感性，需要第二次触发代谢压力的诱因才会真的产生症状。

在新生儿筛查前，MCADD 患者通常会因低血糖引起的严重嗜睡甚至昏迷来寻求治疗。此类事件的死亡率徘徊在 25% 左右，而另一大部分幸存者也会有严重的并发症，包括不可逆转的神经系统损伤或发育迟缓。[21] 根据新生儿筛查前的普遍看法，MCADD 应归咎于始祖效应（founder effect），常见于拥有西北欧血统的非西班牙裔白种人。

MCADD 的治疗方法是低脂饮食，最重要的是避免禁食，在患者生病停止进食时需要特别警惕。有时，临床医生也会在睡前或半夜安排额外的食物，如服用肉碱补充剂或饮用玉米淀粉溶液（一种代谢缓慢的碳水化合物）。遗传学家建议，如果孩子反复呕吐并且无法进食，父母需要带孩子到急诊室接受静脉注射葡萄糖。大多数症状出现在六岁之前，这是一个快速发育的时期，但成人发病的可能性仍然很大。

诊　断

在临床咨询中，我们观察到了串联质谱仪带来的知识进步，同时生物医学的文献中的观点也不断更新：原本人们认为MCADD是一种同质的疾病，变异不多，但新生儿筛查打破了人们的认知。第一个有争议的问题是 MCADD 的诊断条件是什么。在不同层次的分析中进行的检测产生了不同的诊断可能性，这些差异需要加以调和。就在不久前，MCADD 患者还是依赖出现了临床症状和体征，然后通过生化检测加以证实。临床症状和生化指标结合起来足以确定诊断，医生也可以通过基因突变分析来确诊。在人口筛查开始前，约 80% 的患者为纯合子，其 c.985A>G 基因突变为同基因型组合，其中 18% 为杂合子。[22]由于症状已经出现，儿童明显受到这种病症的影响，因此基因检测没有治疗价值。因此，MCADD 是一种疾病，其中身体症状表明生化异常与共同的遗传特征相对应。2001 年的一项研究发现了第二个突变，即 c.199T>C，作者将其描述为"只有在严格的条件下才会显示出酶活性水平下降的轻度折叠突变"。[23]

症状、生物化学和遗传学之间的一致性被基因筛查的数据破坏。通过筛查，MCADD 诊断的切入点变成了生化价值，而不是表型证据。在我们的研究中，那些在新生儿筛查后怀疑患有 MCADD 的患者在刚出生后的那段时间中都没有发现症状。婴儿可能患有 MCADD 的主要指标是 C8（辛酰肉碱）水平升高。[24]从临床的角度需要做衔接的异常包括，**所有**异常生化水平在没有症状的情况下是否构成病理，或者**某些**筛查结果是否反映了没有临床意义的偶然发现。在此，基因检测变得更加重要，因为普遍认为 c.199T>C 突变相比 c.985A>G 突变带来的致病作用"较轻"。因此，筛查将症状与生化指标分开，并将遗传信息变成了仲裁者。

在我们的研究早期，当西尔弗曼医生敦促金和丹·马丁同意对他们的女儿莫莉进行 DNA 分析时，我们观察到医生越来越依赖于用基因检测来确定 MCADD 的严重程度。当时，新生儿筛查项目尚未覆盖有约 1,000 美元的基因测序费用。西尔弗曼医生的要求有点难以理解，因为他承认检测结果不会影响治疗，他认为莫莉的生化水平足以确诊 MCADD。他还建议无论DNA 检测结果如何，父母都该给莫莉进行低脂饮食，并在禁食期间提高警惕。金和丹拒绝了一次检查，但最终同意进行检测，结果显示莫莉是 c.985A>G 和 c.199T>C 突变的杂合子。西尔弗曼医生认为这是"令人放心的消息"，因为"所有新生儿筛查中发现（c.199T>C）突变的孩子，都没有出现急性发作"。他解释道："二者都会影响到她，但两相比较，199 足够轻微，可以保护她免受 985 的不利后果。"他还称 c.199T>C 突变为"乐观"突变。丹敏锐地将这一发现理解为"负负得正"。

从此，西尔弗曼医生力劝同事们定期对 MCADD 的 DNA 进行分析，而不是简单地依靠生化水平。基因检测提供了附加的"优良咨询"价值，因为它可以更准确地预测疾病的发展轨迹。当许多 C8 水平升高的患者发现有 c.199T＞C 突变时，这种策略似乎取得了效果。因为有了这些经验，西尔弗曼医生及其同事成功地向国家倡议报销常见 MCADD 突变分析的费用。

MCADD 的基因检测只有在其结果证实两种常见突变时才有助于诊断。最初的 DNA 分析专门针对这些突变，但在人口筛查之后，DNA 检测也鉴定了以前未知的变异。在我们开始研究大约一年后，弗洛雷斯医生对一名出生时筛查出阳性的患者安排了两种常见 MCADD 突变的检测。得到的结果是阴性。就在弗洛雷斯医生准备将患者从潜在携带者中排除的时候莫妮卡仍然坚持，他便对完整基因进行了测序。他发现这个病人有一个突变是同基因型组合，这在当时是未知的变数。未知的基因信息无法解释生化值升高的临床意义。

当弗洛雷斯医生发现布里吉特·伯恩斯和阿兰·博尼奥的女儿有一个已知和一个未知的突变时，他给父母安排了突变分析，以观察未知突变是否会给他们的女儿带来疾病的表型征兆。他解释道："但我们不确定（该突变是否会导致 MCADD）。那么，我们如何发现——如何获得更多的证据来支持我们的怀疑呢？一种方法是给你们都做个检测。我们怎么做呢？我们只需从你身上取一匙血，再从你身上取一匙血，取得遗传物质，然后做同样的检测。就能知道谁带来了这个突变，因为这来自于你们其中一人。这两个突变是都来自你们其中一人，还是一个来自爸爸，一个来自妈妈，我们还不知道。为了找到答案我们需要检查你们每一个人。比方说，你们其中一人携带我们实际上不了解的变异。如果我们将它与你的血液进行比较，看看你的脂肪酸是什么样子，如果你的脂肪酸看起来不正常，那么我们就知道这种突变会导致这种病。我现在解释清楚了吗？"

检测结果表明，阿兰只有一个未知突变拷贝，但 C8 水平没有升高。这一信息的价值有限，因为它未能证实生化值升高可能与未知突变同时发生。弗洛雷斯医生向这对夫妇解释了MCADD 诊断仍然不确定的状态："新生儿筛查为这种疾病的分子基础开辟了一个全新的研究时代，因为现在原来的检测只会测量脂肪，对吧？所以现在我们发现，我们有时无法仅靠这个来诊断病症。所以我们必须要采用 DNA 检测，就和你们的病例一样。当我们这样做时，我们会发现以前从未见过的各种新突变，因为这些病例可能更轻微，所以我们以前从未见过它们。"

因此，MCADD 从一种与症状、代谢水平和基因变异之间具有一致性的疾病，转变为一种这些数值不再具有必然关联且临床后果备受质疑的状态。长期以来被认为是临床意义明确指标的基因检测，现在当突变具有未知的临床意义时，可能会加剧不确定性。遗传学家克服这些不确定性采用的是医学专业人员面临缺乏经过科学认可的行动方案时的一般做法：重复检测和与同事核对。

严重程度和发病率

"DNA 测序，"马尔文医生向一个家庭解释道，"既可以告诉我们很多信息，也可能告诉我们没有结论的信息。"由于我们越来越依赖基因检测来解释无症状患者生化指标升高的含义，因此遗传学家需要修正他们对 MCADD 严重程度和发病率的认识。在 2010 年的一次员工会议上，西尔弗曼医生提到了一篇对梅奥诊所五年基因测序进行评估的文章。作者指出，新生儿筛查揭示了几种"未知意义的 ACADM 变异，目前尚不清楚这些变异体是罕见的多态性还是致病性突变"。[25] MCADD 分为"似带基因"（carrier-like）、"中度"和"重度"三种变异[26]。"似带基因"意味着个体继承了一种遗传特征，但没有表现出与突变相关的症状。虽然"临床风险"仍不清楚，但中度水平意味着"一定程度的功能缺陷"，需要治疗和临床随访，而重度则意味着更高的临床风险。[27]为了区分这三种类型，作者将 75 个基因突变（其中许多个以前没有文献记录）与广泛的生化发现联系起来，包括血浆中 C8 浓度，C8 / C2 比率，C8 / C10 比率以及尿液中己酰甘氨酸的排泄量（HG ）。[28]在我们的研究中，遗传学家将这篇文章作为一种新工具来处理临床意义不明的基因型变异问题。西尔弗曼医生在与一个家庭的协商中提到了这项研究，解释为什么需要认真对待这种病："这是梅奥诊所的一篇论文，他们做了大量的测序，他们也是整个检测领域的专家。虽然这听起来有点掉书袋，这篇论文的目的是探讨检测的目的，我们能否从未知的突变中猜出它们有多严重？"西尔弗曼医生继续说道："他们研究了已知（患有）严重突变的人，患者携带的两种突变可能都是比较严重的，但是这些突变我们并不熟悉，这是可以的。或者其中一个突变是已知的，另一个可以推断出来是相当严重的……无论如何，他们都有这样的算法。"然后，西尔弗曼医生开始讨论患者的己酰甘氨酸水平，我们从未听说他在以前的 MCADD 病例中这样做过。将科学文献应用于临床不确定的经验，扩展了一系列定义 MCADD 的生化标准，并且给人们带来更强烈的感觉，认为这个病人的 MCADD 是严重的。

"一般的" MCADD 的标准也需要修订。在新生儿筛查之前，研究人员估计 80%—90% 的 MCADD 患者有 c.985A>G 突变，但在德国、澳大利亚和美国实施筛查方案后，这个概率降至大约 50%。[29] 同样的新生儿筛查经验也表明，尽管 c.985A>G 突变在北欧人中更常见，但其他人群可能有不同的突变，而且该病的全球发病率大约是先前认为的两倍。[30] 在我们的研究中，有一对夫妇希望他们的孩子未患 MCADD，因为父亲是东欧人，母亲是墨西哥人，他们告诉我们，他们在互联网上了解到"这主要是北欧人的性状"。然而，德弗里斯医生解释说，这种信息很快就过时了。事实上，当发现梅奥的研究有效时，我们给弗洛雷斯医生发了电子邮件，看他是否能帮助弄清我们在诊所里看到的病人的情况。弗洛雷斯医生给我们回复了并抄送给整个遗传学团队：

斯蒂芬给我转发了一篇（西尔弗曼医生）在临床会议上提

到的文章，他们对 MCADD 患者迄今发现的突变的严重性进行了分类。这很有帮助。我们上周一看到的（奥西尔·甘博阿），他是 c.443G>A 变体的纯合子（由于血缘关系）。根据该论文的论点，"c.443G>A 变体在拉丁美洲血统的个体中很常见，而且是生物化学中等变异。c.443G>A 突变的一个纯合子纤维细胞进行了体外脂肪酸 ß 氧化流量分析，显示出与与中等 MCAD 缺陷（C8 = 0.165 微摩尔 / 克蛋白质）一致的表型"。[31] 因为我们的病人群体相对偏向于"拉丁美洲血统"，这种突变会变得越来越相关，在未来的病例中可能会占绝大多数。

除了扩大以前与 MCADD 相关的患者人群之外，这次讨论还找到了一种方式，让种族因素在遗传方面的影响在诊断中越来越重要。一些社会科学家对种族和基因变异之间的因果关系持怀疑态度，担心将种族类别与生物医学分类混为一谈可能会将种族具化为一种生物构造。[32] 有一个值得关注的问题是，人口差异可能会变成一种分类的依据，将人类分成生物医学上相似的族群，如此一来重组就变成了区别疾病风险高低的一种指标了。比如，遗传学家可能只对"拉丁美洲血统"的人进行 c.443G>A 突变的筛查，而不是整个群体。在讨论奥西尔·甘博阿的病例时，我们没有观察到这种情况。在找到 MCADD 变体后，弗洛雷斯医生注意到了 MCADD 和族裔之间的联系。在这里，奥西尔的遗传并不意味着特定的遗传风险。相反，由于他的种族背景，不确定的变异变得有意义了。因此，弗洛雷斯医生并不依赖种族来筛查基因变异，而是在种族相同的背景下确定个体变异体。[33]

由于新生儿筛查的实施，MCADD 病例增加了。其中无症状的 MCADD 病例变多了，但同时也出现了更多这一病症的变异类型。不可避免地，这种异质性引发了一个重要的问题，即哪些变异构成了"真实"的病例，或者 MCADD 是否太过多样化，不能仅仅当作一种单一的疾病。病例的增加并没有导致本体论的分裂，因为遗传学家们在努力维护 MCADD 变异体的共同身份。临床医生根据其遗传和代谢特征的严重程度，对患者和相应的 MCADD 突变进行重新分类和分级。

治 疗

虽然 MCADD 的本体论历经改变，种类也有所扩张，但这并没有影响到其治疗方案。出于谨慎考虑，尽管筛查后 MCADD 会分化，遗传学家仍然遵循筛查前定好的治疗方案。标准治疗方案有助于保持 MCADD 的单一身份，并间接地解决了实施筛查后对 MCADD 性质变化的一些混淆。这种统一的治疗方案对 MCADD 是有效的，因为这种治疗是无创的，包括在呕吐和减少食物摄入期间提高警惕性，定期进行低脂肪饮食，偶尔还服用膳食补充剂，等。遗传学家告诉父母，如果孩子生病不能吃饭，就去最近的急诊室，并给父母发了一封紧急情况书，让他们拿给医院工作人员看。尽管 MCADD 有各种突变，遗传学人员仍然战略性地部署了通用治疗方案，以解决由新生儿筛查结果引起的父母困扰。尽管通过新生儿筛查发现了大量的 MCADD 变异，但临床医生依然采用共同的疗法，这也反映出他们具有治疗的相关知识。

当莫莉·马丁的检测结果显示为杂合突变时，西尔弗曼医生警告马丁一家，他们不应该因为莫莉检测出没患病而"过于自信"："很明显，如果有一天她胆汁都吐出来了，相比起没有患病的孩子，你要采取更多的预防措施。"不管病情有多严重，西尔弗曼医生提醒金和丹不要让莫莉禁食超过四到八个小时，如果她生病尤其是呕吐了，要特别警惕。西尔弗曼医生总结了治疗有关的知识："事实证明，我们唯一确定能够防止这种不利后果的做法就是不让孩子长时间禁食。其他所有的治疗方法似乎都只是表面功夫。"

采用这种治疗方案后，遗传学家调整了其他不那么重要的干预措施，以适应该领域不断变化的共识。例如，随着我们研究的发展，医生建议 MCADD 患者没有进食的小时数的上限有所改变。最初，遗传学家指导 MCADD 患者的父母每两到三个小时喂养一次新生儿，并坚持到第六个月。在一次国际邮件研讨后，遗传学家改变了他们的建议，在婴儿出生后的禁食时间每个月可增加一个小时。因此，一个四个月大的孩子可以不间断地睡四个小时，六个月大的孩子可以睡六个小时。不间断睡眠的最高限制定为八小时。我们观察到，在我们的研究过程中，其他预防措施也在放宽，无论突变的严重程度如何，都呈现出这样的迹象。在实施新生儿筛查后不久，一些孩子被诊断出患有 MCADD，其父母接受指导在睡前给孩子喂食含有玉米淀粉（一种代谢缓慢的碳水化合物）的水，以避免长时间禁食。

　　遗传学家们有策略地使用模糊性的治疗方案：不仅是出于谨慎考虑，同时也根据父母的担忧调整了不那么重要的预防措施。在某些病例中，遗传学家在面对父母不愿意叫醒熟睡的婴儿时，通过谈判确定孩子可以睡觉的时间。有一个四个月大的男孩，他的父母更愿意让他睡觉，弗洛雷斯医生告诉他们："我们必须要有所妥协。如果我们取个中间值让他睡五个小时，这样是可以的，但是超过了就不行。"这种妥协表现出医生们对父母期望的反应，并传达出他们认为对待 MCADD 不应掉以轻心。睡眠时间是可以协商的预防性治疗方法：遗传学家意识到自婴儿出生以来，每个月增加一小时的时间限制的方法，是因为它非常好记。也有些家长倾向于采取更严格的预防措施来加强孩子的安全。

　　统一治疗方案间接解决了扩大化新生儿筛查所揭示的原有知识中的一些异常。遗传学家的行为表明，尽管他们还不确定每个突变和生化异常是否是病理性的，但其治疗方式却是直接且有效的。因此，尽管 MCADD 的本体发生了变化，但治疗领域的衔接工作维护了筛查前所建立的知识。

结　　果

　　一份早期文献综述在回顾新生儿筛查后 MCADD 的健康结果后，得出结论："确诊后死亡的风险很小"，"幸存者智力缺陷或其他疾病的风险很小"。[34] 在我们的研究中，遗传学家最初回应了这一信息，以安抚焦虑的父母，他们的经历似乎证明了人们对 MCADD 的性质达成了越来越多的共识。有几位患者在疾病发作期间前往急诊室，但没有人受到长期持续的影响。一名叫卡丽·布坎南的患者在感染甲型 H1N1 流感后需要住院治疗，当急诊室工作人员静脉注射葡萄糖时，她的病情也很快稳定下来，这为遗传人员认为 MCADD 可以得到有效治疗提供了进一步的证据。临床上"似带基因"和"中等"情况的 MCADD 病例的增加似乎更加表明，扩大化新生儿筛查所发现的 MCADD 病例大多处于"较轻微"的范围。

然而，在 2010 年 9 月，遗传学小组发现有一项研究表明，一些婴儿即使在新生儿的筛查诊断和严密的医学监测之后也死于 MCADD。[35] 莫妮卡转发给我们这篇文章，她形容这是"可怕的东西"，还表示她想给所有 MCADD 患儿的父母打电话，告诉他们要非常小心，尤其是当孩子呕吐时。这篇文章再次修正了 MCADD 的原有知识，并鼓励遗传学工作者向家属强调，在孩子第一次出现疾病征兆时就要寻求医疗服务。这篇文章还可能促使对另一种异常进行调整。工作人员可能会采用同样的不确定性来提醒家人们不可预知的危险，而不是打消他们的疑虑。因此，衔接工作包括不断处理临床上意料之外的结果，因为它们是不断出现的。

* * *

尽管扩大化新生儿筛查产生了一些不同于以往的发现，然而这些发现通过整合，使得 MCADD 仍然是一种独特的单一疾病类型。从"轻度"到"重度"的 MCADD 预筛查范围，再结合无创治疗，足以证明对这一疾病的治疗足够灵活，能够将其与预筛查结果不同的 MCADD 患儿整合起来。MCADD 类型多样，但仍然属于一个范围内的疾病。

高脯氨酸血症

与此相反，高脯氨酸血症的疾病地位由于扩大化新生儿筛查而有所减弱，这引发了一个问题，即这种疾病是否是真正的疾病，是否是可行的筛查目标。美国医学遗传学学院推荐的统一筛查列表中不包括高脯氨酸血症，但加州的公共卫生官员认为筛查具有道德义务，同时应该报告所有异常的筛查结果，因此加利福尼亚州仍会告知升高的脯氨酸水平，同时规定必须追踪治疗。[36] 我们重新回顾了前一章提到过的安娜·朗瑟罗的病例，重点放在安娜的病如何影响高脯氨酸血症的本体状态。

当达缇医生发现他的日程安排中有一名患有高脯氨酸血症的婴儿时，他上网查看 NIH Genetics 主页，[37] 以了解他不熟悉的疾病，尽管他已经有代谢紊乱方面的专业知识。他在网上读到有两种高脯氨酸血症。通常认为良性的 1 型与脯氨酸水平相比，高于正常水平 3 到 10 倍同时与 PRODH 基因的突变相关。2 型比正常水平高 10 至 15 倍，而且与 ALDH4A1 基因的突变相关。该病的患病率尚不清楚，而且与精神发育迟缓和精神分裂症有关。目前，除用抗惊厥药物治疗癫痫外，尚没有针对 1 型或 2 型高脯氨酸血症的治疗方案。

达缇医生无法确定安娜脯氨酸水平的相关性是什么。安娜的脯氨酸水平为 1300 微摩尔 / 升，而正常范围为 100—250 微摩尔 / 升，她恰好处于 1 型和 2 型之间，只有基因检测才能给出确切的答案。安娜的脯氨酸含量为 1300 微摩尔 / 升，正常范围为 100—250 微摩尔 / 升。然而在安娜就诊时，还没有针对基因突变的商业化检测。其他不确定因素包括：正常临界值与更高病理指标之间的差异，高脯氨酸血症是一种异常的生化突变还是一种具有临床意义的疾病，以及高脯氨酸血症的症状、发病时间和所需的行动过程。没有鉴别诊断方案来判断病情的严重性，达缇医生必须确定适当的后续检测和警惕水平。

于是达缇重新进行常规检测，他的第一步是通过尿液分析收集更多的数据，来验证他的预判，即水平升高可能受到了初始筛查人为因素的影响，这在重新检测后会消失。后续检测显示尿液中脯氨酸水平为 25，而 100—250 以下的任何情况都是正常的。"换句话说，"达缇医生在安娜的下一次临床会诊时解释道，"尿液中的脯氨酸是正常的。那么这意味着什么呢？对于孩子来说，血液中的脯氨酸含量高，但是尿液中的脯氨酸含量不高，这是很少见的。很有可能的是，一切都消失了。所以我想再做一次血液检测看看。我只是想知道这是不是只是暂时现象，因为尿液太正常了，而通常情况如果脯氨酸在血液中含量很高的话，它在尿液中的含量就会很高。"达缇医生解释这两个数据点之间的差异，要么是检测的人为影响，要么表明初始升高水平已稳定在正常范围内。当安娜的养母伊莎贝拉问达缇医生为什么尿液中的脯氨酸水平这么低但血液中含量却很高时，他回答说他不知道。他解释道："我的理解是，它最终将成为一个生化上的研究成果。我现在不能证明，但它看起来像高脯氨酸血症 1 型，这几乎是一个意外的发现，几乎没有任何症状。"尽管如此，他还是希望安娜在六个月后复诊，以确保一切进展顺利。

第二次血液检测表明血液中脯氨酸水平为 329，接近正常范围。对于达缇医生来说，这项生化结果明显没有临床意义，然而，为了防止后来出现症状，他决定每年对安娜进行一次随诊。最后，这一策略还是没能回答所有的问题。达缇医生并不确定，最初升高的高脯氨酸血症水平是否是生化假象。但他确信，由于血浆和尿液中重复检测的水平接近正常范围，因此他已有了**这个事例**的足够信息，让病人只需每年随访一次。

当伊莎贝拉问达缇医生，安娜的哥哥是不是也应该检测高脯氨酸血症，因为他是在实施新生儿筛查之前出生的，这时高脯氨酸血症的不确定性质变得很明显。由于高脯氨酸血症是一种常染色体隐性疾病，安娜的哥哥也有 25% 的可能性受到影响。达缇医生不满地说："我不是为了让孩子们有更多负担而进行检测。这里有一个道德问题。有点医学化。假设我们发现脯氨酸含量很高。那么不管你愿不愿意，这个孩子会有完全不同的状况。我宁愿不要这样。"这个答案让人震惊，因为，同样的医学化已经使用在了安娜身上。

最后，这个病人的知识与其他类似病人的知识汇集在一起，产生了不同的筛查临界值。西尔弗曼医生和其他代谢专家要求该州提高脯氨酸血症的临界值，因为表现出症状的人的水平通常要高出一倍。他们占据了上风，临界值被提高到了 1000 点，使得高脯氨酸血症变成非常罕见的疾病。

将高脯氨酸血症纳入扩大化新生儿筛查导致其患者基数短暂的增加。扩大化新生儿筛查所带来的关注度，让人看清了其本质，并修补了临界值。由于没有基因检测或任何有效的治疗手段，这种病更多的是被当作生化假象而不是真正的疾病实体。事实上，当第一个高脯氨酸血症患者 18 个月大，第二个脯氨酸水平升高的病人被转到诊所时，马尔文医生的第一个反应是："我以为我们已经认定这不是一种疾病。"这名患者的情况与安娜非常不同：在初次就诊后病人就不必复查了，这意味着这些数据的意义不大。

肉碱转运蛋白缺乏的母体诊断

达缇医生走进克拉拉·迈纳的诊疗室，对这个两个月大婴儿的母亲西比尔说："你好，很高兴见到你。"西比尔回答道："很高兴见到你。"接着达缇医生对克拉拉说："你好呀，小宝贝。"西比尔主动说道："我们不知道是不是该给她重新穿上衣服。"达缇医生站在克拉拉身旁，回道："孩子看上去很不错。长结实了。"西比尔补充道："12 磅了。刚刚才量的。"达缇医生一边道歉一边开始检查宝宝："我的手是凉的，有点凉。对不起啊。"检查没有得出什么明显的结论。达缇医生突然停下来对克拉拉说："实际上，我认为她今天应该不是病人，对吧？"西比尔回答道:"我也这么想的。"达缇医生继续说道:"你应该才是那个病人。"西比尔回答道:"是的。"

在这种情况下,达缇混淆病人是情有可原的。一个脱掉衣服、称好重量和做好测量的婴儿躺在儿科遗传学诊所,接受新生儿筛查咨询。然而孩子却不是那个病人。母亲才是。这是西比尔和克拉拉第二次因肉碱缺乏而就诊。克拉拉在新生儿筛查中发现肉碱水平较低。他的初始水平为 5 微摩尔/升,而正常水平为 28—59 微摩尔/升。

2006 年发表的一篇评论文章总结了新生儿筛查前有关肉碱缺乏的知识状况。[38] 肉碱是一种在肾脏和肝脏产生的氨基酸,可以从饮食中的肉类和乳制品中获得。肉碱参与了长链脂肪酸进入线粒体进行 β - 氧化的转运过程。肉碱缺乏是指血浆和组织中肉碱浓度低于机体正常功能所需水平的代谢状态。肉碱水平较低可能意味着几个问题。它们可能表示饮食上有副作用——也就是说,水平较低可能是素食或纯素饮食造成的。水平较低也可能是其他代谢疾病,如脂肪酸氧化紊乱和有机酸血症的次要指征。这就是为什么在我们的研究中,一些 MCADD 患者服用肉碱补充剂的原因。最后,含量水平较低也可能代表着一种叫肉碱转运蛋白缺乏的独立疾病。该疾病于 1975 年得到证实,[39] 在1998 年克隆了编码肉碱转运蛋白的 SLC22A5 基因,并于 1998年与 5q31 染色体联系起来。[40] 这种病在 2 至 4 岁时可能会导致心肌病和骨骼肌衰弱,并影响中枢神经系统。肉碱转运蛋白缺乏可以通过服用肉碱补充剂来治疗,这可以将血浆中的肉碱水平提高到正常水平，而肌肉中肉碱浓度仅仅是正常水平的 5%—10%。这些低水平似乎足以影响患者。由于一些患者在停止治疗后死亡，所以肉碱补充必须终身进行。[41]

在肉碱转运蛋白缺乏的病例中，新生儿筛查引起的主要本体论困境不仅是疾病的性质，也是患者本身的：筛查后确诊的可能是母亲，而不是婴儿。[42] 由于产妇肉碱水平低，一些婴儿在新生儿筛查时肉碱水平较低。然而，一旦喂养配方奶粉，这些问题就没有了。尽管最初肉碱水平较低，但婴儿可以"迅速提高"水平。[43] "真正"受影响的婴儿需要服用更长时间的肉碱补充剂，才能恢复正常水平，有的甚至可能永远无法达到正常水平。随访检测显示出这种异常恢复的原因：他们母亲的血浆肉碱水平较低，这与肉碱转运蛋白缺乏一致。婴儿出生时体内肉碱水平较低，因为在妊娠期间，肉碱会从胎盘转移到胎儿身上，之后会通过母乳喂养转移到婴儿身上。扩大化新生儿筛查得出的母体诊断不仅引出了肉碱转运蛋白缺乏的问题，也引出了戊二酸血症 1 型、[44] 钴胺素 C 缺乏症 [45]、高胱氨酸尿症、甲基丙二酸血症 [46]、3-MCC[47]，以及最近讨论的 MCADD[48] 的问题。

如果婴儿从异常代谢水平中快速恢复，遗传学家可能将阳性新生儿筛查值归类为假阳性结果。那么，为什么基因学家转向检测母亲呢？西尔弗曼医生想起了某次会议时在走廊的一次偶然谈话，当时提出了母体肉碱缺乏的问题。他仔细琢磨了一下，想起他们有一个患者的肉碱缺乏症也迅速康复了。当他们检测其母亲时，发现其肉碱含量低于正常水平。回顾其发现模式，西尔弗曼医生思考为什么他们没有在早期就想到母体突变。

20世纪70年代，遗传学家知道了基于人群的 PKU 筛查的几个先例。

西尔弗曼医生的病人，再加上美国其他地区的五位母亲汇集时，出现了一系列与新生儿筛查后类似于 MCADD 的异常现象。基因检测表明，肉碱转运蛋白缺乏涉及一些已知突变，但也有一些未知突变。此外，尽管人们对这种疾病的共识是"有生命危险的先天代谢问题"，[49] 但其中三位母亲没有症状，两位只是有疲劳症状，还有一位的心脏问题不一定与肉碱缺乏症有关。没有症状是一个令人费解的发现，因为在扩大新生儿筛查之前，遗传学界的传统观点是，肉碱缺乏症是一种严重的疾病，如果不加以治疗，将会导致肌肉无力和神经问题。这些母亲的肉碱水平和相应的基因突变水平很低，但她们几十年来一直活得很不错。文章的作者还指出，应该修改这种病的发病率。根据筛查的病例，他们估计发病率为四万分之一，其中 1% 的人只是携带者，但他们警告说，这很可能有所低估，因为无症状的男宝宝并没有通过新生儿筛查得以确定，而且如果不知道这种母婴联系，一些遗传学家会把婴儿的肉碱水平迅速稳定的情况理解为假阳性。

西尔弗曼医生从母体肉碱转运蛋白缺乏的发现中吸取了两个教训。首先，经验要求我们需要对肉碱缺乏症的已知情况进行修正：这种病并不总是"严重的"，而且基因突变并不能预测症状的发展。第二，根据西尔弗曼医生的说法，这些发现确立了一个"新的原则"，即人们可以使用新生儿筛查来诊断母亲的疾病。

在我们研究的早期阶段中，写第一篇文章时我们认识了这位病人。鲁思·陈是来自中国的移民，她有两个孩子。在一次会诊时，她已经怀上了第三个孩子。文章记载，她的游离肉碱水平是 4 微摩尔 / 升，儿子的水平是 8 微摩尔 / 升，并且在服用肉碱补充剂后上升到 37 微摩尔 / 升。西尔弗曼医生在会诊时告诉她："你的水平太低了，我们担心你有生命危险。"鲁思反驳说，她年轻的时候经常练习体操。在西尔弗曼医生到来之前，她告诉我们，她更担心服用补充剂的问题，而不是担心一种本应该非常严重的疾病，因为这似乎并没有影响到她。她坦承，在她的健康理念中，用药物补充能量并不一定有好处："即使医生说（补充剂）很纯净、自然什么的。但对于中国人来说，是药三分毒。所以我也不知道。因为在他们查出我有问题之前我一直都好好的。当然这些补充剂会带给我能量，但是很多东西都可以做到这一点。"她同意她需要补充额外的能量，因为她有小孩子要养，但她不认为在他们长大后必须还要补充。她在中国的家人建议她避开医生，因为"他们只是在给你找麻烦"。

鲁思的印象是"他们可能不太了解（肉碱缺乏症）"，而且"可能没有他们说的那么糟糕"，这种印象强化了她对补充剂作用的怀疑。当西尔弗曼医生来见她时，他可能无意中证实了她无知的怀疑，他说："记住，这还是一个新发现。我们之所以能找到像你这样的女性，是因为我们在检测你的孩子，所以我们对此没有太多的经验。我们认为，如果不进行治疗，你可能也会过得很好，但治疗是保护性的。"当鲁思问道患有肉碱缺乏的成年人是否情形非常严重时，他回答说："我们不知道，据我们所知，如果不治疗，你可能会在 50 岁时死亡。但我们对此并不清楚。这还只是一个新发现。"西尔弗曼医生表达了遗传学家的一致立场：虽然人们对母体肉碱转运蛋白缺乏还不够了解，但病情已十分严重，治疗也是无害的，建议终身服用肉碱。对于那些认为服用药物有负面影响的人来说，医生的坦诚可能加深了心中的结论，也就是最好不要长期服用肉碱。

我们的研究中有四位母亲引起了遗传学家的关注，因为她们都患有肉碱转运蛋白缺乏，而且还有两名患有此病的婴儿。在前一种情况下，孩子的新生儿筛查结果显示，其母亲可能一生都患有肉碱转运蛋白缺乏。凯拉·文尼克怀疑地问道："所以，这是那种你生来就得了的病。所以事实上如果我已经患了 30 年了但我还是活得很好？"弗洛雷斯医生回答道："没错。在许多病例中，母亲都很健康。"同样地，西比尔问达缇医生："这意味着我这一辈子都有这个病，对吗？"蒂娜·谢弗发现她很难相信自己可能患有肉碱缺乏症：在宝宝出生之前，她一直在跑马拉松，每周锻炼四五次。不过，她指出，当她服用完肉碱补充剂后，小腿肌肉似乎抽筋得更快，但她认为抽筋可能是由于脱水造成的。对凯拉和西比尔来说，疲劳的症状是符合判断的，但是有多少新生儿的母亲会否认自己的疲劳？达缇医生还问西比尔是否有过呼吸急促的经历。西比尔回答说，她确实有一段时间呼吸急促，但她以为这是因为哮喘。她认为可能是哮喘的症状，现在变成了肉碱转运蛋白缺乏可能的症状。然而，由于西比尔的 DNA 分析没有发现与肉碱转运蛋白缺乏有关的任何突变，所以达缇医生认为她很可能是这种障碍症的携带者，其肉碱水平由于怀孕而受到影响。从代谢的角度来看，怀孕是一种"代谢困难的状态，因为能量消耗显著增加"。[50]

弗洛雷斯医生在一次临床会诊中对一位母亲解释道，"肉碱转运蛋白缺乏没有治愈或治疗方法"。当转运体缺乏时，本就不足的肉碱就会被吸收到细胞中，从而将营养物质转化为脂肪和糖分，并将毒素排出体内。遗传学家开了一种肉碱补充剂，以"震慑"（shock）这一系统。一位母亲报告说，服用肉碱补充剂后她更有力气，但另一位母亲却没有注意到效果。西尔弗曼医生回答说，她不应该感觉到有什么不同。他指出，过量的肉碱会从尿液排出，但达缇医生告诉一位婴儿的母亲，补充适量的肉碱很重要，因为过多的肉碱也会引发问题。遗传学家称肉碱补充剂是"中性的"，相当于一种"蛋白质奶昔"，但其副作用是病人可能会出现腹泻和"鱼腥味"。（一位女士的丈夫开玩笑说他"不想和鱼睡觉"。）

谁是病人的问题并不只困扰着母亲。母亲们还想知道她们现在还有以后的孩子、兄弟姐妹及其子女以及父母是否面临肉碱转运蛋白缺乏的风险。肉碱缺乏是一种常染色体隐性遗传病，因此，病人的兄弟姐妹也有 25% 的概率受到影响。遗传学家鼓励一些母亲与其他家庭成员讨论肉碱缺乏症的可能性，但他们并不坚持检测近亲。例如，遗传学家检测了母亲，但他们没有检查父亲是否患有肉碱缺乏。这在一定程度上是因为婴儿最初的低肉碱水平可以归因于妊娠期环境和母乳喂养。尽管如此，父亲也提供了一半的遗传物质，尤其是对于肉碱缺乏症已经通过突变分析得到证实的两个婴儿，所以父亲可能也会受到这种疾病的影响。当我们询问西尔弗曼医生为什么检测母亲而不检测父亲时，他承认从逻辑上讲应该对父亲进行检测。他开玩笑说："没有人在乎父亲。"达缇医生为西比尔的丈夫提出检测建议，但由于克拉拉的肉碱水平较低，而且很可能只是一个带基因者，因此西比尔的丈夫受影响的可能性很小。所以他决定不接受检测。[51]

虽然治疗方案要求终身补充肉碱，而且早期的经验表明，无症状患者可能会突然死亡，但遗传学家并不坚持对肉碱缺乏的母亲进行后续追踪。部分原因是，儿科医院和遗传学家为成年人决定自己的健康留出了更多回旋余地。然而，对病症严重性的不确定也使得采取强硬路线变得更加困难。另一个让护理变得复杂的问题是，并不是所有母亲都有健康保险，可以很容易地获得后续问诊和膳食补充剂。

知 识 生 态

新生儿筛查改变了罕见遗传病的知识基础：遗传学家发现了比他们预想的更多且不同的疾病。遗传小组努力重新集合了新生儿筛查没有做到的事情。衔接工作的本体论部分意味着几项相互关联的任务：承认意外结果；集体协商异常参数，包括寻求更精细的基因检测，与世界各地的同事核对观察结果；制定新的操作程序，以管理疾病的变化后的理解。对疾病类别的不断修补影响了它们的本体论和认识论地位：一些疾病分裂成变体；另一些疾病在被重新定义为没有临床意义的生化异常之后就消失了。在 MCADD 的病例中，尽管出现了疾病变异，但遗传学家仍能够保留常见的疾病统一性。遗传学家依靠的是双重手段：首先，基于诊断目的，建立对 MCADD 的细微且多样的理解；其次，坚持传统的治疗机制，对最严重的变体进行调整。最坏的情况不过是无害的过度治疗。高脯氨酸血症被证明为临床无关的疾病。母体诊断进一步突出了这些代谢疾病的广泛性质，对患者是谁提出了质疑，更挑战了病人一定要接受治疗这一观点。

临床中的知识工作是在一个知识生态环境下进行的，[52] 这是一个广阔、开放的环境，由相互依存的制度和文化态度组成，有利于知识的生产。每位遗传学家在每周的临床会议上讨论每位病人，以获得计划行动方案的反馈意见。遗传学家们进一步利用国际专家组和他们在国家实验室中的联系，对行动计划进行反复检查，这刺激了科学知识的生产。他们通过邮件列表和其他数字通信方式进行交流，在会议上讨论了异常的患者和发现，并在生物医学文献中撰写病例报告。临床上生产的知识和受到相同信息影响的其他领域被松散地连接在一起。因此，在与遗传专家交谈之前，父母可能在网上看到言论，这些言论可能反映了大规模筛查前的 MCADD 发病率和死亡率。父母在婴儿长时间呕吐后将他们带到急诊室时，被认为是过度反应。他们的儿科医生通常对罕见的代谢疾病知之甚少。在这些情况下，父母需要填补一系列新知识的空白，目的不是改变疾病的性质，而是教育医疗从业人员这些病已经变成了什么样。

遗传学家的行为表明，他们对缩小扩大化新生儿筛查所揭露的知识空白有着不同的态度。有利的一面是，这些异常的研究结果提供了一些遗传学临床工作实例，更能激发人的智慧。在临床会议上，遗传学家兴奋地谈到那些令人困惑的病例，并热烈地讨论以解决这些问题。提到这种病人的遗传学家会这样介绍这些问题："这是个有趣的病例。"[53] 面对焦虑的父母，遗传学家也束手无策，只能找出异常的发现，因为筛查结果表明，孩子可能面临着可预防的代谢危机。与此同时，还有一种隐含的认知，即临床上的临时修补工作没有完全利用扩大化新生儿筛查所提供的科学机会。尽管该诊所参与了一项后续研究，[54] 但西尔弗曼医生反复强调，他们真正应该做的是通过严格设计的多地点的研究，前瞻性地追踪新生儿筛查患者，以检查新生儿筛查患者的长期健康结果。

临床将新知识纳入现有知识库中，这种视情况而出现的修补工具较为保守。通过解决异常并逐渐适应疾病的概念化，遗传学家防止了新生儿筛查出现可行性的信任危机。在第一章，我们发现筛查项目是根据发病率、严重程度、预防性和治疗的可能性来证明的。现在我们发现，许多最初帮助建立扩大化新生儿筛查的假设似乎随着时间的推移变得不同了。然而，临床补救措施在更广泛的政策层面上缓冲了异常现象。解决患者的迫切实际临床需求结果将扩大化新生儿筛查变成历史学家托马斯·库恩（Thomas Kuhn）所称的常规科学项目：遗传学家成为了科学实践团体，达成了共识使筛查计划发挥作用，并没有因为对异常现象相互竞争解释而变得四分五裂。[55] 因此，尽管所发现的 MCADD 并不是预期的 MCADD，但筛查程序仍在进行。

与此同时，扩大化新生儿筛查引发了关于罕见代谢疾病的知识大爆炸。筛查计划产生了新的疾病或至少重新配置了现有的疾病，使其可以被当作完全不同的病症。我们周围的很多人可能都有着我们现在所理解的 MCADD 或肉碱转运蛋白缺乏，但在筛查之前，我们无法确定他们是谁，他们有什么病。新生儿筛查让人们能够对这些疾病讨论、评估、诊断测试和管理。然而，筛查项目并没有创建完整的疾病分类。遗传学家只能让疾病分类符合实际情况。

正如伊恩·哈金所说，准病人的出现和疾病类别的变化展现了诊断分类的互动性。随着扩大化新生儿筛查的实施，将患者按照遗传病类别进行分类的新机会极大地改变了父母对其孩子的看法，由于这对孩子未来有着深远的影响，一些人可能会质疑诊断类别是否符合当前的情况。异常和不适合不仅修改了疾病类别，还修改了患者标准。时间流逝，我们观察到病人身份的基础和疾病的本质如何继续发展，这是由异常研究发现和溯因分类制度联合推动的。

对于在筛查过程中的临床医生来说，这种渐进的过程很难理解，因为一旦疾病发生变化，"新的"疾病就会通过对其真实性质创造不同的概念而掩盖其过去。如果一个家庭没有经历不同患者的本体论调整过程，没有非正式的专业接触，也没有读过生物医学文献，很有可能会有抗拒疾病不断变化或发展的想法。这就解释了为什么多年来遗传学家对同一家庭问诊时，可能难以说服父母调整早先对该病的理解和治疗建议。孩子在改变，疾病也在改变。这也解释了为什么遗传学家建议他们每年复诊一次，以获悉遗传学家对疾病的最新认识，而不是让病人完全和诊所断了联系。扩大化新生儿筛查因此不仅检测、预防了代谢疾病，更创造出了新的疾病。

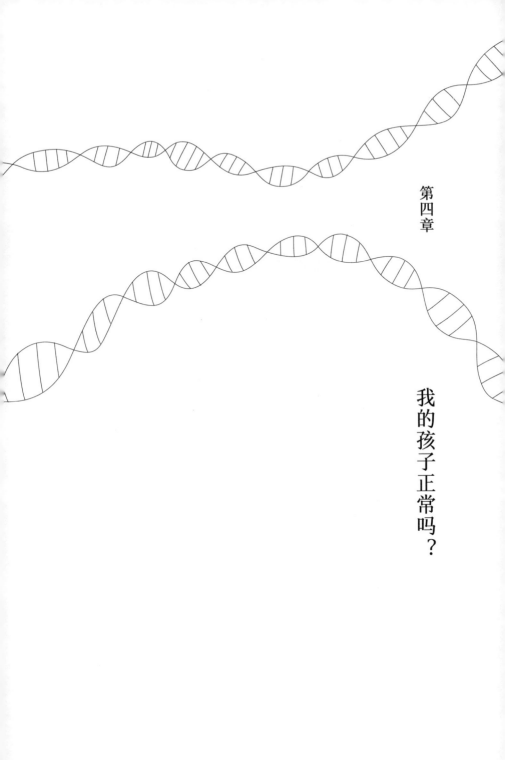

第四章

我的孩子正常吗？

在前面几章中我们所展示的是，如果新生儿筛查结果出现异常，那么后续检测可能会持续到婴儿一周岁的时候，而被筛查疾病的不确定性还可能会持续更长时间。尽管上述不确定因素会存在很长时间，然而随着后续检测不确定性最终会逐渐减少，关于如何长期管控和调理患儿的健康和初期疾病，患儿父母和遗传学工作人员不得不做出决定。在本章中，我们把注意力集中在医疗咨询上——尽管围绕患儿似是而非的健康状况存在诸多不确定因素，然而随着患儿的成长，患儿家长和医生通过医疗咨询这一平台，最终会携手解决所有这些不确定因素。在新生儿筛查检测出患儿后，孩子的父母会面临很多问题，而其中最为紧迫的一个问题就是：我的孩子正常吗？尽管这些孩子看起来可能与任何其他孩子没什么两样，然而有关他们健康和成长的不确定因素却可能会延续数个月，甚至数年之久。在得到新生儿筛查阳性结果后，新生儿家庭先是会感到震惊，继而因震惊导致焦虑，而就像我们将要展示给读者的那样，遗传学医生则试图通过日常的临床接触以及例行的发育评估，来缓解患儿父母最初的这些焦虑情绪，同时为孩子充满不确定性的未来提供保障。

尽管扩大化新生儿筛查与基因检测方案需要高科技的基础设施，然而一旦人们排除了进一步基因检测的可能性，则新生儿筛查的后续检查就立刻与人们既往所熟悉的形式如出一辙了。

具有代表性的是，它们与健康儿童例行的检查相似，只不过遗传学医生的工作重心在于密切监控儿童的生长与发育进展。遗传学医生会针对儿童的身体和认知发育，连珠炮似的提出一轮又一轮的问题，仔细跟踪记录儿童体重、身高和头围的测量结果。如果儿童未达到某些重大发育阶段，就会被视为其患病的最初迹象；[1] 同样，如果儿童及时达到某些重大发育阶段，这就会令父母和临床医生消除对其不确定的健康状况的疑虑。

在评估患有代谢失调症的小孩的工作中，发育是一个特别重要的方面，因为酶缺乏症和与之相伴的饮食限制措施有可能会导致各种生长缺陷。因此，对于一名具体的孩子而言，如果他发育正常，则尽管其新生儿筛查结果异常，人们也会对该结果持乐观态度。同时，异常结果也意味着这个孩子有可能患病，而这令家长和遗传病医生根据可能出现的种种问题，做出相应的调整。因此，普通的发育缓慢现象很容易让人推断成发育迟缓症状。出现发育迟缓现象的孩子是仅仅发育缓慢，还是患有严重的代谢失调症，这左右着父母脑海中孩子的未来。[2]

婴儿是否"正常"是我们研究中所有父母都需要面对的一个问题。诚然，有人可能会说，所有的父母都会在某个时刻向他们自己提出这个问题——不过，如果孩子被发现患有遗传性疾病，则其父母在此中的利害得失明显要远超他人。在我们所见证的绝大多数案例中，遗传学医生的目的从一开始就包括以下两个方面：一方面，他们要缓解家长的焦虑；另一方面，他们要帮助家长对于新生儿筛查出的患儿肯定会长成一名正常的儿童这一点树立起信心。该策略偶尔会产生含混不清的评估，例如："除非他生病，他最终会变得完全正常。"但总体而言，临床工作人员会强调说：在大多数情况下，人们应像对待正常儿童一样，对待新生儿筛查出的患儿。就像弗洛雷斯大夫向一个家庭所解释的那样："因此，如果她生病了，那么你们必须确定一件事，如果她不吃东西并且呕吐，那么你们必须把她送到医院来，这样她才能摄取到卡路里。除此之外，在其余时间你们应该像对待一名正常婴儿那样对待她。她不需要特别的食谱或任何诸如此类的东西。"同样，马尔文医生也告诉一对夫妻说，如果他们的婴儿生病且不想吃东西，那么"你们只需要确定一件事情：让她摄取一些糖。但在其他情况下，你们可以像对待一名正常孩子一样对待她"。[3]另一方面，尽管已经显示出症状的儿童群体不大，然而因其数量不可忽视，遗传病医生力争巧妙地提醒这些儿童的父母今后出现危险的可能性。遗传学医生的例行发育评估是家长检视子女是否正常的一扇窗口，让他们能够重新协调以下三者之间的分歧：新生儿筛查结果所带来的惊人消息、孩子目前的健康情况，以及对未来的预期。通过矫正父母在一些关键预后诊断领域中的预期，遗传学医生会对疾病的性质以及正常孩子的概念做出判断。

在下文中，在把"正常儿童"这个概念放在一个历史视角中后，我们对门诊治疗的结构进行回顾。然后，为审视规范化流程的两个方面，我们将注意力转向一系列有关生长与发育的门诊对话。首先，我们阐明的是，规范化如何通过**客观发育标准**的落实应运而生。在这里，规范化指个人与群体按照统计规范服从监管的社会历程。[4]像其他儿科专家一样，遗传病医生通常使用围绕重要发育标杆的家长汇报、婴儿生长曲线图以及体检这三种规范化手法，营造出一种"客观正常状态"的感觉。在吸收科学史工作经验的基础上，[5] 我们将向读者展示上述每种规范化手法是如何与各类客观事实相互呼应的。

如果说，在新生儿筛查结果呈阳性后，规范客观性的各种手法旨在基于这一令人震惊的消息阐明儿童当前的健康状态，那么我们所探索的、有关规范化的第二个方面则涉及如下问题：根据当前的指标，规范化传达关于儿童未来的预后诊断信息的能力。从这个角度讲，人们会对孩子将过上怎样的生活做出道德评价，而规范化正是在传递着这一道德评价工作，并因此发挥着重要的预示作用。从这种意义上讲，规范化不仅是科学临床实践工作的一部分，而且还是帮助人们理解不确定性的日常策略的一部分。

"正常儿童"这个概念[6]

尽管残疾领域的学者们发起了很多有关概念的重大挑战，然而在当今世界中，就常理而言，无论怎样的文化和国家背景，每位家长都希望有个"正常"的孩子。[7] 虽然这其中隐含着普遍性以及规范性的力量，然而"正常儿童"的概念却是在最近才出现的。在一项细致的研究中，哲学家詹姆斯·王（James Wong）从"正常儿童"这一概念的出现，一直追溯到从 19 世纪开始的一系列文化和历史变革，正是从那时开始，童年才开始成为人类生存的一个特殊时期。[8] 在这一时期发生在美国和欧洲的社会和经济变化逐渐令儿童成为一个具备独特需求（例如：营养、学校教育、禁止工作等）的特殊群体，并由此改变了他们的社会地位。统计学也在此时出现，成为一种在社会比较的结构下将人口分门别类的工具。[9]这些进展叠加在一起，共同为一种新社会群体的出现提供了条件：正常儿童。

　　19 世纪晚期，在工业化方兴未艾的那些国家中，公众对居高不下的婴儿死亡率日益重视，而与此同时，整个社会的焦点也越来越放在了对儿童的保护上。[10]随着社会对儿童健康问题日趋关注，有关儿童的知识开始以各种各样的新形式出现。1870 到 1880 年代的人体测量学研究已经提供了大量有关儿童身高和体重的信息。一方面，公共卫生部门在努力预防主要疾病，另一方面，儿科也发展为一个专门的医疗领域，在与二者相互配合的过程中，生长曲线图成为了 20 世纪早期掌握婴儿生长状况的主要工具。在这一时期，公共卫生干预为监控不同人群提供了新的机会。例如，历史学家观察到，为向城镇地区的母亲们配送牛奶而建立起的奶站能够满足多个目的：它们不仅向婴儿提供必要的营养，同时还为医疗检查、定期称重和教育提供了场所。[11]同样，义务教育通过将儿童聚集在同一个地点，监控他们的生长和各项能力，进而也推动了公共卫生向监督方向发展的潮流。[12]这些公共卫生措施将生长曲线的应用扩展到诊室以外，并且让所有儿童（无论健康还是患病的儿童）均接受医疗检查。[13]作为一种规范化手法，这种监督为建立一套儿童生长与发育标准创造了条件。因此，就像知名科学哲学家乔治·冈圭朗（Georges Canguilhem）所指出的那样，在规范化出现之后，规范才会出现。[14]

社会学家尼古拉斯·罗斯曾经评论说，在20世纪之前，"对童年的系统知识从未建立在一个沿着时间维度展开的系统知识之上，那时还未将孩子的特征连接到一段一段的时间之上"。[15]婴儿生长曲线图假定在生长与时间性之间存在一种明确的联系，这一联系在发育心理学的学科原则中得到了具体的表现。发展心理学将人类的生长与心理发育视为线性的发展过程，该过程会通过各个具体而连续的阶段呈现出来。[16]此外，"适龄性"（age-appropriateness）的概念表明，理想上在特定的年龄阶段应该达到某种特定的能力。[17]人们由此通过时间确定正常状态，并期待儿童在每隔一段适当的时间后，就会获得一定的能力。有关人类发育的阶段性模式，社会上涌现出大量的通俗读物——从斯波克医生的儿童读物到《海蒂怀孕大百科》（*What to Expect When You're Expecting*），这些通俗读物在美国文化中发挥了重要作用，并塑造了很多有关育儿的文化模式。

一些学者将规范化视为一个暗藏危机的过程，因为它将不符合标准化模式的儿童归为病态。[18]这些批评人士认识到，诸如"适龄性"这样的概念的形成受到了特定认知实践的影响，将一个复杂的过程（例如：人体发育）归纳为一些简单的结果。[19]生物人类学家也同样提出，生长曲线并非是婴儿健康的良好指标。[20]当儿童确实无法达到标准的时候，生长曲线可能会引发不必要的焦虑。此外，就像我们将要展示给读者的那样，由于生长监控总是让母亲们实施具体的监督工作，当孩子们没能达到发育标准时，她们就要承担道德上的责任。[21]

　　然而，除提供社会监控的强制手段外，规范化还提供了一种新的社会秩序，在这一秩序中，大量的机会与挑战并存。与具体的物化和测量尺度相比，规范化发挥了更大的社会作用。哈金等人曾经指出，除其统计内涵外，正常状态的概念常常被用来弥补"现实"与"目标"之间的差距，并由此将道德素质包含在内。[22] 因此，它不仅创造条件，让人们有关儿童可能的种种未来，开展重要的解读工作，而且还为应对社会差异与排斥提供了一个符号学框架。从这个角度看，规范化成为了一个平台，除监管约束外，它还提供了一些创造性的机会。

　　我们必须在这样一个历史背景下，去理解当拥有"从遗传学的角度讲不正常"的孩子时，一个家庭的种种经历。当然，就像尼古拉斯·罗斯已经指出的那样，在基因组的层面上，没人是正常的：世上并不存在任何"正常的基因组"，有的只是一组集合在一起的、复杂的风险统计数据，没什么意义。[23] 像罗斯一样，我们也认识到，基因的正常状态令人难以捉摸。但即便是令人难以琢磨的概念也可能会产生巨大的社会影响。因此，患儿家庭在他们的日常生活中需要应对遗传性疾病的各种衍生形态，所以罗斯所提出的主张"变异即是常态"[24]的"不存在正常状态的病理学"获得了大量患儿家庭的认同，[25] 不过这一解释却并不令我们信服。与总结遗传性疾病患者的特征相比，罗斯的评价似乎更恰当地总结了有关人种的分子知识的特征，因为对于后者而言，具体的遗传变异意义重大。尽管从分子层面解读基因技术已经令"正常"一词的确切含义十分复杂了，然而从道德上讲，生一个正常孩子的道德使命持续存在于西方社会的文化想象中。[26]

我们将在本章中向读者展示，新生儿筛查患儿的父母满脑子想的都是正常状态的问题，同时这个问题也令他们十分困惑。一旦新生儿筛查的阳性结果令人们怀疑一名正在成长的婴儿可能患有代谢失调症，其生命的多个方面都可以让人们一窥"正常"这一状态究竟为何。就像我们将向读者展示的那样，遗传病医生会依靠规范化来评判生物医学的不确定性。在这样做的过程中，他们强化了附着在"正常儿童"这个概念上的文化意义。但是，"正常儿童"这一类别的存在并未简单地将儿童锁定在理想生长的一系列约束性模式上，相反，它的存在为某些行动和机会创造了条件，让家庭在众多未知数面前做好准备。

来到遗传学诊所

在带他们的孩子去遗传学诊所复诊这件事上，新生儿筛查患儿的父母充其量也就是心平气和地遵从医嘱罢了。很多人向我们承认，他们非常害怕去诊所。遗传学医生经常拖拖拉拉，让很多家庭长时间坐在拥挤不堪的候诊室内，而候诊室里到处都是尖叫不止的孩子。作为诊所和外部世界之间的中间地带，候诊室充斥着各种显而易见的紧张情绪，[27]患儿家庭被介绍到学术圈内知名的医疗中心，这本身就让人觉得孩子的病情加重了。在等候时四下望去，他们发现周围的患儿均呈现出更加明显的症状，此时此刻，新生儿筛查患儿的家长们往往会没了主意，他们不知道自己的孩子将会怎样——他们是否有一天也会需要坐轮椅，或者需要依靠护理人员的帮助？正如一位父亲对我们说的那样："你非常担心你的孩子，然后你去了，然后你不得不看到结果可能会是什么样子的，这完全是毁灭性的。"

终于，一名护士把全家都叫到了一间屋子里，在这间屋子里面，医务人员开始收集患儿的生命体征以及身高和体重。然后，护士会把他们再带到一间狭小的诊疗室内等候医生。虽然有空调，但是屋子里却常常挤满了多名家庭成员（常常还有婴儿车、尿布包和患儿的哥哥、姐姐）、遗传学工作人员，以及围着他们的医科学生和研究员，更不用提那些尽可能少占空间、少用新鲜空气的人类学家了，这一切都让整个诊疗室显得是那么闷热无比、密不透风。

在询问疾病的最新情况或自上次门诊以来发生过的重大事件后，遗传病医生开始进行三项发育评估。首先，他们一般会要求患儿父母汇报患儿能够做什么，并以此开始他们的临床咨询工作。例如：她能仰头吗？她翻身吗？虽然一些事情从严格意义上讲貌似并不在门诊的范畴之内，但它们却提供了一个了解患儿典型活动与行为的窗口。通过展现出他们对此类问题的兴趣，遗传学医生在提问时的这种非正式的、聊天式的语气有助于在医患之间建立起一种和谐亲密且相互信任的关系。

然后，遗传病医生会在儿科诊所中广泛使用的、标准化的婴儿生长曲线图上，绘制出患儿体重、身高和头围的曲线。因为他们难以从饮食中获取基本的营养素，所以患有代谢失调症的儿童常常会发育不良，从这个角度看，尽管监控生长进程在所有的儿科问题中都十分重要，然而这项工作对于患有代谢失调症的儿童而言尤为关键。就像有关发育进展的常规问题一样，生长曲线图通过将儿童个体与标准化规范进行匹配，帮助构建出儿童的正常状态。最后，第三种评估形式包含一项全面的儿科体检，在体检期间，遗传病医生检查患儿的主要器官，并对患儿的认知与运动发育做出评估。

医生和患儿父母会就有关治疗方案的任何变化进行讨论，并以此结束此次门诊。如果问题不明显，那么医生和父母会很快确定下次的门诊时间。在遗传病医生离开诊室之后，营养师会就任何特殊的饮食措施向患儿家庭提供咨询意见；在必要的情况下，一名社工会提供帮助，费用将由州保险代理机构报销；此外，因患儿的健康问题，患儿家庭还可能符合享受某些社会服务的条件，而该社工也会为患儿家庭联系这些服务。此次预约门诊的最后一个环节一般会是让患儿去医院实验室抽血，患儿家庭在这里往往又会经历漫长的等待。在离开医院的时候，患儿家庭几乎肯定会赶上可怕的交通堵塞，因为医生只在下午对患儿提供门诊，而在午饭后不久，交通就会开始拥堵了。因为代谢失调症是一种罕见的病症，所以为了去相关诊所，一些患儿家庭往往需要在路上花费好几个小时，一些家庭甚至来自遥远的亚利桑那、夏威夷或内华达州，因为在这些地方，遗传学专家少之又少。

与花在交通和等待上的时间相比，看医生的时间比较短，所以一些家长觉得，他们的门诊经历让他们有一种挫败感。当健康检查出现阳性结果时，情况尤为如此。一位母亲告诉我们，她如果只带上女儿的身高和体重数据去诊所，也能收到同样的效果。另一对夫妇的女儿患有 MCADD 并在两岁时出了院，这对夫妇告诉我们说，他们的预约门诊就是在浪费时间。

但矛盾的是，正是这些日常的、常规性质的儿科互动帮助医生说服了患儿家长，让他们在面对那些令人心神不安的筛查结果时不再焦虑。这种"遗传病门诊没有必要的感觉"展示出遗传学工作人员的一种能力：他们通过一整套微妙的流程，慰藉了患儿的家庭。在完成这些安慰工作以及将新生儿筛查患儿塑造为"正常"儿童的道路上，生长监控和发育评估标志着一个重要的开端。工作人员有必要保持一定程度的谨慎，这样才能激励患儿家长持续带孩子去看病，并确保他们会遵循诊所的建议。遗传病医生必须在帮助患儿父母树立信心和支持他们保持警觉之间，保持一种微妙的平衡。[28] 正如我们将要向读者展示的那样，随着诊所对那些最危险的孩子的关注升级，该平衡会出现倾斜，偏向提高对潜在问题的认知一侧。

通过标准化规范使婴儿标准化

当家长带他们的孩子去遗传学诊所接受新生儿筛查的后续诊断时，现实始终存在这样一种可能性：他们最终会了解到，孩子在某个方面出现了严重问题。那么在这种情况下，标准化（normalization）工作就迫在眉睫了。发育标准不仅能够帮助医生将他们对患儿的评估与正常儿童的数据联系在一起，而且还能够帮助医生评估患儿在非常不确定的情况下的表现。针对这些评估，我们识别出了三个重要的方面：在父母汇报了孩子的各项能力（"家长报告"）后，做出回应；在婴儿生长曲线图上，按照孩子的测量数据，绘制出曲线；实施体检。在这里，我们将向读者展示，标准化的工作是如何分别在这三个方面发挥作用的。在这三个方面中，标准化都是通过采用科学判断落实的一个客观化流程。如果儿童符合既定的发育标准，那么他们就是正常的。以上三种评估方法也都存在着负面推论：说一名儿童正常就意味着他没有病状。相反，如果医生发现任何发育差异，则这就意味着该名儿童不正常，而且他有可能存在病状。

在下文中，我们将向读者逐一展示临床评估以下三个方面——家长报告、生长曲线图和体检如何分别对应一种不同的标准化技术，又如何与不同形式的客观性相联系，客观性的广义定义是"了解事物本质的能力"。[29] 我们会依次探讨这些形式：叙事客观性（narrative objectivity）、机械客观性（mechanical objectivity）和规训客观性（disciplinary objectivity）。

叙事客观性：家长报告

病历记录往往涉及一组标准化的问题，这些问题旨在让医生尽可能迅速而高效地获取背景信息。[30] 医生在记录病历时，会对有关儿童的体能和认知能力提出一些常规问题，而第一种规范化手法正是源自于此。开场第一个问题的定位常常比较宽泛，例如：她都能做些什么呢？医生们提出这个问题是希望获得某类信息，而围绕此类信息，医生间共享着一个系统的知识储备，家长也必须具有相关的专业知识，对于这类开放性的问题才不会答非所问。以下的问诊摘录中，西尔弗曼医生对九个月大的尼娜·坎波斯的各种能力进行了宽泛的询问，进而获得了具体而详细的回答。

西尔弗曼医生：她现在一岁了？

母亲：没呢，快九个月大了。

西尔弗曼医生：哦，九个月了。那么她都做些什么呢？她要想站起来的话，需要拽东西吗？

母亲：她会尝试借助每件东西站起来。她爬。

父亲：对。

西尔弗曼医生：不错。

母亲：她吃她的婴儿食品。她正在长牙呢。

西尔弗曼医生：她能拿自己的奶瓶吗？

母亲：嗯，是，她拿得了自己的奶瓶。

西尔弗曼医生：那么她是正常的。

母亲：嗯，是。

西尔弗曼医生宽泛的问询让儿童的父母对儿童的各种能力进行了简单的描述。她不仅能拽着东西站起来，而且还能依靠"每件东西"站起来，还能爬。此外，她不仅吃东西，而且还正在长牙，还能自己拿奶瓶。西尔弗曼医生在脑海中将尼娜的进步与按年龄划分等级的发育标准进行了比较，[31] 之后，他得出孩子"正常"的结论。那么在这个案例中，标准化通过一种叙述的形式完成了：通过评估儿童的发育轨迹，而不是对特定时间点上应发生的事件进行标准化描述，医生宣布尼娜是正常的。正如我们将在本章后面部分中详细探讨的那样，该评估在心理上的重大意义是，它使得尼娜的父母对她的未来有了很高的预期。

如果孩子并不完全符合发育时间表，则可以在解读中融入一定程度的灵活性。戴伦·霍尔特是一名 21 个月大的男孩，他被诊断出患有瓜氨酸血症，但尚未表现出任何症状，尽管他在语言方面发育迟缓，然而西尔弗曼医生从一开始便尽可能地缓解患儿父母对语言发育迟缓的焦虑。霍尔特的父母说，与他三岁的姐姐相比，他们的儿子在语言方面发育迟缓，并对此表示担忧。听到这一情况后，西尔弗曼医生强调说，男孩子们一般都会比女孩子们说话晚，并借此将瓜氨酸血症可能是戴伦语言能力发育迟缓的病因一事，轻描淡写地一笔带过。

西尔弗曼医生：你确实说过，尽管他们同样都会接触到两种语言，然而他却比姐姐学说话学得慢一些。但是你得知道，男孩往往比女孩晚说话。因此，这既可能是、也可能不是什么重要的事。我的意思是，你有没有理由认为他存在听力障碍？

父亲：没有，他似乎对声音有反应。

西尔弗曼医生：对。所以我并不担心这个。而且我怀疑——我的意思是，你们知道，他存在风险。他患有代谢失调症。但他还是一个男孩子，男孩子说话都晚。在所有其他方面，他都达到了正常水平。他爬，他跑。

虽然西尔弗曼医生承认，戴伦因其代谢失调症存在风险，但同时他还强调说，语言发育迟缓也可能源自他的性别，因为男孩子们开始说话的时间往往晚于女孩子们。戴伦"在所有其他方面，都达到了正常水平"——即，相对于其他发育标准，都很正常——这一点支持了西尔弗曼医生的乐观评估。因此，西尔弗曼医生说孩子的表现足够好，进而解释了为什么戴伦的语言发育会比较慢。[32]

在这三种规范化手法中，叙事客观性最容易被患儿家长所采纳和理解。从文化的角度讲，人们有着一套彼此认同的发育标准，而患儿家长通过比照这些标准，评估自己的孩子，并由此展示出了他们在子女发育方面的专业知识。例如，加里·汤普森就对他的女儿谢丽斯做了一次发育评估，而此次评估显示出她可能存在异常状况。

加里：嗯，我想问您一个问题。有关她身体方面的问题。我跟卡罗琳提过，在我看来，她似乎在依照自己的时间表发育。

西尔弗曼医生：她是这样的。

加里：因此，我不想根据月数什么的妄下判断。

西尔弗曼医生：对。

围绕各个年龄段儿童应有的各种能力，社会上存在着各式各样的文化模式。在这里，加里提到了谢丽斯的"时间表"，这显示出这些文化模式在支配着他对儿童发育的理解。加里对他女儿的发育差异进行了推测，这反映出家长能够轻松地通过运用叙事客观性对其子女的发育做出判断。正如乔安娜·拉蒂默在另一个儿科案例中观察到的那样，患儿父母通过运用专业性的谈话并插入有关标准化规范的知识，对标准化工作做出了积极的贡献：

> 一些父母因此不但参与对他们子女的调查与评估，而且还比对福柯称为"标准化判断"的技术，参与对他们子女的一些具体情况的评估。这些父母和那些整天疲惫不堪、无法入睡的多动儿童家长，以及通过控制和刺激来鼓励、支持孩子融入社会的家长不同。在参与调查、评估和测量工作的过程中，这些父母似乎扮演着专业和科学语言的使用者，他们有意愿和能力用临床语汇进行交谈。[33]

拉蒂默所指的"规范化判断"（normalizing judgment）在下面的问诊摘录中十分明显，在这段对话中，达缇医生有关蒂娜·谢弗五个月大的女儿提出了一个常规问题，而蒂娜在回答时，引入了她对发育标准的了解。

> 达缇医生：她能翻身吗？
> 蒂娜：她往回翻身有困难，但根据书上的介绍，她还行。
> 达缇医生：是。她看起来不错。

蒂娜提到了某本"书"，强调她熟悉有关发育的通俗读物，这些读物按照年龄提供了一些有关儿童预期能力的指标。这种对规范化判断的理解展示出其文化知识，而且是被社会学家珍妮特·席姆（Janet Shim）称为**文化健康资本**的一种重要形式，即，认知、行为、社会文化等资源，这些资源帮助家长使得医疗资源的介入发挥最大化的效益。蒂娜在发育报告中提到了这种广泛、共同的标准，并借此强化了其深入的个人知识的临床意义，也有助于培育叙事的客观性。

因此叙事客观性的价值在于，家长和临床医生都能同时采纳并理解它，因为它所倚重的是公众共同的文化知识储备，而不是专业人士的专业知识。此外，因为医生倚重患儿父母的汇报，家长也希望自己的评估获得验证，因此叙事客观性的互动成分比另外两种客观性形式要强。但是，正如我们将会在本章后面部分向读者展示的那样，规训客观性能够很快推翻叙事客观性的民主特征。

机械客观性：生长曲线图

婴儿生长曲线图提供了一种科学史家称为机械客观性的客观性，即，将机械的、无意识的规则、程序和数字作为专家权威性证据的一个来源，并对其加以倚重。[34] 作为机械客观性的工具，婴儿生长曲线是规范化流程的重要工具。通过比照按年龄打分的标准化规范，描述儿童所处的位置，生长曲线图以图示法确定儿童是否正常。如今，在儿科问诊中，按照常规，医生会向家长展示生长曲线，并据此作出结论。[35] 因此，在我们的研究中，当看到一张良好的生长曲线图时，很多家长都会感到他们的孩子通过了一个重要的发育测验。

每次问诊的过程中，遗传病医生会根据测量数据，在以下三个方面绘制出孩子的生长曲线：体重、身高和头围。生长曲线图在 x 轴上以月为单位显示出孩子的年龄，并在 y 轴上展示出孩子的数据（以公斤或厘米为单位）。此外，曲线表还会呈现出一系列曲线，它们代表一个正常（统计平均数）人群的生长数据（见图 3 ）。[36] 如下文摘录所示，通过将一段时期内的婴儿生长曲线图与这些正常曲线进行比较，遗传学医生可以看出婴儿与其他同龄儿童之间的差异。

遗传学医生：那么，她发育得真不错。这里是她出生时的位置，这里是她现在的位置。这是她的体重。因此，她目前仍然处于——她几乎在第 90 个百分位数上。

母亲：那么这意味着她的个头比 90% 的孩子都要大？

遗传学医生：她比 90% 的同龄孩子都要高、都要重。

母亲：哦，哇。

遗传学医生：这是她的头，她头部的情况也是一样。

母亲：好的。

遗传病医生：所以情况挺好的。

这里，遗传病医生解释了孩子的生长曲线图，它们与第 90 个百分位数的曲线非常接近，说明她比 90% 的同龄孩子都要高、都要重，而且她头部的尺寸也是如此。[37] 这个评估是有利的，因为孩子在各个领域都和相同的百分位数曲线吻合，而这意味着生长处于最优状态。

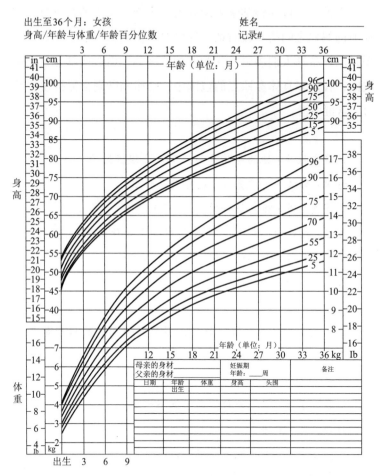

图3　婴儿生长曲线图，由疾病控制与预防中心提供

资料来源：http://www.cdc.gov/growthcharts/clinical_charts.htm#Set1，访问时间：2011 年 2 月 8 日。

下面是一段遗传学学者纳齐夫医生与三周大的基亚拉·雷耶斯的妈妈之间的一段对话，这段对话向我们展示了生长曲线图是怎样帮助人们确定临床判断的范围的，而假如没有生长曲线图，在众多具体参照点的包围中，临床判断则会显得模棱两可、含混不清。

纳齐夫医生：她的身高是……54。表现挺好的。

母亲：那么——"真好"的含义是什么？

纳齐夫医生：呃，挺好的。（笑声）

母亲：挺好的。或者，"挺好"的含义是什么？

纳齐夫医生：意思就是好。她的身高实际上——高于正常范围。所以，"挺好"就是这个意思。

母亲：好吧。

纳齐夫医生：平均值就好比，多数与她同龄的孩子都是这么大小。

母亲：嗯。

纳齐夫医生：嗯，她稍微高于这个水平。

母亲：哦，不错。

纳齐夫医生：因此她发育得挺好的。

母亲：嗯，太好了。

这个例子显示出，婴儿生长曲线图是怎样将"挺好"一

词从模糊的评价转化为一个具体的、客观的评价的。通过比照
50% 的数值，将基亚拉的身高数据进行定位，纳齐夫医生阐明，
基亚拉"高于正常范围"。在这里，纳齐夫医生将"正常"具体
定义为统计数据的平均值。生长曲线图显示，基亚拉比多数与
她同龄的孩子要高。通过使用现场发现的证据，纳齐夫医生澄
清了"挺好"这一模糊判断的意思。因此，该规范化手法提供
了一个更具意义的背景，让孩子的母亲更加明确地了解到了孩
子的发育状况。

　　像叙事客观性一样，机械客观性的规范措施在抚慰患儿家
长的同时，也可能会带来一些问题。在下面整个例子中，营养
师根据一名儿童的体检测量值绘制出了生长曲线图，并观察到
她的生长速度较慢。

　　营养师：那么，她现在是 9 公斤重。一个月前，她在这里，
8.7 公斤。因此，她有进步，但她目前处于低端——在 5% 左右。
就身高而言，她也长了一点。
　　母亲：她的身高是多少？
　　营养师：76 厘米。

　　正如营养师所注意到的那样，跟上次来医院时相比，孩子的
体重仅增加了 0.3 公斤。就身高而言，孩子接近第 5 个百分位数，
营养师认为这"处于低端"，这显示出了他在一定程度上的担心。
　　而对于发育较快的孩子而言，医生和患儿家长也会产生类
似的担忧。

西尔弗曼医生：26 个月，91 厘米。他高于第 50 个百分位数。体重是 14.5 公斤。他的个子足够大了。我希望他的个子别再大了。

母亲：他是个小胖墩。他喝好多奶。

在这个案例中，西尔弗曼医生认为，雅各布·莱文森这个孩子在 26 个月大时，就身高而言，高于第 50 个百分位数曲线。西尔弗曼医生对孩子的妈妈温迪说，他希望雅各布的体重别再增加了——他的这一倾向可能与一般性的儿科指南的关系更大，而与雅各布所患的代谢类疾病高苯丙氨酸血症的关系要小一些。因此，我们可以看到，生长曲线图通过给临床评估提供一个具体的参照系，作为一种既能制造差异、也能确立正常状态的规范化技术在发挥着作用，而假如没有生长曲线图，临床评估就只能是一种主观的意见罢了。

生长曲线图评估假定，如果儿童的发育引起家长和遗传病医生的关注，则他们将会采取某些行动进行纠正。因此，绘制生长曲线图就预示儿童的发育可能存在问题，并且需要大量的后续工作。在下一章中，我们将进一步探讨发育不良会以怎样的方式要求家长和遗传学工作人员调整食谱，而对于患有代谢失调症的病人而言，这是一项错综复杂的工作。

规训客观性：体检

虽然遗传学医生在进行发育评估时，会诱导父母提供信息，但是医生自己的专业知识占据绝对重要的地位。这些专业知识在体检中体现得最为显著，因为这项工作要求医护人员以一种特殊方式接受专业的训练。正如哲学家米歇尔·福柯所论证的那样，自19世纪以来，医学实践就依赖特定专业形式的观察能力。[38] 因此，体检为规训提供了一个平台，即源自专家群体的专业评价知识。[39]

我们研究项目中的遗传学医生不仅都接受过儿科培训，而且还均接受过医学遗传学的教育，当他们给孩子体检时，他们在每次临床咨询的过程中，都会对规训客观性加以充分的利用。他们通过触诊检查儿童的主要内脏，评估诸如视力和反射等基本的身体机能，并将新生儿抱起和举起，以检查他们的肌肉张力。医疗检查由此不仅表现在具体专业视角（规训视角）中，而且还展现在其与孩子的接触之中。[40] 此外，遗传病医生还会让蹒跚学步的孩子以及比他们再大一些的孩子行走、跑步或从1数到10，以便检查他们的步态和认知功能。因此，当它们被纳入体检中时，即便是日常活动（例如：在门厅里行走）也都能够转化为客观的发育指标。以下问诊摘录展示了，在对一周大的贾森·阿诺德进行初次检查后，西尔弗曼医生对他进行了评估。

西尔弗曼医生：对于一个一周大的孩子来说，头部控制得不错。虽然我对各个方面都进行了检查，但请记住一点，我现在做的是一次一般性的儿科检查，我真正观察的是贾森有多活跃以及他的行动如何。但所有迹象都非常棒。他的行动跟一个正常孩子一样。

　　父亲：您从头到脚都检查过了？

　　西尔弗曼医生：情况挺好的。

　　值得注意的是，西尔弗曼医生说，贾森"的行动跟一个正常孩子一样"（我们强调的重点），这种说法具有一定的模糊性，但是西尔弗曼医生的绝大部分评价旨在帮助家长树立起信心。他观察了贾森的身体活动，所有的迹象都"非常棒"。在这个案例中，客观性通过西尔弗曼医生的专业认知推理生成：经医疗检查，医生判断孩子发育正常。

　　患儿父亲将西尔弗曼医生当作权威知识的来源，这进一步突显了医学认知作为规范化手法的重要性。患儿父亲要求西尔弗曼医生确认他已经"都检查过了"，这显然是在要求获得专家的看法。于是，对于患儿家长而言，规训客观性的价值在于，它能够为新生儿不明确的健康状况提供保障。规训客观性的这一特点在新生儿筛查中尤为重要，因为就像我们在上一章中所写的那样，事实证明，在筛查和后续检测过程中，由实验室数据生成的数字指标常常显得模棱两可。换言之，因为检测结果总是令人感到似是而非，而这可能会减少患儿父母对数字的信赖，所以规训客观性这一规范判断形式对患儿父母颇具吸引力。

　　此外，尽管在当代生物医学的实践工作中，机械客观性日益普遍地出现在医生对临床迹象的解读当中，然而即便是机械客观性也要求患儿家长毫无保留地信任专家知识。就像科学史学家泰德·波特（Ted Porter）所指出的那样，"每一种试图根据明确的规则来解决问题的方法，其中都含有无法言明的专业知识"。此外，"就算是要获得那些客观的数字，还是需要机构或者个人的公信力作为背书"。[41] 在有关凯尔·斯达达斯特（他最初出现在本书的第二章中）的谈话中，我们看到，机械客观性无法完全依靠自身成立：临床医生需要依靠学科专业知识来解释数字。

西尔弗曼医生：你知道吗？引起我注意的是他异常的体征。杏仁形的眼睛、张力减退以及高高的额头。虽然这可能是、也可能不是那么重要，但他头部的尺寸很好。头部的尺寸在哪儿呢？

莫妮卡：48.5。我没在图上标定头部的尺寸，但我标出了，呃……

西尔弗曼医生：他几个月大了？

母亲：9 个月。

西尔弗曼医生：哦，请等一下。

莫妮卡：48.5。

西尔弗曼医生：在这儿呢。

莫妮卡：哦，对。

西尔弗曼医生：你知道吗？畸形巨头，也就是大头，是戊二酸血症 1 型的一个特征。

在这里，我们看到，西尔弗曼医生对凯尔体征的某些异常特点表示关注：他的大头和高高的前额、杏仁状的眼睛，以及张力减退（肌张力低下）。虽然莫妮卡之前测量过凯尔的头围，但是西尔弗曼医生仅看了一下凯尔，就能判断出他是畸形巨头。规训客观性和机械客观性合而为一，在此基础上，西尔弗曼医生对凯尔的生长轨迹进行解读，并认为其结果令人不安。不过，虽然凯尔的头围本身就可能是个问题，但西尔弗曼医生的学科知识却在以下两个方面中不可或缺：首先，它将凯尔的生长数据设定在一个更为广泛的发育场景中；其次，它将这些数据与戊二酸血症1型的其他迹象（例如：张力减退）联系在了一起。

在凯尔的案例中，这些迹象尤为复杂，因为西尔弗曼医生之前要求对凯尔进行戊二酸血症1型的皮肤活检（活体组织检查），而检查结果是阴性的。尽管如此，临床迹象已足够引起人们的警觉，并由此促使西尔弗曼医生重新考量所发现的种种迹象。就像他之后在此次问诊中所说的那样："我们要对此寻根究底。现在一些情况令我感到困扰，尽管我们之前认为，我们所做的是一项权威且完整的调查，然而大头却是戊二酸血症1型的一个迹象。因此，我认为我们不能排除这种可能性。这个结果确实令我感到意外。"所以，在这个案例中，学科观点推翻了此前所适用的机械客观性。[42]

在下面的摘录中，10个月大的雷纳尔多·冈萨雷斯后脑勺上有一个部位比较平，而我们看到弗洛雷斯医生在表达他对此的关注时，运用了一种类似的规训客观性。

弗洛雷斯医生：那么，雷纳尔多妈妈，我目前唯一关注的是，他后脑勺有些平。

母亲：嗯。

弗洛雷斯医生：你注意到了吗？就在这儿。

母亲：哦，后面？这里？

弗洛雷斯医生：对，对。

母亲：是的。

弗洛雷斯医生：因此我认为，我们应该送他去（无法听清的内容），因为他，嗯，他的囟门正在消失。

母亲：嗯。

弗洛雷斯医生：如果我们等太长时间，我的意思是，我只是想看看，也许我们能够在位置变化之类的事情上提供帮助。如果我们能够……

母亲：哦。修正它。

弗洛雷斯医生：修正它。

母亲：行。

弗洛雷斯医生：因此，我想送他去颅面诊所，行不行？

母亲：好的。

　　弗洛雷斯医生所描述的扁平处是一种异常现象，人们有时将它与发育迟缓联系在一起。[43]该发现令弗洛雷斯医生非常担心，所以他让雷纳尔多在颅面诊所接受一次评估，由此规训客观性所涉及的领域发生了变化。就像在前一实例中一样，在这个例子里，医生采用了规范化检查来寻找进一步的病理，而没有安抚患儿母亲说，她的儿子一切正常。由此，规范客观性究竟是令患儿家长感到不安，还是令他们树立起信心，这要取决于人们基于规范化客观性所得出的结论，而不取决于规范化手法本身。

规范化——作为一个道德计划

至此，我们阐述了遗传学工作人员如何通过将儿童与标准化的发育规范进行比较，把儿童归入正常范畴——或（相反）病态范畴。在与标准化规范比较后，有利的结果会给孩子的家庭带来一定程度的安慰，从而缓解新生儿筛查给他们带来的部分忧虑。因为儿子安东被诊断出患有肉碱转运蛋白缺乏症，凯利·洛佩斯告诉我们说："虽然我们在刚开始的时候比较担心，但看到他是怎么发育的、他有多么灵活，我现在不担心了。"基亚拉·雷耶斯是一名患有短链酰基辅酶 A 脱氢酶缺乏症（SCADD）的婴儿，马尔文医生告诉基亚拉的父母，婴儿符合她所有的重大发育阶段，并表达了和凯利·洛佩斯同样的心情："虽然我也想跟你们谈一下她的具体情况，但是，你们知道，我遇到过一些孩子，他们也患有这种疾病，但却从未出现过危险迹象，同时，我也遇到过一些孩子，他们从出生的那一刻开始，就问题不断。很明显，她属于症状非常轻微的那类孩子。"

但规范化不仅仅是一种客观评估的形式，就像上文显示的那样，通过对孩子未来与期待的描述，规范化成为对正常状态进行推测的一种方法。出于启发读者的目的，我们此前一直将规范化的这两个方面分开来讨论。但是，这两个方面在问诊过程中常常是相互重叠的。为证明这一点，我们回过头去再看一下生长曲线图，基于这张图，有关孩子正常与否的评估不可避免地将"实然"和"应该"融汇在了一起。

从表面看来，生长曲线图貌似对儿童的发育状况给出了一个纯粹的客观评估：比照按年龄划分等级的标准化规范，它们显示出了儿童所处的位置。然而，在仔细查看生长曲线图时，人们并不总是非常清楚，究竟什么才应该被视为理想的状态。尽管当儿童的生长曲线处于较高的百分位数时，并没有证据表明，这会令儿童拥有任何健康优势，然而调查却显示，美国父母仍然希望他们孩子的生长曲线处于较高的百分位数。[44] 就像一位遗传学医生告诉某位家长的那样："从我们的角度看，重要的是她沿着曲线发展。"如医生所说，重要的是儿童的生长始终保持稳定，其速度没有骤增或骤减。然而家长可能会基于孩子在生长曲线图上的位置，判断他们养育和照看孩子的能力，而就这层意义而言，生长曲线图无法摆脱其道德意义。下文是西尔弗曼医生与萨曼莎·布坎南有关她女儿卡丽的一段互动，就像我们能在该互动中所看到的那样，对于我们研究中的很多家长而言，"正常"并非理想状态。

西尔弗曼医生：她的身高……她显然是正常的。

萨曼莎：她的个头硕大。她比正常要好。（笑声）

西尔弗曼医生：家长才会为超越正常操心。医生只为正常操心。

在这段对话中，西尔弗曼医生和萨曼莎在他们对卡丽的评估中选择了正常状态的不同领域。对西尔弗曼医生而言，卡丽的身高处于统计数据的平均水平，这意味着她的生长从医学的角度看，不让他担心，她是正常的。然而萨曼莎却将注意力集中在了正常状态的心理层面，拒绝给女儿贴上"正常"的标签，因为她骄傲地发现，她女儿的个头比平均水平要大（这暗含着她的状况优于平均水平）。因此，对西尔弗曼医生而言，正常状态是一个令人满意的特征，而正常状态却会令萨曼莎感到担心，她希望她的女儿优于正常状态。

生长曲线图评估会以种种方式关联到家长的责任，尤其时常被认为是母亲的责任。就像弗洛雷斯医生跟一位母亲说的那样："嗯，孩子妈妈，你做得很好，因为她实际上长大了。她之前偏低，身高的表现没那么好，但现在已经回到正常范围内了。"这段话暗示着，孩子在生长方面的成就只能归功于她妈妈尽心竭力的照料。当然，这类的话语也会带有负面的含义：当孩子不符合理想生长水平时，人们会认为他们的母亲对此负有责任。下文是一段对菲律宾妇女利亚·马比尼的采访，正如该报告所展示的那样，当孩子的个头低于平均水平时，生长曲线图就会令他们的母亲惴惴不安：

利亚：想想看，他们给你看的那些数值，你知道吗，是美国儿童的平均值。那是什么啊？（笑声）你明白我的意思吗？

玛拉：是的。

利亚：所以就好像……我要从那么多不同的文化中让孩子赶上进度，你知道吗？

玛拉：对，没错。

利亚：说实话，因为我是第一次为人母，所以我对此非常偏执，因为我的反应就是，"她没有跟上曲线，她为什么没跟上这张曲线呢"？

这类意见向我们展示出，婴儿生长曲线图助长了大众对较大个头孩子的偏好。虽然安娜出生时体重过轻，并被诊断为发育停滞，但她的个头最终达到了曲线表上最低百分位数，当伊莎贝拉·博尼拉提到这一时刻时，自豪之情溢于言表。她告诉我们，"她成功地出现在了体重和身高曲线表上。上一次看医生，就是她在一岁问诊时，（她的数据）终于出现在了生长曲线图上。"在那次问诊中，达缇医生也注意到了安娜的进步。

达缇医生：所以就身高而言，她介乎于第 20 和第 25 个百分位数之间。

伊莎贝拉：好啊。

达缇医生：这不错。就体重而言，她介乎于第 5 和第 10 个百分位数之间。所以，她比较瘦。

伊莎贝拉：是的。她是瘦。她是。（笑声）她每长一磅，我们都要庆祝。

达缇医生：这很好。

　　值得注意的是，达缇医生评价安娜"比较瘦"，是将她置于正常范畴的低端，而不是将她置于患病的范畴。相对于她出生时的体重过低，瘦值得庆祝，而不是一件令人担忧的事情。所以，在这个案例中，虽然在生长曲线图中，安娜的身高介乎于第 5 和第 10 个百分位数之间，但考虑到她具体的生长经历，其所传达的意思与在一个纯客观情况下其可能传达的意思大相径庭。这个例子显示的机械客观性可以用来使一个从出生伊始就面临不确定性的孩子变得"正常"，这是一种道德层面的规范化。安娜无论如何算不上是统计意义上的正常，但她能登上生长曲线图，意味着她可能会过上"正常的"生活。

　　正常检查除了告诉我们一些数据，也传递出关于孩童未来的道德主张，这是规范化的第二个方面。如果孩子的预后诊断结果十分严峻而被认为风险极高，在遗传医生与家长的互动中，这种道德成分就会特别明显。一对夫妻带着他们的女儿第一次去诊所，西尔弗曼医生对他们说："你们有一个处于危险之中的孩子。这很难，但这是现实，而我的工作是有关其严重程度开诚布公地与你们对话。"对这些患者而言，规范化与标准化规范的关系较小，更为相关的是比较广泛的问题：该如何帮助家长为不确定的未来做好准备？或者，这个孩子将会过上一种怎样的生活？

规范化：作为一种预测

到现在为止，我们的注意力一直集中在规范化（既包括客观层面，也包括心理层面）的积极意义上。但是，规范化无法规避的消极因素在于它会制造差异。该差异由两种主要方式产生：通过逐渐偏离规范的活动以及通过规范自身的变化。正如我们将会看到的那样，人们越来越多地将最危险患者群体中的孩子与患病儿童进行比较，而不是与健康规范进行比较。在这一小节中我们所探讨的是，在高风险患病族群中，规范（正常的）与差异在发展评估策略方面的紧张关系。对这些患儿而言，发育评估的重心没有放在对儿童当前状态的评估上，而是更多地集中在了预后诊断对儿童未来的预判上。

人类学家雷纳·拉普（Rayna Rapp）曾指出，当孩子患有唐氏综合征时，父母会运用一种"横跨差异和规范化的双重语言"，该语言不仅确认并且还在规范着他们孩子的差异。[45]拉普解释说，当孩子患有唐氏综合征时，父母必须接受这样一个事实：他们孩子的发育轨迹和认知能力仍难以确定。从这层意义上说，他们的孩子有别于其他孩子，这一点是无可辩驳的。但另一方面，尽管孩子患有唐氏综合征，但是父母仍然在爱着他们的孩子，而且也接受了他们，甚至还会欣赏他们的某些差异。此外，拉普还提出，当获取适当的资源时，患儿的父母会渴望看到他们的孩子取得成功。因此，即便患儿的父母断言，他们的孩子**就像其他孩子一样**，然而他们也会接受他们孩子的**差异**。因此说，他们在运用着一种"双重语言"。

在面对有高危患儿的家庭时，我们研究中的遗传学医生就在运用着很像拉普所说的这种双重语言。一方面，尽管孩子的健康情况不确定，但医生还要令患儿家长重新树立起信心，并让他们对未来抱有希望。与此同时，他们还试图就患儿家长今后可能会遇到的重重困难发出警告。因此，双重语言的目的是，同时表达两种可能的轨迹：基于发育参数，一个孩子的表现可能优于预期，但这并不保证他未来不会患病。对这组患儿，遗传病医生试图在他们的发育评估中，于规范化和差异之间找到一种平衡，然而决定未来预期的却是儿童逐渐与规范背离的发育轨迹。但是，就像我们马上会看到的那样，该平衡会越来越向差异一侧倾斜。在下文中，我们将采用拉普对规范化的描述，来阐述"对儿童未来施加道德主张"的过程。

不确定的正常状态

西尔弗曼医生对谢丽斯·汤普森的家人给出了有所保留的鼓励。因她的妈妈患有子痫前期，所以谢丽斯成为了一名35周的早产儿。因心跳不规律，谢丽斯出生后被留院观察了数日。在新生儿重症监护病房（NICU）内，她开始遇到进食困难，并极度嗜睡。在第六天，她被转至我们研究项目所在的学术医院，并被送入 NICU，随即被诊断出患有丙酸血症（propionic acidemia）。

在经历了第一次代谢危机后，谢丽斯在最初的 10 个月都很健康，西尔弗曼医生也尽量说服其家长放宽心，不要对她滞后的发育轨迹太过担心。但随着时间的推移，西尔弗曼医生不再像开始时那样尽量缓解患儿父母的忧虑了。在下文中，我们将回顾一段谢丽斯五个月大时的门诊记录。在这段对话中，谢丽斯的父亲加里就她的重大发育阶段以及他所注意到的发育迟缓进行了咨询。需要注意的一点是，令加里感到不确定的部分原因是，谢丽斯是一名早产儿，而早产儿预期会展现出某些发育迟缓的现象。

西尔弗曼医生：好。嗯，所幸的是，她看起来状态很好。

加里：嗯，我想问您一个问题。有关她身体方面的问题。我跟卡罗琳提过，在我看来，她似乎在依照自己的时间表发育。

西尔弗曼医生：她是这样的。

加里：因此，我不想根据月数什么的妄下判断。

西尔弗曼医生：对。

加里：在发育方面，她是不是存在……她是不是应该开始翻身、够东西了？

西尔弗曼医生：这个嘛，嗯，先看看咱们目前的工作。尽管她接受了物理治疗，然而她是完全正常的，我的意思是，她接受物理治疗并不是要弥补任何缺陷。

加里：嗯嗯。

西尔弗曼医生：我们让她接受物理治疗仅仅是把这当成一种保护和预防措施。但我想有关她的危险处境，向你介绍一下大概的情况。如果儿童在出生时就带有这些先天性缺陷，那么最初的六至九个月或一年往往是蜜月期。原因是他们成长得非常之快，所以会为成长消耗掉所有额外的氨基酸以及诸如此类的物质。随着成长速度放缓，并且随着他们和其他孩子一起出去玩，他们就会较为频繁地患病，他们可能——她有时可能会住几天院，我的意思是，在她真正出门的时候。因此，你们会遇到并且必须预料到今后会发生的事是，她的状况会有起伏，而且这种情况将来一定会出现。而我希望你们不会因为这个就感到太过灰心丧气，因为我们已经预料到会出现这种情况了。不过，这种情况也许并不会出现，那就是我们的运气了。

此前，我们描述过加里所做出的试验性评估，并将其作为解读客观性的一个例子。谢丽斯似乎"在依照自己的时间表发育"，也就是说，在发育方面比较滞后。作为对加里问题的回答，西尔弗曼医生首先给出了一个乐观的评价，以期让加里对女儿的进步重新树立起一定的信心。西尔弗曼医生指出，谢丽斯的物理治疗是预防性的，而非针对任何观察到的缺陷，同时他还形容谢丽斯"非常正常"。在这里，西尔弗曼医生并没有引用标准化规范，他从心理学中"完全形态"的角度，诠释正常状态的概念，突出强调了正常状态的心理意义。但西尔弗曼医生随后却在他给出结果正常的评价后，又补充了一段警示性的提示，借此削弱了他帮助患儿家长重树信心的开场白：虽然谢丽斯"完全正常"，但她的父母还是应该对情况恶化有所预见。通过使用"儿童在出生时就带有这些先天性缺陷"，西尔弗曼医生为她的发育导入了一个新的基准。谢丽斯不应该和其他"正常"的孩子进行比较,而是应该和其他患病的孩子进行比较。于是,在这里,规范化让位给了对差异的识别。尽管谢丽斯可能一直貌似"完全正常",然而她的诊断结果告诉人们,她的正常状态可能发生变化。通过这种方式,西尔弗曼医生利用学科专业知识微妙地预示,未来可能并不确定。在给出这样一个提示时,他还严正地推测了一下种种无法预见到的危险,并借此重新调整了加里对女儿发育状况的忧虑。从他的角度看,正常状态始终是一个不确定的正常状态。

尽管专业知识举足轻重,然而学科判断在该场景中所发挥的作用却与其在规范客观性场景中不同。在这里,学科权威的表达方式较为啰嗦、冗长,较少取决于具体的感性体验(例如:对患儿的观察、感觉和聆听),而更多地取决于对"患儿的人生可能会是什么样子"这类问题的总体感觉。十周后患儿全家再次到遗传病诊所看病,当谢丽斯的母亲卡罗琳·布罗德里克询问她女儿是否能够参加游泳课时,对危险的忧虑再次浮现。

卡罗琳:您认为她能不能参加游泳课或者其他类似的活动呢?

西尔弗曼医生:嗯,假如我们特别幸运的话,她会是一个完全正常的小姑娘。如果你想现在就带她上游泳课,比如去游泳池,那么你就应该带她去。

卡罗琳:细菌。

西尔弗曼医生:什么?

卡罗琳：我害怕细菌。

西尔弗曼医生：对，我知道。

卡罗琳：（笑声）

西尔弗曼医生：嗯，你知道吗，这让我想说点别的事情。今年是第一年，她没有感染，没有遇到类似的情况，也没有生病，但明年她的情况可能不会像今年这么好。我这么说并不是要吓唬你，而是要让你对这样一个事实感到安心：如果情况发生变化，这并不是因为情况急剧恶化了。在孩子半周岁后，生长的速度会变慢，那是因为她吸收额外氨基酸的能力减弱了，他们不再生长得那么快了。因此，我们也许有必要做一些调整。如果这种情况出现，我希望你们别慌。就细菌而言，你们是想要在一个真空的气泡里养育这个孩子呢，还是希望尝试着去帮助她增强抵抗力呢？我们也并不知道她能接受些什么。你也许是要保护她，但是却发现她实际上并不需要保护。

西尔弗曼医生再次就谢丽斯的"蜜月期"给出了一个解释，这与他在前一次门诊时所给出的解释类似。在一岁之前的高速生长让患有丙酸血症的婴儿不会在血液中积聚氨基酸。随着生长速度的下降，氨基酸消耗的速度没有之前快了，因此代谢危机就有可能爆发。从结构上讲，这个例子与之前的例子类似：西尔弗曼医生先是对谢丽斯的正常状态给出了一个相对乐观的评价，继而又对迫在眉睫且可能发生的复杂情况，给出了一个不甚乐观的警告。但是在第二次门诊时，西尔弗曼医生的评估变得愈发谨慎。虽然他再次暗示，谢丽斯有可能成为一个"完全正常"的小姑娘，但是她的正常状态现在变得更加具有偶然性了。该转变降低了患儿家庭对谢丽斯将拥有一个正常童年的预期，而孩子是否能拥有一个正常的童年现在就全靠运气了。由此，双重语言朝着差异一侧倾斜了。

我们称西尔弗曼医生在上文中所给出的这种发育评估为"正常化假设"，其目的是突出该规范化策略的三个具体特征，而正是这三个具体特征将规范虚拟性与规范客观性区分了开来：其不确定的认知状态、未来的定位以及其道德本质。在语法中，虚拟指一种动词的语气，它被人们用于表达一种假设或想象的想法。它可能传达一种希望、愿望或心愿，或者其他尚未出现的可能性或行动。西尔弗曼医生说"假如我们特别幸运的话，她会是一个完全正常的小姑娘"，这句话用的就是虚拟语气。因此，如果客观规范评估按事物的实际情况描述事物，那么虚拟规范评估就是按我们希望事物可能出现的情况描述事物。

人类学家拜伦·古德（Byron Good）和玛丽乔·古德（Mary-Jo DelVecchio Good）曾使用虚拟的概念，围绕对土耳其癫痫患者病症的种种解读，勾勒出了其中的偶然性本质。通过对这些解读的分析，这两位人类学家强调了对癫痫病症各种解读中的"虚拟"元素，这些元素帮助人们构建起一种疾病体验，它"具有神秘性，涉及潜力的问题，并且有可能发生变化"，而且"让患者和他们的家人认为持续就医是合理的举措，并继续对积极的甚至'奇迹般的'结果抱有希望"。[46] 他们引用了叙事理论家杰罗姆·布鲁纳（Jerome Bruner）的话："采用虚拟模式……如同游走于人的各种可能性当中，而不是在已经决定的确定性事件中穿行。"[47]两位人类学家提出，对疾病的描述包括虚拟元素，这不仅因为解读者渴望在听众身上看到一个感同身受的反应，而且还因为解读者在尽心竭力地在塑造一个"治愈具有可能性"的世界。通过使用类似的方法，西尔弗曼医生展示了一种坚定的承诺，即保持患儿家长对孩子会有一个"正常"的未来的希望，这是一种道德层面上的希望。在这一临床场景中，正如其他社会科学家评论的那样，不确定性和偶然性都是宝贵的资源，因为它们让患儿父母，对他们孩子的健康以及今后的正常状态，保存了一些希望。[48]

当谢丽斯长到14个月大时，她因为再次遭遇代谢危机入院接受治疗。她还是无法行走，而她的父亲向医生咨询了她躯干部分颤抖的问题。西尔弗曼医生解释说，这很可能表明，因患有障碍性疾病，谢丽斯遇到了发育迟滞现象。当加里表示他对此颇为惊讶时，西尔弗曼医生承认说："是的，她没有步入正轨。"继而他补充说："我们没办法预料，她在学校的表现将会是怎样的。她也许能够行走和说话，能够在那些方面表现正常。虽然现在就做出预测有点冒险，但她的表现还挺令人鼓舞的。"所以，即便到了这个时候，当西尔弗曼医生最后承认谢丽斯已经落后于标准化规范时，尽管谢丽斯明显存在种种异常现象，他仍然在谨慎的前提下对未来抱有希望，尝试着对她不确定的未来持乐观态度。换言之，尽管分化日益加剧，然而对患儿的客观评价却让位给了规范化的虚拟维度。

狄娜·沃克是一名患有甲基丙二酸血症（MMA）的儿童，在西尔弗曼医生与她的家人进行互动时，我们同样察觉到了规范化与差异二者之间的紧张空气。和谢丽斯一样，狄娜在出生后不久就显现出了代谢危机的种种迹象，之后，医院在她的肚脐处植入了一根胃造瘘管，帮助她在再次遇到代谢危机的情况下进食——这对患有 MMA 的病人而言是一种常见的措施。在她初次入院接受治疗后，狄娜连续好几个月都很健康。下文摘自狄娜四个月大时的门诊记录，在该记录中，西尔弗曼医生表示，"没人会看出她跟一个正常孩子有什么不同"，并试图借此让孩子的母亲雷切尔·约翰斯顿对狄娜不确定的未来重新树立起信心。

　　西尔弗曼医生：我认为，她看起来发育得不错。

　　雷切尔：是的。

　　西尔弗曼医生：你得知道，现在还很难说。目前是一个难以断言的时期。

　　雷切尔：嗯。

　　西尔弗曼医生：但从整体看来，没人会看出她跟一个正常孩子有什么不同。

　　雷切尔：对。

　　西尔弗曼医生：确实如此，当然了，她胃里伸出了几根管子。

　　雷切尔：是的。

　　西尔弗曼医生：（笑声）就像那样的小东西。

　　雷切尔：是的，但也没人真正清楚那个东西。

　　西尔弗曼医生：对。所以她穿比基尼泳衣不会太好看。（笑声）

　　雷切尔：不行，有那个东西可不行。

西尔弗曼医生：在我们拆除了那些装置后，我们的患者基本都会穿比基尼的。

雷切尔：（笑声）

在这里，西尔弗曼医生展示了规范虚拟性定义中的三大特征。他首先使用了限制性短语（"现在还很难说"），这显示他所给出的发育评估，就**认知状况**而言是**不确定**的，而虚拟语气结构（"没人会看出她跟一个正常孩子有什么不同"）和预后诊断预言（"她穿比基尼泳衣不会太好看"）揭示了他对孩子未来的定位。整体而言，在该场景中，"正常"一词，围绕狄娜预期可能会过上的哪种生活以及从女性角度出发对具有典型性的少女时代的种种假设，传达出了一种心理诉求。西尔弗曼医生暗示，假如她最大的问题是她能否穿比基尼泳衣，那么她没有什么理由需要担心。然而，他使用了"看出……有什么不同"这种表达方式，这显示出一种有欠稳固的正常状态，在这种状态下，狄娜只能部分隐藏她的差异。

随着时间的推移，就像他对谢丽斯所做的那样，西尔弗曼医生逐渐调和了他的规范评估。当她六个月大时，虽然狄娜的个子在长高，但体重却没有按比例增加，这在患有代谢失调症的孩子身上，是发育出现问题的一个重要迹象。在狄娜八个月大时，她的家人再次带她去了诊所，她的母亲和祖母问到了她体重偏低一事，西尔弗曼医生给出了一个前景严峻的预后诊断。

西尔弗曼医生：嗯，但是、但是，请看。这种疾病是一种比较严重的疾病，到今天为止，我们一直都是非常侥幸。

祖母：嗯……

西尔弗曼医生：我最不关心的就是体重了。

祖母：嗯……

西尔弗曼医生：我的意思是，对于很多孩子，甚至对于那些得了这种病表现却仍然不错的孩子而言，他们的一个问题是，他们的肾都会在10或15岁时出现问题。她可能最后还是得进行肾脏移植。所以，在我看来，我最不关心的就是体重了。

祖母：这只是为了帮助她保持健康，以及促进她的骨骼生长。

西尔弗曼医生：大脑。

祖母：大脑。

西尔弗曼医生：这是我们的危险所在。

在这段对话中，西尔弗曼医生颇为尖锐地告诉狄娜的母亲和祖母，她们如常人一样担心孩子的体重，这并没有切中要害——实际上，她们应该担心的是肾衰竭和脑损伤。重要的是，生长——在其他案例中，这个评估正常状态的重要方面——却被认为是无关紧要的。由此，西尔弗曼医生将狄娜从一个正常的孩子——他们的身高和体重一般会受到关注——重新塑造为一个患有严重代谢失调症，且可能会面对更加严重的问题的患者。就像我们在谢丽斯·汤普森的案例中所看到的那样，尽管狄娜一直到问诊时表现还都十分良好，然而这却只能归于幸运。天平再一次从规范化转向了差异。

狄娜在 15 个月大时再次去医院问诊，她的体重问题此时升级为一个更为明显的、令人担忧的问题。在下文中，我们看到生长曲线图再次成为一个大家关注的焦点和一件规范工具。

西尔弗曼医生：咱们看一下她的身高是多少。哦，74.5。所以，身高还不错。

雷切尔：是不错。是的。

西尔弗曼医生：头围也应该不错。

莫妮卡：她吃东西还好吗？

雷切尔：是的。

莫妮卡：她一直吃东西都很好吗？

雷切尔：嗯……这也是我不确定的原因。但她很活跃。我不知道是否这——

西尔弗曼医生：看。这里——头围很好。身高很好。体重却偏轻。体重是最不重要的问题。但我想，我们应该试着让她多获取一些卡路里。

雷切尔：是的。

西尔弗曼医生：但我们应该关注的是头。我们显然应该关注的是大脑，不好意思。它生长得不错。这并不是意味着——正常尺寸的头并不意味着正常的功能。但头小常常意味着功能异常。至于身高——在营养不良的情况下，体重总是先下降，然后是身高，头部排在第三位。因此，她保持了身高和体重——身高和头部。所以，即便她目前获取的卡路里太少了，迄今为止，她只在体重上出现了问题。那么，我认为，我们显然应该让她获取更多的卡路里。

雷切尔：好的。

西尔弗曼医生：我认为，在我们今天与营养师会面时，我们能够做到这一点。

虽然在早些时候，西尔弗曼医生认为狄娜体重偏低不是一个严重的问题，但是在这里，他承认这与她的代谢失调症相关，因为看起来，她的营养不良是由她受限的饮食导致的。虽然他确定，他们需要让她摄入更多的卡路里，但是通过声称体重问题"是最不重要的问题"，他依然在尽可能地降低体重问题的重要性。在这个案例中，西尔弗曼医生对狄娜在生长曲线图中所处的位置展现出有限的关注，这意味着患儿未来可能会遇到更严重的问题。西尔弗曼医生将患儿身上的异常归于病态，而机械客观性和源自医生的规训客观性由此在这个过程中合而为一。

*　　*　　*

虽然最初在使用"双重语言"时，拉普将重心放在了患儿家长身上，但值得注意的是，当隐藏在学科专业知识这张"面具"后面时，双重语言能够更为有效地同时传达貌似自相矛盾的不同信息。不过，一方面，临床评估中存在的明显矛盾会令患儿家长感到困扰和迷茫；另一方面，鉴于一些孩子已经显现出了症状，而另一些孩子表面上却较为"正常"，相比之下，前者家长所显现出的焦虑较为缓和。这其中的部分原因是，对于孩子在某种程度上受到疾病影响这一点，症状组的家长基本没有什么不明确的地方。与此同时，关于孩子的未来，双重语言中固有的含糊特征保留了一定程度的虚拟性。因为患儿的健康状况并不确定，所以他们的家庭需要日复一日地面临种种挑战，而该虚拟性对于这样的患儿家庭而言是弥足珍贵的。双重语言向患儿家长传达了这样一种信息：从"正常"一词的某种意义上讲，患儿可以既患病又"正常"。

我们已经向读者展示了，西尔弗曼医生依靠横跨规范化与差异的双重语言，不仅巧妙地给出了临床判断，而且还提供了安慰。但随着时间的推移，对于已经出现症状的孩子，他们的临床评估会将重心日益放在差异而不是正常状态上，至于他们的孩子可能会过上什么样的生活，患儿的父母也只能自己去琢磨了。在孩子到了上学的年纪时，他们会进入主流教室并且交到朋友吗？他们长大后会找到工作和人生的伴侣吗？

当孩子仍在等待诊断结果时，他们的父母往往会沉浸在"我的孩子是否正常"这个问题中，而当孩子已经显现出一定的症状时，对于他们的父母而言，这个问题的设定就会呈现出些许的差异。对这些父母而言，正常状态并不是一个没有条件限制的问题。相反，他们想知道的是，"我的孩子将会有多健康？"这个问法让患儿的父母使用了各种他们自己的虚拟规范化手法。人类学家凯利·拉斯伯里（Kelly Raspberry）和德布拉·斯金纳（Debra Skinner）曾提出，如果孩子患有遗传性疾病，那么他们的父母就会"参与到一个重新规范'正常'的过程中，即基于一种特殊的健康状态重新校准的过程，而该特殊的健康状态是无法计算出平均数的，因为它的基数只有一个人——他们自己的孩子"。[49] 虽然患儿的父母与生物医学评估框架可能都十分关注"正常"，但是前者却围绕他们自己的孩子，重新定义了"正常"可能拥有的含义。由此，对于在新生儿筛查中显现出症状的患儿来说，不仅由于他们脆弱的健康状态，而且还由于处于"正常"状态本身的含义就飘忽不定，所以正常状态具有很大的不确定性。

规范化中的创造性

无论预后诊断的结果如何，也无论代谢失调症的实质如何，新生儿筛查患儿的父母都要长久面对孩子健康的不确定性。我们看到，家长参与新生儿筛查的后续诊疗活动的动机全都可以归结到一个引而不发但却不言而喻的问题上：我的孩子正常吗？在绝大多数情况下，遗传学医生都会尝试用强调的语气给予这一问题肯定的回答。但是在某些情况下，尽管医生想要帮助新生儿筛查患儿的父母重新树立起信心，然而他们却不得不面对一个与之相冲突的任务：让家长们为今后可能会踏上的那条充满艰辛的道路做好准备。

由于福柯理论的巨大影响，一些社会科学家想当然地认为，规范化必然是阴险和压抑的。[50] 然而，正如我们已经向读者展示的那样，发育标准所涉及的、评估孩子是否正常的报告为大量的规范化判断创造了条件，而后者的种类比人们预期的要宽泛很多。遗传学诊所中的规范化包含两个相互重叠的维度：落实为婴儿生长与发育设置的标准化规范，以及采用有关儿童未来生活的道德判断。我们之前提到过，规范化提供了多种知识、判断和实践活动，它们帮助患儿父母对众多未知数做好准备。通过提供有关孩子发育的"路标"，规范化手法让医生能够以直观的方式看清各种各样的问题，从而为落实纠正措施创造条件，而假如没有这些"路标"的帮助，这些问题可能就会变得没有这么明显了。此外，由规范虚拟性产生的不确定性也可以成为一种创造性的资源，它可以被用来逐渐向患儿家长灌输希望，帮助他们保持对未来的希望。因此，我们认为，规范化策略本身并不发挥约束和限制的作用，相反，它们为进一步增进理解和提供各种治疗的可能性创造了空间。

大家也许会颇感意外地发现，人们可以在规范化中找到创造性，因为规范化隐含着标准化和减少特异性的意味，所以从定义看似乎是抑制和阻碍创造性的。但是，因为比照规范对个体进行测量的过程结合了客观和道德假设，所以它还蕴含着一个创造性的维度。当临床医生预期患儿数据不符合规范，或处于统计数据的正常范围之外时，将数据与规范进行匹配的工作就会让人们面临一个无法调和的冲突时刻，这一时刻需要调和与折衷。就像各种知识之间的复杂关系导致疾病知识论与本体论的改变以及准病人的出现，规范化也显示出了日常临床工作中的溯因推理。在儿科门诊中，引导发育评估的是将规范客观化的过程。然而，就像那些在新生儿筛查中显示出症状的患儿所遇到的情况一样，当这些规范不能够再提供清晰、明确的预后诊断价值时，根据当时的种种未知因素，临床医生会进行创造性的溯因推理，以便重新校正患儿父母对未来的预期。

总的来讲，我们已经看到，对于那些受到代谢失调症影响最大的患儿而言，随着时间的推移，遗传病医生会通过使用规范化手法，逐步减少对患儿父母的安慰，这样患儿父母才能做好准备，来满足他们孩子的需求，而同时又不会完全放弃希望。尽管这些孩子的未来并没有变得更加确定，然而患儿家庭对孩子正常状态的预期却大幅下降。在下一章中，我们将会具体描绘和评述这些家庭的经历与体验。

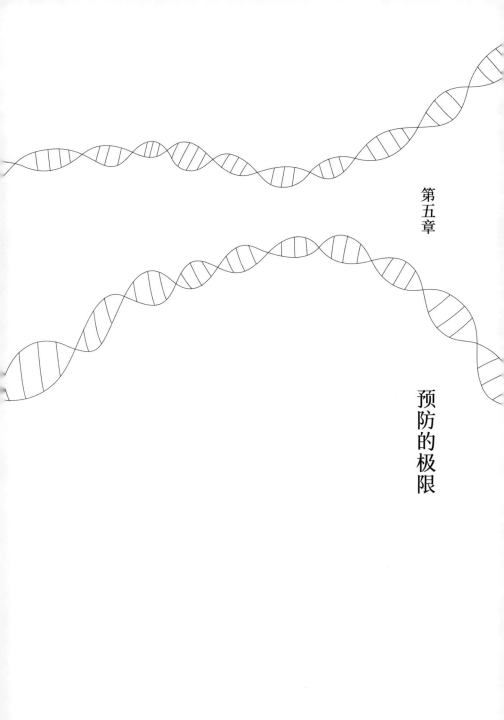

第五章

预防的极限

与大多数人口筛查计划一样，新生儿筛查的基本原理是二级预防，旨在进行早期诊断，以便在大规模发病之前开始治疗。虽然还没有治愈代谢紊乱的方法，但二级预防的逻辑表明，早期发现和干预有助于规避疾病的最严重后果。然而，正如我们在上一章中所展示的那样，预防措施并不能使所有新生儿筛查患者免受代谢危机的威胁。代谢紊乱仍然无法预测，而且不可避免的是，部分通过新生儿筛查确诊的患者会出现症状，遭遇严重的、危及生命的代谢危机。

这一章我们将要讨论预防的极限，这一讨论聚焦于已经出现症状的儿童的护理工作，而这些患儿进行了新生儿筛查和早期诊断。新生儿筛查旨在为这些有症状的患者服务，因此，他们应该是筛查效果的最佳案例。倡导者在游说政策制定者进行扩大筛查时会引用这些患者的案例，他们分享了一些悲伤的经历，这些家庭的孩子不够幸运而未能拥有新生儿筛查的机会，而已经进行筛查的案例则证明了其价值。这些也是遗传学家最熟悉的病人，因为在新生儿筛查之前，有症状的患者是临床病例中的多数。因此，他们的疾病经历比那些无症状的病人更能反映医学遗传学的知识基础。然而，正如我们将在本章所揭示的那样，早期检测和临床专业知识有时不足以预防严重的病症。这里讨论的许多新生儿甚至在得到新生儿筛查结果之前就有了患病迹象。其他人在出生后的第一年就经历了代谢危机。因此，这部分患者的家庭经历了一种不同于我们在第二章中介绍的无症状患者的医疗轨迹。对于本章所探讨的患者来说，不确定性是围绕对预后的判断而不是诊断过程产生的。接下来，由于我们把目光投向了病患家属，患儿在出生后的一年中频繁就诊，借由他们的经验，我们能更仔细地思考病患的轨迹。

美国的城镇医院越来越多地在人类学家谢里尔·马丁利（Cheryl Mattingly）所称的"**边界地带**"（border zone）中运作——一个多语言、多民族、多种族、阶级和宗教认同相交的混合空间，这导致了明显的紧张局势和误解。[1]出于某些原因，这些问题在本章重点描绘的家庭中更加突出。正如我们在前言中所指出的那样，参加我们研究的家庭反映了加利福尼亚的人口结构，这个州因其种族多样性而受到赞扬，也因为它巨大的贫富差异而受到非议。与我们的整体样本相比，我们研究中的有症状患者更有可能来自低收入的少数民族家庭。在我们即将讨论的这 11 名患者中，有七名的父母是第一代移民，其中五名来自只会讲西班牙语的家庭。除了拉美裔背景的六名患者外，还有两名来自新近亚洲移民的孩子和两名来自非洲裔家庭的孩子；剩下的一名病人是欧洲裔美国人。只有三个家庭可以说是中产阶级。由于样本的大小，我们只能推测有症状和无症状患者之间的差异是否可能反映了社会不平等与生物遗传结果之间的相关性。[2]无论造成这种差异的原因是什么，很明显，这些家庭在遗传学诊所中要面对的互动风险比其他家庭高得多：他们的社会和经济资源相对较少，而且他们的孩子明显病得更重。正如马丁利所警告的那样："在以差异和高风险为特征的情况下，沟通的失败被放大到了极端严重的程度。"[3]

　　然而，除了怀疑和不信任之外，边界地带还提供了护理与合作的可能性，尽管有症状的患者家属面临着更高的风险和广泛的不确定性，但大多数人坚持与遗传学工作人员建立信任关系。在本章中，我们开始梳理家庭和临床医生在儿童代谢紊乱的长期管理中所面临的各种关心和怀疑。我们从雷纳尔多·冈萨雷斯的病例开始，他的故事为接下来的分析奠定了基础。然后，我们确定并描述有症状患者轨迹的两个阶段：不稳定的新生儿期，然后是护理的稳定期和常规化阶段。最后，我们讨论了儿童代谢紊乱的治疗方案，并考量了治疗过程中出现的一些常见问题。

脆弱的开端：雷纳尔多·冈萨雷斯

　　瓦妮莎·拉莫斯在儿子出生后不久就把他带到了急诊室，当时他出现了第一个症状。瓦妮莎说，她的怀孕和分娩都很顺利。她接受了常规的产前护理，"一切都很顺利"。瓦妮莎是自然顺产的，雷纳尔多出生时看起来很健康。然而不久之后，"他根本就不愿醒来，"瓦妮莎回忆道，"那一天他大概喝了两盎司奶。然后就睡着了。他就是不愿醒来。他在哭。吃不下任何东西。然后我意识到出问题了。"急诊医生下令静脉输液，因为雷纳尔多似乎脱水了，但并没有好转，瓦妮莎回忆道："他实际上更糟了。"不久，雷纳尔多从他出生的小社区医院被转移到相距

30 分钟路程的学术医院——我们的研究所在地。在那里，他做了透析，瓦妮莎得到了儿子的诊断："一个小时之后，他们把我们带到了一个房间。就是那时他们告诉我他被诊断出患有枫糖尿症（MSUD）。这就是这一切的开端。"

值得注意的是瓦妮莎没有提到任何关于新生儿筛查的问题。事实上，从她的报告中不能得知临床诊断是否早于筛查结果的报告。对于像雷纳尔多这样的患者，筛查的预防方向不是重点。雷纳尔多的医生已经在医治一个病得很重的婴儿了。后来，当我们进一步向瓦妮莎询问雷纳尔多的新生儿筛查结果时，她解释说："直到事后我才收到通知。所以我记得。那是另一个让我头疼的事，我记得……就在那时，我们已经接受了遗传学诊所的护理。所以，我就让他们告诉我到底发生了什么。但是我并没有从新生儿筛查中得知什么，直到他已经生病。他们告诉我有一些检测结果有点罕见，让我再做一次测试。我不记得到底是怎么回事了。但我已经在做遗传学诊所的护理了。"

雷纳尔多在医院待了三个半月，经历了许多病症起伏。[4] 他大部分时间都在新生儿重症监护病房（NICU），在那里接受了六次输血并通过鼻胃管喂养。"我记得他想哭，"瓦妮莎告诉我们，"因为他的呼吸管，你什么也听不见。我看到的只是他脸上的表情……只是在求助……我这辈子从未这么难受。"

雷纳尔多的住院治疗对瓦妮莎来说是一个艰难的时期。在雷纳尔多出生前一周，她自己的母亲死于胃癌。不久之后，瓦妮莎悲伤的父亲和她的两个弟妹前往萨尔瓦多待了六周——这是她父母移民前的国家——以抚平失去妻子和母亲的伤痛。瓦妮莎一直和雷纳尔多的父亲，也就是她的男朋友住在一起，但他们在婴儿出生前就开始争吵了。她解释说："我们在医院期间试着待在一起。但是压力太大了。他总是在医院进进出出。他真的不想去那里。他说他在上班。但他并没有。"因此，对于雷纳尔多的大部分住院治疗，二十出头的瓦妮莎都是独自一人面对的。她搬回了她父亲的公寓，在那里排解她长时间待在医院的崩溃情绪。由于无法工作，她不吃东西，仅靠从医院社会工作者那里获得的医院食堂五美元的医院自助餐券过活。她说："有时候我觉得我可能一周都没有洗澡。因为我只是想在那里。我不想离开他……我想知道是怎么回事。"

最终，雷纳尔多出院了。但瓦妮莎被告知他们会复诊。MSUD 患儿常常会生病，遗传学工作人员向她解释道。"所以，这就是为什么我只有真的需要外出时才出门，"她说，"除此之外，我真的只是留在他身边。只是设法使他尽可能安全，不要生病。"除了 MSUD 之外，雷纳尔多还患有喉软化症，呼吸道狭窄导致呼吸困难。他定期到遗传学和血液学诊所看诊，他的遗传学家弗洛雷斯医生在我们的研究过程中多次将他转诊到耳鼻喉诊所，因为他持续在流口水。在他三岁前，雷纳尔多曾因肺炎、高烧和癫痫发作多次住院。瓦妮莎回忆起雷纳尔多第一次癫痫发作时，明显还心有余悸。"我一直以为癫痫会抽搐，不停发抖那种。但他并没有在发抖。"她说，"我抱着他，他无缘无故地哭了，我以为他只是饿了。那个时候他大概有四五个月了。我刚带他回家想要喂他，他只是在不停哭。突然间，他就不哭了。他的眼睛向上看，就像在看天花板，突然被卡住了一样。他把胳膊举起来，手攥成拳头，腿往外伸，僵硬地保持那个样子。他突然不哭了，也停止呼吸了。他连呼吸都没了，就那样大概六七秒钟。"

瓦妮莎试图通过给雷纳尔多吃佳得乐和泰诺来逃避住院治疗。虽然把雷纳尔多送到医院让瓦妮莎感到安全，但也造成了更多问题。有一次，当医生插入中央静脉导管时，雷纳尔多的动脉中形成了血栓，不得不服用抗凝血剂。在这次经历之后，瓦妮莎尽她所能来控制雷纳尔多的疾病。"但一旦用了布洛芬，泰诺就没有用了，这个时候我就开始担心。那时我知道是时候去医院了。"她说。

在雷纳尔多21个月大的时候，瓦妮莎有一份全职工作，在办公室做接待员，让公寓楼里的邻居照看雷纳尔多。然而最终瓦妮莎发现在照顾儿子的同时工作太难了。她这样解释她停止工作的原因："自从他出院后，我就一直在工作。但我开始感到压力……觉得好像所有事情都压在我身上。我在办公室工作，知道至少我在做点事让我感觉很好，即使现在经济状况不太好。但是，如果我和他待在一起，这就是最重要的。只要他过得更好。说实话，我真的什么都不在乎，只要他过得更好，尽量不要再住进医院，除了检查情况去一下。"虽然瓦妮莎信任看护孩子的邻居，但她却觉得"如果我可以做得更好一点，也许他不会病这么严重"。瓦妮莎表示，自从她成为一名全职母亲之后，她变得"更快乐了"。有了雷纳尔多的社会保险金和联邦政府的妇女、婴儿与儿童特别营养补充项目的拨款，瓦妮莎得以养活她的小家庭，最后，在和父亲大吵一番后，她离开了父亲的住所，搬进了自己的公寓。

雷纳尔多的父亲里奇在雷纳尔多七个月大就"逃之夭夭"了。雷纳尔多第一次出院后，瓦妮莎打电话给前男友，求他一起帮忙解决儿子的问题。但直到几个月后，她才收到里奇的回复——一封里奇因为雷纳尔多监护权而起诉她的邮件通知。瓦妮莎在指定日期出庭，但里奇没有出现。"他好像挖了坑自己跳，他们是这么说的。"瓦妮莎回忆道。"最后，他们把儿子的全部监护权交给了我，抚养费算在他身上。我从来都不想这么做。因为我总是告诉他，不管你和我之间发生了什么，我并不想有别的问题，比如孩子的抚养费之类的。我有了孩子，如果你想撒手不管的话，我会尽我最大的努力去照顾他。但是他最后把我告上了法庭。他没出庭。法院把完全监护权判给了我，还判他付抚养费。"尽管里奇没有出庭，但瓦妮莎并没有将其"拒之门外"，因为她不想让雷纳尔多失去与父亲联系的机会。到孩子一岁时，里奇每月都会去看他几次并在他有工作时支付抚养费，但并不稳定。瓦妮莎说他们像"朋友"一样相处。

雷纳尔多的 MSUD 主要通过饮食管理治疗。瓦妮莎说雷纳尔多遵循"非常严格的饮食习惯"。她说："蛋白质吃得不多，像很多肉，比如鸡肉，含有奶制品的东西。我真的很害怕他吃这些，因为我知道里面含有很多蛋白质，如果他体内含有高蛋白，他就会生病。"瓦妮莎试图通过写下他吃的所有食物来追踪雷纳尔多的蛋白质摄入量。尽管如此，她承认，有时她会弄错一些，"这有点难"。随着年龄的增长，雷纳尔多还喝着一种混入牛奶和果汁中的特殊配方食品。

除了特殊饮食外，雷纳尔多还接受一个当地的区域医疗中心的后续追踪，这是加州一家为发育性残疾儿童提供服务的机构。在遗传诊所社工丹尼丝·莫斯科维茨的敦促下，瓦妮莎开始将 21 个月大的雷纳尔多带到该中心。瓦妮莎震惊地得知，她的儿子被评估为有 8—10 个月的发育迟缓。大约在这个时候，瓦妮莎告诉我们："我已经知道他会因为 MSUD 而有点发育延迟，但我没想到会这么多。一天天治吧，看看他能不能好转，然后试着帮他一把。"瓦妮莎犹豫不决，时而担忧雷纳尔多不确定的未来，下决心表示不要看得太远。想到他总有一天会上学，她担心同学会因为他的特殊饮食而取笑他，说这可能会"伤透她的心"。其他问题也涌现出来了。"他会因为发育迟缓而去上特殊班吗？他会和普通孩子玩在一起吗？"她想知道。面对这些未知数，她告诉我们她不想太过用力地把雷纳尔多逼得太紧。"我只想一点一点地接受它。"她说。

瓦妮莎热衷于从遗传学诊所获得的支持。他们不仅照顾她的儿子，同时也注意到了她的经济状况。丹尼丝理解单身母亲的压力，并向瓦妮莎保证，她已经做得很好了。她还建议瓦妮莎向她的区域中心联络人寻求临时护理服务，这将提供每月几个小时的付费托儿服务，使她能够休息片刻。瓦妮莎提到弗洛雷斯医生时说："每当我们看到他时，他的脸上总是带着笑容，对我说我做得很好，那也让我感觉很不错。"瓦妮莎解释说，随着时间的推移，她与自出生以来就照顾雷纳尔多的临床医生建立了良好的关系。"我已经认识他们一段时间了。他们了解我儿子，总是能够给我们提供帮助。我只要拨通他们的手机就能给他们电话，或者是他们打电话给我，看看我儿子的状况。"她总结道："医生们真的非常非常好。"

新生儿筛查和症状轨迹

雷纳尔多·冈萨雷斯的案例引出了许多由有症状新生儿筛查患儿家属所道出的显著问题，如创伤性分娩后频繁住院，饮食调节在代谢紊乱管理中的重要作用，对于有特殊医疗需求的孩子在护理上对性别进行划分，以及与遗传学诊所工作人员建立信任关系的关键作用等。我们研究中有 11 名患者在出生后不久就出现了代谢紊乱症状，雷纳尔多就是其中之一。新生儿筛查后续手续有助于确认患儿是否存在急性代谢危机，这种情况后果非常严重，却常常没有前兆。像其他生理上脆弱的患儿的父母一样，这些家庭也面临着孩子未来的巨大不确定性。[5] 然而，尽管准病人面临诊断的不确定性，但有症状的患者主要应付的是预后不确定性：他们的症状对于遗传学工作人员来说是熟悉的，但他们的疾病进程仍然难以预测。[6]

有症状患者的轨迹由两个不同阶段组成：（1）不稳定的新生儿期，其特点是大量突如其来的医疗介入，家人和医生认识到患儿生命处于严重危险之中；（2）随后是艰难的调整期，在此期间家庭生活逐渐适应照顾患有慢性疾病的儿童。对这群孩子的医疗监测将无限期地持续下去，父母和临床医生都认识到可能存在真正的威胁，例如脑损伤、昏迷，甚至猝死等。

脆弱的开端

大多数有症状患者的父母讲述了孩子刚出生时的故事，这些故事让人联想起瓦妮莎·拉莫斯，除了没有那么戏剧化。通常情况下，该些儿童在出生后很快就会生病，甚至在诊断之前就出现症状。莫妮卡说："大家好像情况都差不多，在我们得到诊断结果时发现这个孩子已经在医院了。"

狄娜·沃克在出生后几分钟因为没有呼吸被送往 NICU。她的妈妈雷切尔·约翰斯顿回忆道："他们把她带走后，我开始有点紧张了。然后他们每个人看起来都有点惊慌。但是他们不想让你知道。但我听到他们的谈话，猜到她没有呼吸了。好像过了几分钟他们告诉我，'已经两分钟了，她还是没有呼吸。'我能听到这些，我不确定他们是不是知道我能听到，但我确实在听。当然，我没有听到孩子在哭。"第三天，医院工作人员告诉雷切尔，狄娜感染了，并将开始使用抗生素。然而，就在当天，新生儿筛查结果出来了。"但是第三天他们告诉我，他们做了新生儿筛查，发现她有一些这家医院处理不了的问题，所以，'我们要把她送去学术医院'。"我们的研究中，有两对夫妇在 NICU 的经历令人心痛，因为他们曾经失去过一个孩子——可能是因为同样的代谢紊乱，然而没有一个孩子被诊断出来。莉娜和里卡多·桑切斯的儿子迭戈通过新生儿筛查被诊断为戊二酸血症 1型（GA1），他们的大女儿在八个月大时突然死亡，原因当时还不清楚。同样地，玛塞拉和路易斯·托里斯曾失去了一个出生仅四天的女儿，15 年后，女儿克拉丽贝尔出生了，并通过新生儿筛查诊断为甲基丙二酸血症（MMA）。玛塞拉告诉我们："当我看着她时，记忆就回到 15 年前，当时我就看着我的女儿死去，而我们不知道该做什么。就连医生都不知道她怎么了。"

在狄娜转到一家更专业的医院后，雷切尔·约翰斯顿仍然在她分娩的那家社区医院因为子宫感染又住了五天。当她终于好转搬到离家一个半小时的大学附属医院时，雷切尔遇到了西尔弗曼医生："他说，'有可能，她有可能患有智能障碍，也可能会长成你心目中正常的小孩，也有可能会有这些并发症。'他说了一系列并发症。他说，'我并不打算瞒着你们，因为从长远来看这会让情况变得更糟。'"比阿特丽斯·伊达尔戈的女儿也在新生儿筛查中查出了 MMA，她回忆起第一次和遗传学团队打交道的类似情景："第一次，他们说这是非常严重的，我们必须要给她施洗。因为同一天有另一个病情相同的孩子死了。他们说，很有可能同样的事情将发生在她身上。因为他们是小婴儿，血液（系统）根本没发育好。"同样，西尔弗曼医生在第一次给克拉丽斯·穆诺斯的女儿琳达看诊时告诉她："她可能智力迟钝，身体可能有异常，最极端的情况是她可能会死。我不认为她那么危险，但我必须诚实地告诉你。"

对于像伊达尔戈和穆诺斯这样说西班牙语的家庭来说，由于他们对诊断的理解更可能受限于沟通障碍，因此最初的不确定性可能更为复杂。在大多数病例中，会有一名医院的口译员在场与讲西班牙语的家庭进行临床会诊。然而，通过翻译进行交流存在着互动的困难，[7] 在有些时候没有翻译在场时，西尔弗曼医生用他自己的蹩脚西班牙语与家人沟通，而这些家庭感到很难理解。正如莉娜·桑切斯告诉我们的那样："实际上他们没有向我解释。因为医生的西班牙语说得不好，而我从来不喜欢这样，他总是说我们必须等，以免他变得更糟，而且可能会有奇迹发生。我会问他我儿子有哪些不能做的事情。他会有什么限制？"莉娜说她收到的紧急通知书是用英文写的，既没有翻译也没有解释。比阿特丽斯·伊达尔戈同样回忆说："她第一次在急诊室和另一个孩子以及其他婴儿在一起，没有人对我们解释什么。他们说孩子病了，她的血液又怎么了，但我们听不懂。我们不理解那到底是什么。"万幸的是，马里萨的医生弗洛雷斯可以用西语解释她的遗传病。但是就如比阿特丽斯所说，"那是后来的事了"。

尽管雷切尔·约翰斯顿相对比较早地收到了狄娜的筛查结果，但是一些家长认为他们的孩子在新生儿期间遭受了不必要的挫折，因为消息送达得太慢了。玛塞拉·托里斯说，一位在克拉丽贝尔出生的医院工作的朋友告诉她，克拉丽贝尔新生儿筛查的血片直到她出生后第四天才收集起来，而当时她已经生病了。玛塞拉回忆道："所以我很难过。我不知道怎么办才好。好吧，我算幸运的，有人告诉我说，'他们没有按时把血送过来。'我说，'什么？他们早就该送来了。'我当时读到了新生儿筛查计划的东西，他们必须在 24 小时内做到。"虽然玛塞拉提到的 24 小时的时间限制并不十分准确——州政府政策规定医院工作人员有六天的时间收集，且迟一点的收集时间更适合留在医院的孩子，因为筛查结果会更准确——然而她的怀疑突出了父母对新生儿诊断不能很快得出结果所带来的挫折感。

比如，卡罗琳·布罗德里克指出，谢丽斯曾做过一次脊髓穿刺，如果她的检查结果能更快地传达，她本可以避免穿刺的。她说："我可能会同加里（她的伴侣）一样有点失望，因为觉得有人做错了事。他认为有人掉链子了，比如医院根本没有在做这些测试，或者甚至在事情开始出错时没有尝试进行测试。"加里认为他的失望与谢丽斯出生后拿到筛查结果之前受到的错误安抚信息有关。"别告诉我一切都很好，"他说，"告诉我除了这些意外还有哪些检查结果。"

这种不满，虽然可能没那么严重，但却十分引人注目，因为它点出了扩大化新生儿筛查如何让人产生不切实际的期待——预期诊断能迅速出炉。玛塞拉、卡罗琳和加里已经接受了通过筛查预防的方式，然而最终对结果有些失望，尽管新生儿筛查结果传递的速度已经非常快了。即使是莫妮卡也承认，虽然新生儿筛查可以帮助医生更快地做出诊断，但在大多数情况下，在诊断做出时，已经开始了适当的治疗。她说："他们已经发现有一个孩子的氨值很高了。我认为他们已经开始为孩子补水、透析或其他什么。然后我们才得到检查结果。"事实上，在我们的研究中，有一半有症状的病人就是如此。朱莉·李筛查出 MMA 呈阳性，但结果传达较晚，她在出生后 10 天内就已经生病了。卡门·罗德里格斯在她的女儿露皮塔出生八天后将她带到急诊室才知道她的筛查结果异常。尽管露皮塔这次住院被诊断为患有瓜氨酸血症，但她很快就陷入了持续数天的昏迷，在此期间她遭受了永久性脑损伤。马里萨·伊达尔戈和琳达·穆诺斯在收到检测结果时已经在 NICU 住院治疗，甚至瓦妮莎·拉莫斯也感到遗憾，因为在雷纳尔多第一次生病前的几天，她都没有接到关于新生儿筛查结果的电话。这些病例表明，新生儿筛查结果可能不会及早传达到那些孩子患病风险最大的家庭。事实上，在 2005 年 7 月至 2009 年 4 月期间，加州 62 名筛查结果为阳性的婴儿在代谢中心开始后续治疗前就已经死亡。[8] 当然，在我们的研究中，许多家庭的孩子在收到新生儿筛查结果前就出现了症状，家长们想知道为什么他们没能更快地收到孩子的检查结果，以及更早的干预是否会大幅改变孩子长期的健康状况。[9]

与此同时，我们研究中有四名有症状患者在严重代谢发作之前就开始了治疗。对于像卡丽·布坎南这样的孩子来说，新生儿筛查诊断非常宝贵。卡丽患有 MCADD，且经历了几次代谢危机。筛查结果使得这些危机都及时得到妥善治疗，新生儿筛查可以说挽救了她的生命。由于迅速地收到了筛查结果，狄娜·沃克虽然进了 NICU，但相对来说没有大的后遗症。而另一个患儿，迭戈·桑切斯在他住院前就开始了 GA1 的特殊饮食。

此外，对所有有症状的病人来说，筛查结果一旦出了，就能帮助医生更有效地进行代谢诊断。尽管最初出现了一些延误，但新生儿筛查使有症状的儿童的家庭避免了漫长而艰难的诊断过程。家长们对此非常感激。当被直接问及对筛查的态度时，这些父母和我们研究中所有的家长一样，毫不掩饰地支持筛查的预防目的。正如雷切尔·约翰斯顿所说："他告诉我，这在过去五年才刚刚开始。而我非常感激……否则，没有人会真正知道她哪里有问题。"

不过，尽管家长们可以避免漫长的确诊过程，诊断本身也标志着漫长而艰难的治疗旅程开始。无论这些家庭如何获得诊断，诊断内容的重要性最终还是大于得到消息的方式。由于孩子的健康状况非常脆弱，再加上刚一出生就要住院，新生儿筛查并不一定是让人感受显著的医疗经历。

护理的稳定化和日常化

在经历了最初的痛苦和困惑之后，有症状病人的家庭最终习惯于处理孩子的代谢紊乱。[10]虽然护理工作并不容易，而且仍然需要家庭一直投入，但随着时间的推移，它确实构成了家庭日常生活的一部分。有些家庭幸运地获得了由州政府机构提供的家庭护理，比如玛塞拉·托里斯在克拉丽贝尔第一次离开NICU时就获得过一段时间护理。然而，在大多数情况下，日常护理的负担会落在家庭身上。

大量文献证明，照顾有特殊医疗需求儿童的责任主要由母亲承担。[11]大规模调查的结果表明，有一名或多名残疾儿童对单身和已婚母亲的工作都会产生负面影响。[12]尤其是低收入家庭，这些家庭在照顾有特殊医疗需求儿童方面面临着多重资源限制。[13]我们的研究结果也反映了这一普遍趋势。

像瓦妮莎·拉莫斯这样的母亲很快就发现，因为她们有了新的照顾责任，家庭以外的工作就过于沉重了。莉娜·桑切斯试图找到适合她儿子迭戈的日托以便回到工厂工作。迭戈在婴儿时期因为一次无法控制的代谢危机而遭受脑损伤。然而，莉娜推迟了重返工作岗位，因为她发现很难找到人愿意照顾她所说的"像这样的"婴儿——身患残疾的孩子。迭戈出生后，莉娜一家放弃了通过老板获得的医疗保险，转而依靠丈夫里卡多作为一个移民在农场打工的收入。[14] 同样地，卡罗琳·布罗德里克决定在谢丽斯出生后不再当保姆。[15] 她说，其中一名医生告诉她说："不要送到日托。因为要避免让她染上病菌。"

然而，并非所有母亲都可以选择与孩子待在一起。有些人，比如雷切尔·约翰斯顿、卡门·罗德里格斯和比阿特丽斯·伊达尔戈会请母亲或岳母照顾孩子，这样她们就可以继续出去工作赚钱——雷切尔当实习护士，卡门当一个患有自闭症的男孩的"保姆"，而比阿特丽斯则去当仓库员工。罗萨里奥·维拉兹克斯觉得卡门的安排有点讽刺——让她的母亲，也就是罗萨里奥本人，照顾她的女儿露皮塔，这样卡门自己可以有时间照顾别人的孩子——罗萨里奥告诉我们："她去照顾另一个孩子，却离开了自己的孩子。但是我和她说，你必须要工作，对吧？你没有钱就活不下去。"[16] 罗萨里奥说女儿"总是"工作时打电话回家确认露皮塔的情况，问问"她还好吗？她在玩吗？她在吃饭吗？"

在露皮塔诊断为瓜氨酸血症后，罗萨里奥延长了待在她家的时间，最开始这只是一次短暂的从萨尔瓦多而来的旅行，最终她帮助卡门更长久地照顾露皮塔。当露皮塔还是小婴儿时，卡门就与她的丈夫、露皮塔的父亲费尔南多分开了，因此罗萨里奥的帮助非常宝贵。分手后，卡门极不情愿把露皮塔交给费尔南多照顾。她告诉西尔弗曼医生，费尔南多带露皮塔去卡乐星（Carl's Jr.）汉堡店，她要是哭了就允许她吃鸡块，而这按照其食谱是被禁止的。虽然西尔弗曼医生鼓励卡门让费尔南多来遗传学诊所，这样他就可以教育费尔南多关于露皮塔代谢紊乱的事情，卡门仍然极度保护女儿，并怀疑他能否遵循推荐的限制性饮食。同样与女儿父亲分开的雷切尔·约翰斯顿说，她只能放心自己的母亲在工作期间帮她照顾狄娜。因此，即使有些母亲继续在工作，但照顾的负担还是压在她们身上。

在访谈中，母亲们描述了她们如何将照顾有特殊医疗需求的孩子同日常家庭生活结合起来。莉娜·桑切斯除了迭戈以外还有一个脑瘫的女儿，她其他五个健康的孩子会帮忙照顾残疾的孩子。年长的孩子会陪莉娜参加物理治疗和功能训练课程，并帮她照顾迭戈。"比如他们会在这里放一条毯子，把他放在那里，摸摸他的头和脸，把他从一边拉到另一边，这样他就可以拿起玩具，或者他们给他他可以摸的东西，"莉娜解释道，"他们把他放在小椅子上给他玩具玩，把豆子或米饭放在碗里，这样他就可以伸手抓住。类似这种事。"卡罗琳·布罗德里克讲述了在妹妹谢丽斯出生后，她7岁和16岁的两个儿子如何调整放学后的活动："他们知道，如果放学后没有洗手换衣服，就不能照顾妹妹。"为了防止儿子把病菌传染给妹妹，卡罗琳会在他们生病的时候将其"隔离"。

即使目前日常生活比较稳定，这些家庭也强调，由于代谢紊乱的不可预见性，他们的生活仍然存在很大的不确定性。罗萨里奥·维拉兹克斯说："有的时候她只想让我抱着她，让我坐着或者和她一起躺下。所以那几天我就会和她待在一起。但现在有时候她就会像这样，状况不错。"罗萨里奥认为这都源于露皮塔的多变的代谢状态："她有时很好，有时很糟糕，这很令人伤心。但是医生已经和我们解释过就只能这样。"比阿特丽斯·伊达尔戈同样注意到："这个病带给她的问题——就是会经常生病，什么病都有可能，她不像别的孩子那样免疫力强，所以她常常生病。"比阿特丽斯举了个例子，马里萨生病时就不再想吃东西了，很快她就会脱水："她生病时会一直睡觉。"

频繁的住院也会打乱常规的生活步调。卡罗琳·布罗德里克在女儿谢丽斯生病时绝对不会离开她身边。有一次，我们在谢丽斯第一次连续四天住院治疗期间问她是否一直待在医院时，卡罗琳回答说："我还能去哪儿？"卡罗琳告诉我们她非常庆幸家里有别的小孩可以陪着加里。但是不是所有的妈妈都如此幸运。有的妈妈在外工作，没办法总是可以在孩子生病的时候请假。在这种情况下，需要依靠广泛的亲属网来确保始终有家庭成员陪伴住院的孩子并履行家庭责任。

在访谈中，不管孩子现在的状况如何，母亲们总是会一会儿努力想象不确定的未来，一会儿又觉得要享受现在。当我们问玛塞拉·托里斯她认为克拉丽贝尔的未来是什么样的时候，她摇摆在顽强的乐观——"我期待她只是一个普通的孩子"——和更加谨慎的期盼中："无论我女儿怎样了，我只希望她能恢复正常，不会有脑损伤。"玛塞拉希望在其他患病的孩子身上找到一个可以用来预测女儿发展的基准。她解释说："我总会打听哪里更容易接触到患有 MMA 的儿童，并问这样的问题：'那个男孩多大了？''他们表现怎么样？'"她仍然有许多没有解决的问题。比如她担心女儿的外表会随着长大变得不同。"他们的脸会变样吗，就像患唐氏综合症的人那样？会不会……你看着他们的眼睛就会看得出来，哦，这个男孩或者女孩患了MMA？"[17]尽管她女儿的未来一直不确定，但玛塞拉安慰我们："我并不着急。"她接着说："我不会对她施加压力，让她'做这个，做那个，当个正常的孩子'。我会等到她有了发育能力，我会等待，直到她的一切能力可以赶上她的年龄。但我真的希望她能恢复正常。"玛塞拉的这番话表明了，她接受克拉丽贝尔的一切发育程度，但同时也希望她可以"赶上"进度，并恢复正常，而她的想法在两个状态间不断往复。

面对代谢紊乱如何发展的巨大不确定性，父母们强调在建立新的护理程序时，与遗传学诊所工作人员建立紧密关系非常重要。雷切尔·约翰斯顿回忆起西尔弗曼医生对她说的话："'我将成为你生活中以及她余生的一部分。'然后我说，'好吧，我想我们得叫你马克叔叔。'"罗萨里奥·维拉兹克斯在谈到西尔弗曼医生时说："他是个很好的人。我祈求上天可以让他更加长寿，这样他才能继续治疗露皮塔。"之后，罗萨里奥详述了遗传学工作人员怎样成为她和女儿的第二家人："我要感谢所有的医生和工作人员，他们一直关注她，给我们打电话保持联系，我们打电话给他们时，他们也会迅速地帮助我们。关注她的一切食物和她有的任何问题，一直以来都是这样。最后，我觉得他们就像是家人，知道一切细小的事情，我们彼此了解，当我们遇到困难时总会求助于他们。谢天谢地，他们从来没有离开过，因为他们总是准备帮助我们。"

遗传学工作人员也将护理视为与家庭共同努力的工作。[18]

虽然工作人员鼓励父母对孩子的健康负责，并完善他们对新陈代谢危机初期迹象的判断，但同时也明确表示，他们随时可以得到咨询和支持。对于家长来说，这是一场巨大的危机，但对临床医生来说这是家常便饭，[19] 他们要谨慎处理这一差异。其中一位遗传学家总是在紧急情况下"随时待命"；莫妮卡花了很大一部分时间接听电话，回答焦急的父母的问题；丹尼丝帮助家庭联系当地的资源和服务，以促进孩子发育；营养师经常与家庭沟通，为有需要的家庭获取免费的配方食品和低蛋白医疗食品。

但是，共同护理的负担超出了工具层面的价值。正如西尔弗曼医生在谢丽斯的第一次就诊时对卡罗琳·布罗德里克说的那样："如果出了什么问题，你也不会自己承受这种负担的。我们会和你一起分担。"他补充道："我指的是心理上的负担。我们当然不会到家里来照看孩子。"卡罗琳幽默地说："我们到高尔夫球场去。"正如这种轻描淡写的玩笑所暗示的那样，尽管护理的负担在某种程度上是可以分担的，但日常劳动的重担不可避免地落在了父母身上。

一般而言，遗传学家会对医学知识的局限性进行反思，并在遗传学界对临床最佳疗程没有明确共识的情况下，也坦诚地告诉家长。尽量少使用专业知识将有助于维持医生与病患之间的关系，使他们与其所治疗的家庭建立更平等的社会地位。[20] 为了保持不分等级的立场，遗传学家在做出临床决定时通常会征求家庭的意见。例如，当瓦妮莎·拉莫斯将高烧的雷纳尔多带去常规诊疗时，弗洛雷斯医生与瓦妮莎讨论了各种选择。他对于让他们回家有些紧张因为雷纳尔多的病情可能恶化，但他不想把瓦妮莎送到急诊室，除非她准备好要漫长地等待。最终，瓦妮莎和弗洛雷斯医生一起决定将雷纳尔多带到急诊室。

然而，在另一个病例中，合作带来的后果不太好。在另一次例行门诊就诊时，西尔弗曼医生注意到狄娜·沃克的心跳异常地快。虽然快速的心跳可能只是由医生的"白大褂"引起的焦虑，不必担心，但在狄娜身上会引发一个疑问——她是否会进入急性代谢危机？西尔弗曼医生表示，如果能够进行验血，并让家人在得到结果之前不要离开医院，他觉得更好。然而，当这家人变得不耐烦时，他告诉他们可以开车回家了。大约一个小时后，检测结果证实狄娜确实进入了危机状态，西尔弗曼医生打电话给他们时他们正在回家的路上，西尔弗曼医生引导他们去家附近的急诊室。最后，西尔弗曼医生暗示道，如果当时把狄娜留在学术医院，她可以得到更好的照顾。[21]

由于临床工作人员的关心和体贴，有症状的患者家属通常对其子女在遗传诊所的治疗非常满意。虽然无症状患者的父母偶尔会怀疑常规门诊检查的效用，并质疑这些诊疗到底服务于谁，但有症状患者的父母一致感谢他们与遗传学工作人员建立的密切伙伴关系。然而，正如我们将在下一节所说明的，这些伙伴关系需要付出大量努力来维持，有时会产生猜忌。

治疗代谢紊乱

在本节中，我们将讨论儿童代谢紊乱的主要治疗方法：饮食管理、发育疗法和肝移植。我们描述了这些治疗方法的基本原理，并确定了在治疗协调中出现的一些相互影响的问题。长期以来，社会科学家观察到，认为"不配合"根植于患者知识、信仰和行为[22]的这种临床判断，往往使我们更难看清慢性病管理背后蕴含的广阔机制和政治经济脉络。换言之，当医疗人员忽视或没有考虑患者生活的实际限制时，可能会错误地将患者的不配合归因于缺乏知识或意志不足，这使患者无论有何意图，都难以——甚至不能——绝对遵循医疗建议。[23]在此，我们阐明了结构因素和人际关系的共同作用是如何使新生儿筛查的预防目标难以达成的。

代谢紊乱的饮食管理

饮食调节是代谢疾病管理中最重要的组成部分。每天，患有代谢性疾病的儿童不能摄入过多的蛋白质和脂肪（这会导致代谢不稳定），但也不能太少（阻碍正常生长发育并加速组织分解），需要取得平衡。这种代谢的平衡被弗洛雷斯医生称之为"金发姑娘综合症"（中庸原则），给家庭和遗传学家带来了持续的挑战。为了优化营养摄入，诊所工作人员花费了大量时间调整饮食方案，而护理人员花费了大量时间来计算、测量和监测孩子的饮食。

对代谢紊乱患者的饮食调节包含两种预防措施：一种是限制蛋白质和脂肪中的某些生化物质，这些物质在血液中积累可能导致代谢问题；另一种是补充患者缺乏的特定营养素。特定的饮食方案是根据患者的体重进行特别调整的，每个诊断都是一个特定方案。诊所的营养师大部分时间都在接听患者家人打来的电话，回答问题，检查孩子的发育情况。在验血结果出来后，她会根据新的实验室数据调整病人的饮食方案，并给其家人打电话解释新计划。这些长距离的互动需要密切的关系来支撑，而这取决于相对较短的会诊时间。虽然营养师只是一个兼职职位，但遗传学工作人员普遍认为，追踪所有患者的情况很容易成为一份全职工作。在我们的研究期间，三位营养师在诊所的工作时间都远超他们所得到的薪水。

有几个因素使儿童代谢紊乱的饮食管理复杂化。在制定了适合儿童年龄、体重和诊断疾病的饮食计划后，诊所工作人员必须将该方案告知护理人员。饮食方案通常相当复杂，而语言障碍可能会妨碍理解。

饮食方案可能也会干扰对特定食物的文化偏好，例如拉丁裔家庭常食用的豆类或鳄梨，父母不得不在医疗建议和长期持有的育儿信念之间做出选择。当孩子们看起来没有生病时，这就带来了特殊的挑战。此外，特殊配方和低蛋白质的医疗食品一般不会被纳入私人保险报销范围，这给那些没有资格从州政府机构获得资助的家庭造成了保险缺口。[24]

饮食方案一旦建立，就必须随着孩子的成长而频繁地进行微调。工作人员通常必须通过评估儿童暂时性的成长情况来判断其是否获得了足够的营养。不能增加体重对于代谢患者来说是一个严重的问题，因为如果没有适当的生长和营养，儿童就不可能达到关键的发育阶段。西尔弗曼医生经常告诉家长们，在饮食调节方面，"代谢性疾病的规则之一是，多一点总比少一点好"。尽管收到了这些警告，仍有六名有症状患者在三岁前的某一时间内停止了体重的增加，这促使他们对饮食进行了仔细的检查。

最后，尽管父母和临床医生能更多地控制儿童的饮食摄入，但即使是在早期阶段，喂养也需要孩子的合作。代谢不足会抑制食欲，使患者对食物失去兴趣。许多家庭不得不通过胃饲管喂养儿童，这是一种通过腹部手术切口提供营养的装置。毫无疑问这种"胃饲管"会产生一系列新的护理和维护问题：它们必须保持清洁，而洗澡会变得困难，孩子们会觉得不舒服，有时会将它们拉出来。[25]

随着儿童年龄的增长，人们对饮食调节又有了不同的担忧。配方饮食相对容易调节，但随着固体食品的摄入，饮食方案变得越来越复杂。之后随着孩子们越来越意识到自己和其他人吃的是什么，父母不得不向孩子解释饮食限制，劝阻他们不要在学校或托儿所里分享食物。科琳·罗迪克是一名患 PKU 的三岁男孩的母亲，她向我们回忆如何和儿子托拜厄斯解释为什么他不能像妈妈那样吃煮熟的鸡蛋："我咬了一口蛋。他说，'妈妈在吃鸡蛋呢。好吃吗？'这太让我伤心了。"和科琳一样的母亲们都非常难过，饮食限制让孩子们在关键的成长期显得非常不同。

饮食协调

饮食管理最能体现家庭和遗传工作人员之间的紧张关系。在某种程度上，工作人员会认识到使家庭难以遵循规定饮食的体制和经济因素，并努力解决这些因素。其中一些障碍来自诊所的社会组织和更大的医疗保健系统。要遵循复杂的饮食疗法，前提是拥有必要的膳食补充剂、婴儿配方食品，以及专为大龄儿童提供的医疗食品。这需要大量的行政外勤工作。莫妮卡说，这些年来，即使是最配合的家庭也会在某一时刻用完配方或医疗食品，让她在最后一刻紧急送货。原因之一是加州儿童服务处方授权的使用期限只有六个月，之后必须续签。然而，通常情况下，家人们会忘记处方上剩余的时间。莫妮卡和诊所营养师经常要求父母在配方食品用完前两天与药房联系，但如果六个月的配方已经过期，那就没有时间处理新的处方了。

　　除了这些实际障碍外，饮食规划还有一个体制上的限制。代谢紊乱的饮食方案需要父母了解许多不同食物的营养成分，这就要求营养师去教育家属们。然而，与该地区的另一家医院不同，遗传学诊所没有提供膳食咨询的会议室，营养师不得不把与家人见面的时间限制在遗传学家问诊的最后几分钟。在缺乏制度资源的情况下，诊所工作人员试图根据个别家庭的需要调整饮食建议。正如我们采访过的一位营养师所解释的那样："你必须把每个家庭都当成个体。了解他们所处的位置，探索这个特定家庭的情况以及你应该如何对待它。"后来，她详细阐述了自己如何处理这种个性化："我们有些家庭，家属在田里工作，有些人不会写字和读书。所以教育很难。我们有一家人——我基本上是画给她看的，因为她一直把配方奶搞错。然后最后一次，我拍了奶粉的照片，打印了照片。我把这个小东西放在一起给她看：这就是你要用的东西。因为她永远也找不对。"

正如这些评论所表明的那样，一些家庭获得了丰富的营养信息，而另一些家庭则只能接受一些基本原则的指导。一些PKU患儿的父母可能会被告知如何测量其子女食物中的苯丙氨酸，以免超过指定的每日限值；而另一些父母则可能被指示只需避免给孩子喂少量的蛋白质而已。这种个性化不好的一面是治疗会沿着"教育水平"（即社会阶层）而分化。[26] 那些"在田里工作"（营养师对社会下层阶级美化的称呼）的家庭缺乏文化健康资本。[27] 制度化的不平等导致文化健康资本受到限制，这导致受过良好教育的中产阶级患者在接受美国医疗服务时享有系统性特权。除此之外，还包括医学知识、人际关系和交际技能、对未来的积极态度，以及关键的"连通社会特权和资源的能力，这种能力可以带来良好的社会经济地位和消费理解能力"。[28] 文化健康资本的概念提醒我们，尽管有最好的意图，但家庭教育水平的特征可能与刻板印象有关，这些刻板印象隐晦地产生或加剧医疗保健的不平等。[29]

遗传学人员认为不配合的病人通常来自低收入的少数民族家庭。一位诊所营养师解释说："我们的大多数家庭都是中产阶级，富裕的，我不想这么说，但是……我想不出任何一个表面上真的不听话的人。"这位营养师在对阶级的概括上犹豫不决，这反映了临床上对污名化的刻板印象的敏感性。正如马丁利在对长期患病的非裔美国儿童的研究中所观察到的那样："明确的种族称谓很少被使用，但'困难客户'通常属于低收入的少数群体，这是一种非常礼貌的语言，临床医生找不出什么污名化的影响。"[30] 就像马丁利的研究一样，临床医生在"不配合"的指控上很谨慎。很少有人直接指责家属没有遵循孩子的饮食习惯，而教育水平和文化或种族一样，都被当作解释不配合的原因。一位遗传学家怀疑一个移民家庭没有配合，他建议营养师让母亲填写一份饮食日记，记录孩子在特定时间内的饮食。[31]他解释道："她（对饮食）毫无头绪，所以我们就去了解她给孩子吃了什么，然后寄给我们仔细研究一下。"提出的修改通常都要对家庭来说比较方便，工作人员在出现问题时十分谨慎。

在我们观察到最极端的一个例子中，遗传学团队甚至考虑向儿童保护服务部（CPS）报告一家人，因为这家的父亲是一名东欧移民，曾多次表示他为自己儿子的 PKU 感到羞耻，不想承受特殊饮食的耻辱。然而，这位遗传学家并没有上报这家人，因为他怀疑这样做实际上会迫使他们不再回来看诊，孩子也不会回到他的身边。[32]然而，他的观点仍然存在争议，因为工作人员还意识到，在病人产生认知缺陷之前他们的机会实在有限。

有一次，我们研究中的一位家长被上报给 CPS，尽管这并不是遗传学工作人员做的。雷切尔·约翰斯顿给女儿狄娜吃完了配方食品，这引发了一场代谢危机，孩子被送往急诊科。在随后的住院期间，当地医院的一名社会工作者向 CPS 报告了她忽视儿童的情况，因为她的配方食品吃完了。指控最终得以撤销，但这让雷切尔和遗传工作人员感到震惊，他们非常敬佩雷切尔对女儿的奉献。

我们在饮食监管方面观察到的斗争时间最长的是马里萨·伊达尔戈一家。早前临床工作人员和伊达尔戈一家之间关系变得紧张，当时他们拒绝给马里萨用胃饲管。父亲埃斯特班·伊达尔戈后来在接受采访时解释："我不同意。虽然我的妻子被说服了，但我不同意，因为当孩子没有生病时，她什么都吃。"因为马里萨大部分时间进食不错，埃斯特班对侵入性治疗的必要性感到怀疑。然而更重要的是，这说明了临床上的怀疑可以包含两种情况：埃斯特班质疑医生（包括遗传学家和胃肠病学家）推荐使用胃饲管的动机，医生也质疑他拒绝的理由。

当伊达尔戈和诊所工作人员之间的关系变得更加紧张时，大家担心马里萨的母亲比阿特丽斯没有遵循马里萨的推荐饮食。当马里萨六个月大的时候，她被送往医院接受监测，因为她的体重停止增长了。很明显，比阿特丽斯没有正确地让马里萨吃配方食品。三个月后，在一次教育之后，弗洛雷斯医生很震惊地发现比阿特丽斯仍然没有正确地混合配方，而且她一直在喂马里萨鸡汤。弗洛雷斯医生再次告诉比阿特丽斯不要给马里萨吃任何蛋白质，包括鸡肉和其他肉类。六个月后，比阿特丽斯说她给马里萨喂了酸奶和豆类。在当天下午的小组会议上，弗洛雷斯医生说，比阿特丽斯"完全不知道"如何混合配方。然而，关于喂养马里萨豆类食物，他显然不再那么同情了。"她知道她在干什么，"他说，"她承认了。她认识这个标签，并注意到它含有 21 克蛋白质。她告诉我，这个含有很多蛋白质，但马里萨很喜欢吃。"当其他遗传学家问弗洛雷斯医生他打算做什么时，他把莫妮卡和营养师路西·钱描绘成"故事中真正的英雄"。莫妮卡宣布了她们的计划："我们要教育她。我们给了她要避免的食物，我们正努力做到最好。"

当马里萨下个月再次住院治疗时，遗传学家德弗里斯医生与比阿特丽斯、埃斯特班、医院的社会工作者和翻译一起开了个会。德弗里斯医生向团队的其他成员汇报了这次会议，称这对父母"对马里萨的病症"缺乏了解，而且她不确定他们是否识字。她预测马里萨将再次生病，之后需要住院治疗，这将是另一个教育父母的机会。德弗里斯医生觉得他们到时或许可以了解更多。同时，她同意写一份清单，列出获得批准的食品和饮食限制。[33]

马里萨的病例与丽亚·李的悲剧有很多相似之处。丽亚这个孩子是患有严重癫痫的苗族移民，安·法第曼（Anne Fadiman）在她广受好评的著作《丽亚的故事：恶灵抓住你，你就跌倒》[34]中记述了这一故事。对于丽亚一家人来说，癫痫预防治疗的逻辑不仅有违直觉，而且从他们的文化世界观来看也非常危险。正如一篇知名社会科学评论所述，[35]临床概念的"不配合"可能会掩盖多种专业知识协调治疗的复杂过程。不同形式的文化知识——生物医学和家庭知识——之间的冲突了体现一个重要的问题，即谁的知识在慢性病患者护理中比较重要。虽然家人的知识可能成为饮食管理问题的一部分，但也正是家人的付出使孩子活了下来。

此外，虽然马里萨·伊达尔戈的频繁住院为饮食管理不善造成的问题提供了一个相对清晰的例子，但饮食管理与患者的健康状况之间并不总是有直接的关系。西尔弗曼医生形容卡罗琳·布罗德里克是应对丙酸血症的模范母亲，然而谢丽斯仍然有几个月没有增长体重。当时，西尔弗曼医生告诉卡罗琳："我们有理由不用担心她的体重。也许我们根本做不了什么。我们知道她获得了足够的卡路里和充足的营养，（体重增加不了）可能是因为她的病。"另一个极端是戴伦·霍尔特，他是在上一章中讨论过被诊断患有瓜氨酸血症的小男孩，与露皮塔·罗德里格斯的情况相同。虽然戴伦的父母没有遵循诊所推荐的饮食限制，但戴伦很幸运没有遇上代谢危机。西尔弗曼医生反复检测戴伦都是正常的，除了轻微的语言延迟，他认为原因在于戴伦是个男孩，而且在双语家庭中成长，而不是因为代谢紊乱。

这种矛盾给临床权威带来了挑战，因为它们会混淆配合与否的利益关系。当"配合"的家庭的孩子有了不好的消息，而"不配合"的家庭却养出一个完全健康的孩子时，配合作为最终临床目标就失去了光彩。因此，虽然遗传学工作人员经常谈到家庭饮食不符合规定，但他们认识到了它仅仅作为一个代谢控制指标的局限性。在许多情况下，"不配合"仍然是散布的怀疑论的一部分，而不是直接通过临床干预来解决的问题。

发育疗法

语言、物理和职业治疗等辅助发育服务是有症状儿童护理的另一个重要组成部分。几乎所有有症状患儿都遭遇了发育迟缓，无论是由于早期代谢危机期间脑损伤的直接影响还是营养缺乏的次要影响。[36] 为了避免发育迟缓的潜在影响，遗传学工作人员试图通过其当地区域中心尽快启动治疗服务。正如上章所述，西尔弗曼医生经常将发育疗法作为预防措施，以便在早期发育过程中将治疗干预措施变成规范。例如，在谢丽斯五个月的诊断过程中，他告诉卡罗琳·布罗德里克和加里·汤普森，她"完全正常"，接受理疗"只是一种保护"。同样，在迭戈·桑切斯四个月的诊疗过程中，西尔弗曼医生在问过他是否接受区域中心的服务后说："他在这个时候没有异常。这只是一种预防措施。"

一段时间后，有症状患者开始表现出明显的发育延迟，这与西尔弗曼医生最初的安慰不符。狄娜·沃克的例子很有启发性。在狄娜九个月大的时候，西尔弗曼医生在小组会议上形容她"（发育）完全符合年龄"：她正一个人坐着碎碎念。她一岁时，西尔弗曼医生说："我认为她几乎是正常的了。发育稍微有点落后。"三个月后，西尔弗曼医生继续评估她"发育得不错"，比预期的要好。她还不会走路，但可以在家具上爬，能说十个词左右，身高和体重都还行。然而，在两年后，他的评估发生了决定性的转变。在小组会议上，西尔弗曼医生这样总结道："狄娜·沃克这个患儿在新生儿筛查中查出来患有 MMA，但是却意外地发育良好。现在她两岁了，发育不是很好。她只能说25 到 30 个词，简单的单词或者是二字短语。她才刚开始走路，肌肉张力不足，很瘦弱：5% 的能量长在体重上，50% 长在身高上。他们给她吃普通食物。我们对此并改变不了什么。这个可能不太糟。蛋白质过多比过少好。我们可能要进行饮食干预，但具体如何要等检测结果出来再说。"

其他大多数有症状患儿的情况也差不多。在迭戈·桑切斯八个月大的时候，西尔弗曼医生在小组会议上描述他为"严重受损""如同灾难"，并指出了几个发育问题：低肌张力（肌肉张力低，力量下降），身体左右两侧不对称，以及头大。[37]而克拉丽贝尔·托里斯和马里萨·伊达尔戈在 15 个月大时没办法自己坐着；雷纳尔多·冈萨雷斯在 18 个月大时不会走路；露皮塔·罗德里格斯两岁时只会说五到六个词；谢丽斯·汤普森在 31 个月大时被区域中心评估为在认知发育方面落后了一岁半。

纵向的人类学研究中最不乐观的后果之一是，我们能够观察患儿每隔几个月就回到诊所，但在发育方面进展甚微。在某些病例中，患儿因代谢危机住院后，先前达到的重大发育阶段反而退化了。这些患儿越来越长时间与发育治疗师待在一起，大多数人去家中探望孩子，帮助他们"赶上"发育目标。一些孩子每周接受多达四名不同治疗师的治疗，总时长在八小时以上。大家期望母亲可以积极参加这些课程，并在空闲时间与子女一起练习，这加大了她们照料的负担。[38]这不可避免地增加了家庭在照顾有症状患儿上的压力。

移　　植

饮食管理和发育疗法是大多数代谢紊乱患儿需要的治疗方法。然而，对于狄娜·沃克、马里萨·伊达尔戈、克拉丽贝尔·托里斯和朱莉·李这样的 MMA 患者来说，肝脏或肾脏移植手术可能是最终的选择。某个层面上讲，移植是最终的预防措施，因为当移植的肝脏开始制造以前缺乏的酶时，代谢紊乱表面上就痊愈了。在成功的案例中，蛋白质限制被减弱，孩子也不再用胃饲管喂养。[39]然而，即使做了移植手术，甲基丙二酸仍可能在其他器官中产生，使得这种疾病的神经效应维持下去。与任何器官移植一样，这种移植手术存在死亡风险，其功效尚不清楚，因为 MMA 非常罕见。虽然我们研究中没有患者接受过移植，但当朱莉·李的家人向西尔弗曼医生施压，要求给孩子进行移植手术时，这个问题在诊所引起了激烈争论。

朱莉·李由于出生时的特殊情况，长期以来一直是诊所里有争议的病例。朱莉出生在内华达州，而她的父母不是美国公民，只是正好在美国出差参加一个商业会议。朱莉被诊断为 MMA 后，这家人回到了台湾，但她的母亲米米会定期带她到加利福尼亚去遗传学诊所就诊。当米米因为孩子出生在加利福尼亚而采取措施获得当地提供的许多服务时，工作人员开始怀疑这对夫妇在美国分娩的动机。作为临床中较为复杂的病例之一，朱莉需要工作人员大量的时间和注意力来观察，但他们却无法确定她何时离开加州。

我们在朱莉三岁半的时候第一次见到她。西尔弗曼医生说，到当时为止，米米已经有两年要求进行肝脏移植了。我们观察到，在有关朱莉病情的第一次小组讨论会上，西尔弗曼医生提出肝移植是不好的选择，死亡风险为 20%。朱莉有差不多一年时间没有到诊所看诊了，这一次米米又要求进行移植。这次，西尔弗曼医生向米米解释说，在他们尝试控制饮食之前，就把朱莉送去做移植手术还为时过早，而且他强调诊所很难对来自台湾的朱莉进行监控。营养学家路西·钱从米米那里得知，朱莉每样东西都会"吃一小口"，这超过了她推荐的蛋白质摄入量。西尔弗曼医生鼓励米米留在加州，这样他们就可以一起控制朱莉的饮食。在小组会议上，西尔弗曼医生坚定地说道："我绝不会做肝移植手术的。"

在接下来的几个月里，米米说她认真考虑了西尔弗曼医生的建议。她租了一套公寓长住，并与路西密切联系控制朱莉的饮食。莫妮卡仍持怀疑态度："她没有放弃，她还是想要做肝移植。"过了一段时间，路西帮助米米改善了朱莉的饮食调节。尽管如此，朱莉仍然发育不佳，经常住院治疗。朱莉五岁时，莫妮卡和路西都劝说西尔弗曼医生批准移植手术。西尔弗曼医生向团队介绍了这个病例："她的甲基丙二酸水平奇高。她经常住院，在家里很难管理。路西确信妈妈在遵守饮食规则。我们假设她没有进行医学上的管理。她的大脑还维持得很好（没有受到疾病的影响）。她不是弱智。肾脏看起来没问题。除了肝脏移植我们别无选择。每个人都治疗过她。是否移植应该是一个集体的决定。"

在随后的讨论中提出了许多问题。首先，自从李米米前往美国分娩以来，一些团队成员一直对她表示怀疑。虽然大家对米米的丈夫知之甚少，但普遍认为他是一个富裕的商人。因此，一些人质疑这家人使用州政府资助的医疗服务，认为他们很有可能是刻意为之或者不诚实。马尔文医生指出，在朱莉的最后一次住院治疗中，米米剩下的配方食品只够再喂两次。马尔文医生难以理解米米没有足够的食物储备，因为她的财务应该不成问题。遗传学家最终认为这些社会因素对移植的医疗必要性没有影响。[40] 但接下来就是移植本身的问题。虽然移植手术似乎可以减少朱莉的代谢危机，但她并不必然能幸免于脑损伤的风险，因为甲基丙二酸仍然可以在大脑中产生。此外，肝脏移植可能会影响到她接受肾脏移植的机会——每个人都认为肾脏移植是必要的。

尽管存在这些担忧，但工作人员最终还是同意支持移植转诊。然而，在我们的实地考察接近尾声的时候，朱莉还没有接受移植手术，因为米米还没有解决哪个机构会支付费用的问题。与此同时，米米在台湾已经把朱莉列入了等待移植的名单，但是台湾的移植规定活体捐赠者只能限制于家庭成员，而她家的亲属中没有找到配型。（允许使用尸体捐献者，但效果不佳。）因此，朱莉可以在台湾等待尸体捐赠者，或者这家人可以尝试解决费用问题并在加州进行移植手术。[41]

朱莉·李的故事说明，移植是 MMA 的最后一种治疗方法，它受到严重的官僚障碍和医疗不确定性的困扰。不幸的是，正如西尔弗曼医生所观察到的，遗传学人员将米米的移植请求推迟了两年。正如在其他临床环境中一样，遵守规定的医疗方案是移植的先决条件，尽管遗传学家可能是不寻常的移植把关者。当朱莉的生活质量恶化到足以使诊所工作人员准备认真考虑这个选择时，移植已经成为一种绝望的措施。然而，不幸的是，器官移植的基础设施障碍并不容易解决，朱莉的生活处于不稳定的平衡状态，家人继续在加州和台湾之间辗转。[42]

预防的限制

在我们研究过程中的小组会议上，弗洛雷斯医生在讨论雷纳尔多·冈萨雷斯之前多次介绍他是一个"成功的案例"：一个通过新生儿筛查而得救的病人。尽管如此，雷纳尔多在三岁的时候几乎没有语言能力，存在明显的认知延迟，并且持续流口水。面对这些问题，其他遗传学家总觉得弗洛雷斯医生的评估结论有一种微妙的讽刺意味。声称早期筛查能够"挽救"那些面临严重发育迟缓、频繁住院和严重死亡风险的患者，又意味着什么？

与准病人漫长而艰难的诊断过程不同，对于出生后不久就经历代谢危机的少数患者来说，新生儿筛查有助于缩短诊断时间，使医生能够识别其症状的原因。在一些案例中，适当的治疗已经开始，但减轻家庭的主要心理负担——诊断不确定性，本身就是一项相当大的成就。早期诊断启动了一系列治疗干预和行政监督，目的是对有症状代谢紊乱患儿进行密切的医疗监督，并为家庭提供社会和财务资源，以实施预防措施。在这种支持下，家庭得以重新组织起来以应对长期照顾脆弱儿童的挑战。

同时，我们也认为新生儿筛查的成功之处最多算是模棱两可的。在一些病例中，新生儿筛查结果来得太晚了，而孩子已经经历了毁灭性的代谢危机和永久性脑损伤。即使通过筛查确诊，照顾患儿需要长期的看护，这其中存在许多基础设施障碍，而在城市边界地带，文化冲突会对临床医生和家庭之间的合作关系带来挑战。即使有了完美的"配合"，孩子的体重仍有可能继续减轻，并且面临严重的发育后果。饮食调节与健康结果之间的不确定关系困扰着家庭和临床医生，并使诊所预防信息的权威受到威胁。这种挥之不去的模糊性突出了生物医学不确定性的递归本质。即使新生儿筛查减少了诊断的不确定性，预后的不确定性仍然存在。筛查可能设置疾病标签，但它也产生了紧迫的新问题——标签对特定儿童意味着什么。

因此，本章强调，就算新生儿筛查减少了一些家庭的漫长而艰难的诊断过程，治疗过程还远未结束。后者展示了各种有助于保护复杂医疗病患儿的护理方法，这些方法用来帮助患病儿童在面对复杂的医疗问题时保持病情的稳定。在遗传学诊所，护士协调员、营养师和社会工作者对儿童代谢紊乱的日常管理至关重要：他们制定了必要的日常工作，保持开放的沟通渠道，为信任和融洽的关系奠定了基础。一旦发生问题，他们对找到解决办法至关重要。解决问题的过程不可避免地导致临床和家庭世界观之间的冲突。但是，即使在产生不舒服的摩擦时，这些经历也很重要。这样的摩擦清楚地表明，我们需要关注的是更阴暗的一面及其明显的价值。正如社会学家蕾妮·安施帕赫（Renee Anspach）所承认的："持续接触有其阴暗的一面，允许情绪（包括负面情绪）发展——这种情绪可能会损害婴儿护理的质量。"[43] 同样，熟悉的关系和同情可能抑制困难的临床决定，因为临床医生可能更难抗拒父母的愿望。

由于各种不确定性，遗传学工作人员承认很难确定这些经过新生儿筛查的有症状患者就比他们若未经筛查有更好的发展。正如莫妮卡所说："还有这些孩子……我不知道怎么说，我觉得如果我们不知道他们的病，他们可能会比他们现在长得更好。但我不知道，也无法知道。"考虑到在新生儿筛查结果的科学知识方面存在的差距，西尔弗曼医生提供了一个类似的结论。

西尔弗曼医生：所以你可能会说，"我们为什么要（做新生儿筛查）检查丙酸血症？"对此的答案——还有甲基丙二酸——对此的答案是，首先，当这些病人进来时，我们可以立即知道诊断是什么，而不是在孩子濒临崩溃时，我们还在想有没有可能是败血症，或者别的病。现在，我们还不知道我们是否会影响结果。

斯蒂芬：可是改变结果不就是实施筛查的理由之一吗？

西尔弗曼医生：是的。

斯蒂芬：是的。

西尔弗曼医生：因此，单看这个理由的话，我们其实是站不住脚的。

在这次坦率的交流中，西尔弗曼医生承认新生儿筛查计划的一个重要限制：尽管它缩短了诊断的时间，但尚不清楚它是否改善了受影响最严重的代谢性疾病患儿的结局。这些评论指出了扩大化新生儿筛查的预防逻辑中的空缺，揭示出公共卫生环境与临床实践的现实和科学知识的局限性相冲突的地方。因为不确定因素，就像莫妮卡所说，在我们"不可能知道"的情况下，我们如何定义公共卫生的成功？在下一章中，我们通过直接探讨新生儿筛查是否以及如何挽救生命来回答这个问题。

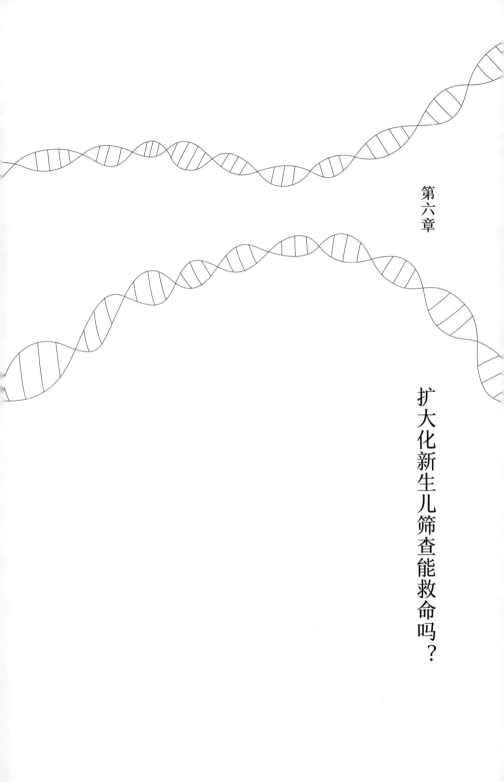

第六章

扩大化新生儿筛查能救命吗？

在 2010 年 11 月的一次员工会议上，达缇医生提出了一个许多新生儿筛查项目人员心中的问题。他下午在会前见过一名戊二酸血症 1 型（GAI）筛查结果为阳性的患者，这名患者几乎要被确诊了，原因是他不正常的酰基肉碱水平，而医生只发现了一种这个病症可能的突变，却没有找到另外两种可以确诊患病的突变。那次看诊，达缇医生又做了一次皮肤切片，再次尝试要得出一个更确定的结论。男孩和他的妈妈都在哭。达缇医生说，这位母亲一直在忧虑"她的孩子是否有死亡的危险"，这种压力给这个母亲造成了伤害。达缇医生觉得这是一次让人很沮丧的经历。

稍后，弗洛雷斯医生报道了马里萨·伊达尔戈的情况。马里萨在新生儿筛查时被诊断出患了甲基丙二酸血症（MMA），她 26 个月大时既不会说话也不会走路。所有 MMA 的遗传学者都很熟悉马里萨，因为他们在轮班时都会遇到反复住院的她。在这天，她刚刚结束一个月的住院治疗准备出院。当弗洛雷斯医生讲述这些事时，达缇医生打断了他的话，问道："我们做新生儿筛查真的有用吗？我们有任何数据可以表明我们起到作用了吗？坦白说，从我们的会议来看我不觉得我们改变了什么。"在表达了这种担忧之后，他马上软化语气补充说："不过也不能以这种方式看待数据。"达缇医生的意思是，你不能依据案例证据下结论：你必须科学地观察新生儿筛查的结果。他想知道，在扩大化新生儿筛查项目实施五年来，是否有任何数据表明其对健康产生了积极影响。

由于这些悬而未决的问题，达缇医生表达了对新生儿筛查结果的不安。工作人员看到新生儿筛查使得许多患者的诊断结果变得模糊，还有的有症状患者似乎并没有得到改善。对于无症状患者来说，人们总是怀疑这些病人可能无论如何都不会受到影响。新生儿筛查对公众健康会有什么影响？我们是否如家长权益倡导团体所说的那样，通过筛查来拯救婴儿？之后会议讨论与会议常规的标准案例不同，提供了一些反思。

西尔弗曼医生首先发言。他在新生儿筛查项目的工作时间最长。他解释说，从项目扩大之初起，他就知道，对于有最严重后果的疾病，如 MMA 和丙酸血症，新生儿筛查不太可能对结果产生影响。用他的话说，这些病是新生儿筛查的"罪魁祸首"。"你可以早些治疗这些病人，"他解释道，"但这不会对结果有太大影响。"他补充说，对于"轻度"脂肪酸氧化疾病，如 MCADD，结果似乎更好。但是，他补充说，对于一些被诊断为患钴胺素 C 缺乏症、3-MCC 或肉碱缺乏等疾病的儿童来说，他们是否真的从新生儿筛查中受益，"还没有定论"，因为在早期干预下，我们永远不知道他们是否会出现症状。

在关注新生儿筛查对家庭和遗传学者带来的不同后果的同时，对于新生儿筛查的官方目标——通过二级预防挽救婴儿，我们抱有不可知的态度。大部分新生儿筛查的直接后果并不能挽救生命。门诊中明显的例子是诊断的不确定性（当新生儿筛查给出危险信号时），或在有症状患儿护理中的预后不确定性。不过，对公共卫生官员和决策者来说，新生儿筛查项目是一项卫生政策决策，其理由是期望降低发病率和死亡率。在本章中，我们将讨论新生儿筛查项目拯救生命的承诺。我们的出发点是假定新生儿筛查本身并不能救命。最幸运的情况是，新生儿筛查提供了救命的机会，但最后是否健康取决于运气和艰苦的工作。我们将新生儿筛查项目挽救生命可能性的因果叙述复杂化，并将讨论由于美国医疗体系中仍然存在不平等，挽救生命的机会之窗可能会过早关闭。

为了避免误解，我们想先澄清一下，我们的研究设计不允许我们评估新生儿筛查在多大程度上挽救了生命。回答这种流行病问题需要采用不同的方法。由于扩大化新生儿筛查是最近才开始实施的，因此长期临床结果的数据很少。美国和其他地方的试点研究数据表明，虽然通过新生儿筛查诊断出的婴儿确实比临床诊断出的婴儿更健康，但仍可能出现严重的发病率和死亡率。[1]在本章中，我们将重点讨论如何最大限度地利用这一机会拯救生命，并指出一些反复出现的障碍。即便如此，我们的分析仍是提示性的，而非确定性的：我们尚未测量健康状况，但我们可以指出一些可能影响拯救生命的社会、文化和经济因素。

如表 1 所示，有四种合乎逻辑的可能性将新生儿筛查与健康状况联系起来。我们使用"发育良好"和"发育不佳"来分别代指稳定或逐渐改善的健康变化状态和恶化的健康轨迹，我们也承认我们正在简化复杂的、多因素的过程。首先，正如西尔弗曼医生在会议上的评论和马里萨·伊达尔戈的病例所示，尽管新生儿筛查提供了先见之明，但有些儿童仍然发育不佳。[2]
在这种情况下，新生儿筛查的主要作用是，一旦儿童出现症状，
可以缩短漫长而艰难的诊断过程，而不可避免的是，这也会破
坏一段"幸福而无知"（blissful ignorance）[3]的时期——在此期
间，父母可以享受与尚无症状孩子的相处，因为他们还不知道
自己的孩子有生命危险。正如我们在前几章中所讨论的，在这
种情况下，筛查的目标是迅速开始治疗，警惕地处理症状，并
尽可能避免孩子住院。新生儿筛查项目的倡导者希望尽早关注
代谢性疾病以及更好地理解其自然病史，能够在未来产生更有
效的治疗方法。然而，在这一点上，患儿仍可能会在疾病发现
早期死亡，就像我们研究中的三名婴儿一样，包括马里萨，他
们在我们在本章开头提到的会议后几个月就去世了。

表 1　扩大化新生儿筛查项目的四个可能结果

	正面结果	负面结果
新生儿筛查有所影响	因为接受筛查所以发育良好的孩子	因为接受筛查所以发育不佳的孩子
新生儿筛查没有影响	无论是否接受筛查都发育良好的孩子	无论是否接受筛查都发育不佳的孩子

波士顿儿童医院的研究人员还记录了四例 MCADD 患儿中
的猝死事件，尽管他们都通过新生儿筛查得以确诊。正如作者
所指出的："虽然新生儿筛查降低了 MCADD 中的猝死率，但它
并没有被消除。"[4]这些警示性故事表明，即使在得到早期诊断
的情况下，治疗代谢紊乱也不是一项简单的临床医疗任务。[5]

第二，如果将拯救生命作为筛查效果的一端，那么另一端可能也有类似的推论，那就是：状况良好的孩子，他们很健康，但可能不能归因于这一预防措施。对这些孩子来说，饮食调节和其他治疗可能有利于健康的结果。有一些证据证明了这一说法，因为自从实施扩大化新生儿筛查项目以来，代谢紊乱的发病率已经大大提高了，这意味着许多患有这些疾病的患者在人口筛查之前没有被发现，并且将继续过着健康、无症状的生活。正如我们前面讨论过的，新生儿筛查也导致无症状母亲得到代谢紊乱的诊断，这些母亲虽然没有接受治疗，但仍健康状况良好。

我们研究中一名叫保罗·王的儿童就是如此，他是一名被诊断患有 GA1 的男孩。与贝利·拜奥和迈克·霍南不同，他们升高的代谢物水平只有一个突变，保罗的突变分析确定了两个与该疾病有关的突变，明确表示他确实患有这种疾病。西尔弗曼医生向一位旁听医学生解释了他的情况："保罗在新生儿筛查中发现患有 GA1，他肯定患上了。然而，他的含量并不是特别高，但这些代谢产物的含量，已经足够我们确认（他患病了）。有些患者，至少是间歇性的，代谢完全正常。我们选择对他的戊二酸–辅酶 A 脱氢酶基因进行测序，并发现了两种假定的病理指征……所以他是患病了的。这家人担惊受怕了两年。两年至关重要。两年来，保罗不常发生损害，至少急性损害不常出现；四年之后，几乎就没有了。"保罗有一个异卵双生的兄弟，为他的成长提供了一个现成的比较。根据语言发展、运动技能和其他重大发育阶段分析，保罗似乎领先于他的兄弟，这表明他是"正常的"。

保罗的家人称赞西尔弗曼医生救了他们儿子的命。他们甚至拍了一张西尔弗曼医生怀抱保罗的照片。然而西尔弗曼医生并不愿意接受这一赞誉。他在一次会诊时解释说："我们不知道新生儿筛查是否会给像保罗这样的孩子带来什么保护。我们只知道一件事：这实际上把父母吓坏了。"保罗的母亲也同意："没错，我们吓坏了。"西尔弗曼医生继续说道："现在他发育得很好，他的双胞胎兄弟也发育得很好，而他没有发生过任何意外，这让我感到非常放心。"西尔弗曼医生接着补充说，与苯丙酮尿症（PKU）不同，PKU 每一个未经治疗的兄弟姐妹都有智力迟钝的情况，"而在 GA1 的早期，我们就发现与智力迟钝的孩子拥有相同突变的兄弟姐妹却是正常的。"因此，一些被诊断为 GA1 的孩子在没有饮食治疗的情况下仍然发育良好。西尔弗曼医生无法确定保罗是否是其中之一，还是说他是因为治疗的缘故而发育良好。正如达缇医生在一次会议中干脆挖苦地说道："没病的孩子通常会发育得很好。"

逻辑上存在第三种人群：有些人采取过预防性措施，而那些措施可能会伤害到他们。我们的研究中没有这种结果的证据，但 PKU 筛查的早期历史表明，一些患者因不必要地被剥夺了必需营养素而受到伤害。由于医学文献不发表当时的医疗错误，因此上世纪 60 至 70 年代期间医原病发生的完整情况难以重现。[6] 一些病例报告显示，一些缺乏苯丙氨酸的 PKU 假阳性患者出现了发育不良、精神萎靡和皮疹的症状。[7]同样，过去的组氨酸血症的筛查项目以及由此产生的低组氨酸饮食可能给患者带来心理压力，让他们进行不必要的抽血，产生对未来的不确定感。[8]莫妮卡提到，在新生儿筛查结果尚未得到确认的情况下，她有时不得不说服儿科医生和家长放弃将限制性饮食作为预防措施。她还举例说明了筛查出 GA1 阳性的儿童的潜在医源性伤害。"我们真的很害怕这会是一个真阳性，所以我们让孩子开始特殊饮食，尽管我们没有得到诊断结果，"她回忆道，"但我们想，'好吧，在我们弄明白之前，这只是一种特殊饮食，我们宁愿事前稳妥也不愿事后追悔，那就开始吧。'于是孩子体重开始下降，因为他们开始了节食……我想我们把家长吓坏了，他们对蛋白质和所有东西都感到害怕，所以给孩子停止了母乳喂养，然后认为只需要给孩子喂更多的配方奶。但这个配方奶并不是完整的配方……等到我们知道了具体的结果，我们又会说，'不不不，错了，用回常规的配方奶。'我认为等到我们知道的时候，复检结果又回来了，结果变成正常的了。所以：'好的。重新来吧。用常规配方，一切重来。'"

　　第四种可能性是，对于某些病患来说，预防措施是有机会挽救生命的。这是我们最感兴趣的一部分人，我们接下来将在本章专门讨论他们。由于新生儿筛查的前提是早期干预可以挽救生命，遗传学者和家人们必须利用这一早期机会进行干预。除了与遗传学小组建立好工作关系外，父母们还必须每天保持警惕。我们假设，对于一些新生儿筛查结果呈阳性的孩子，父母和遗传学小组的不懈努力可能会真的挽救生命。我们不可能最终证明这一点，因为我们不知道如果遗传学者和父母没有开始行动的后果。在我们的数据中，我们发现一些证据表明，如果父母坚定不移地挽救孩子，那么根据事先掌握的知识采取行动可能会扭转幸运孩子的命运。为保障孩子健康而做的这些平凡的工作是繁杂、无尽且劳累的。临床医生把这项工作委托给父母，但大部分工作仍不为人知。我们的目标是公开这个重要但经常被忽视的工作。

与此同时，美国医疗体系的某些特点进一步限制了父母挽救孩子性命的能力。在美国医疗经济的背景下，新生儿筛查反而非常民主：无论家庭的经济状况如何，每个孩子都要接受筛查。然而，医疗系统中普遍存在的不平等现象给一些家庭造成了结构性障碍，从而抵消了新生儿筛查可能会救命的正面效益。这些问题与获取服务、饮食干预、后续检测和交通有关。同样，我们没有确切的证据证明医疗障碍本身会导致并发症，但我们的数据表明，这些障碍可能过早地关闭了促进健康的机会之窗。我们认为，越来越复杂的问题和多个利益攸关方之间的护理协调，再加上缺乏规避障碍的资源，都会对医疗结果产生负面影响。

机 会 之 窗

遗传学者对新生儿筛查的潜在成功参照标准是他们治疗PKU 的长期经验。他们对一些患有 PKU 的病人进行了长达数十年的跟踪研究，观察了控制苯丙氨酸水平是如何预防智力发育迟缓的。遗传学者发现 PKU 患者的认知水平有很大的差异：一些患者表现出与年龄相适应的智力，而另一些患者则表现出严重的认知缺陷。关键在于，较好的认知结果与早期限制苯丙氨酸的饮食导致的苯丙氨酸水平降低有关。尽管认知能力在人的一生中可能会有所不同，但美国国立卫生研究院（NIH）的一份共识文件认为，如果不能尽早在出生后 7 至 10 天内开始治疗，就会出现无法弥补的损害：

> 治疗起始年龄和代谢控制水平明显影响治疗结果。即使在PKU 的早期治疗中，开始治疗的年龄与智商之间也存在负相关。此外，新的证据表明，在出生后前两周，血浆中的高水平苯丙氨酸会影响视觉系统的结构化发育。虽然视觉缺陷是轻微的，但这需要在早期治疗开始时就付出努力。[9]

因此，开始终身治疗就有一个关键的机会。

西尔弗曼医生在一次病人就诊时指出了令人信服的预防PKU 的逻辑：患了 PKU 的病人，所有未接受治疗的人都表现出智力发育迟缓；所有接受了治疗的人都是正常的。然后，他确定这种相关性仅适用于那些患典型 PKU 的孩子："当然，早在上世纪 60 年代末和 70 年代初，我们就发现了 PKU 更温和的形式和部分影响，如果这些当初就被包括在内，那么这个说法就不是百分之百正确了。"对饮食和预防之间关系更进一步的信心来自一个自然对照组：受影响但未确诊的哥哥或姐姐。正如西尔弗曼医生所说，"此外，当我们观察 PKU 患者的家庭时，还有其他没有接受筛查和诊断的兄弟姐妹，我们发现所有受影响的人都出现了智力发育迟缓。所以我们有另一种办法。"值得注意的是，如果及早开始治疗并且持续下去，新生儿筛查可能有益于患儿健康。

问题是，扩大化新生儿筛查项目中新加入的疾病里，有多少种是和 PKU 相似的？ PKU 是一种可在出生时检测到的疾病，在这种情况下，有效的治疗是可行的，早期干预可以降低发病率和死亡率。扩大化筛查项目的所有筛查目标在出生时都能检测到，但在治疗的可得性、有效性以及早期干预的效益方面存在巨大差异。甚至美国医学遗传学学院的报告也指出，只有甲状腺机能低下症、生物素酶缺乏症和 MCADD 与 PKU 相似，即"所有"的负面后果都可以预防。对于酪胺酸血症 1 型、肉碱转运蛋白缺乏症、VLCADD 和枫糖尿症来说，早期干预可避免最坏的后果，并明显优化个体情况。MMA、丙酸血症和典型半乳糖血症的早期干预仅能预防部分不良后果。报告显示，发育迟缓、癫痫发作和骨髓抑制在丙酸血症中很常见，即使在有早期干预的情况下也是如此。某些形式的 MMA 的治疗方式效果更为有限。关于半乳糖血症，文献综述显示，（治疗）可以预防发育不良、进食困难、嗜睡、黄疸、呕吐和张力减退，但大多数情况下仍然会出现大脑或卵巢的长期并发症。对于其他疾病的早期治疗，人们对其功效知之甚少。对精氨酸酶缺乏症进行早期治疗可减少部分神经功能障碍。治疗 GA1 有助于避免神经系统退化，但早发性 GA2 尚未得到成功治疗。[10]

假如上述立场乐观的认知属实，那么改善健康的时机之窗因疾病不同而有所不同，而新生儿筛检部分项目的时机会受到限制。然而，即使在最有利的情况下，关键也在于能够利用这一机会采取行动。接下来，我们将讲述一位母亲利用从新生儿筛查中学到的知识让女儿保持健康的故事。毫不奇怪，这个病例涉及 MCADD 诊断，其治疗方法是简单而且通常是有效的——然而，正如我们所提到的，在采用了筛查的情况下这个病仍然可能会导致死亡。请大家注意这位母亲为她的孩子的付出，以及她在真正重要的时候如何承担其责任。[11]

被挽救的生命

卡丽·布坎南一开始在新西兰通过新生儿筛查被诊断为 MCADD。在医护人员看来，卡丽患有 MCADD 是绝无异议的。当她一岁的时候，新西兰的遗传学者对她进行了分子分析，发现卡丽有一个已知的 MCADD 突变和一个剪接位点突变。[12] 卡丽体内的 MCADD 的生化标志物——酰基肉碱水平也在持续升高。在她移居美国后的一次早期门诊中，卡丽的 C8 水平为 2.61 微摩尔／升，而在未受影响的儿童中，正常范围的上限为 0.25 微摩尔／升，卡丽的高水平含量表明她的血液中有脂肪酸的积累。而卡丽还在新西兰的时候，在一次肠道疾病后她先后经历了两次代谢紊乱，分别住院三天和五天。卡丽在睡前借助牛奶服用肉碱补充剂和玉米淀粉作为预防措施。

在卡丽一家搬到美国两年后，卡丽感染了甲型 H1N1 流感病毒并多次呕吐。对于患有 MCADD 的孩子来说，这种情况非常危险，因为她无法通过分解自己的脂肪储备来弥补营养摄入的不足。在采取了紧急救援措施后，卡丽住院一周，病情有所

好转。她的母亲萨曼莎·布坎南在西尔弗曼医生看诊的时候告诉了她详细的经过:

萨曼莎:她十月的时候染上了猪流感,病情很不好。我从来没见过她病得这么厉害。她的体温到了 106 华氏度,到处呕吐。真的是非常非常糟糕。太可怕了。

西尔弗曼医生:你们必须要住院吗?

萨曼莎:对,她住院了一周。

西尔弗曼医生:她代谢还好吗?

萨曼莎:是的。太神奇了。我都不敢相信。因为她病得太重了。

西尔弗曼医生:只要你摄入了葡萄糖就可以得到保护。

萨曼莎:是的,只是她发病太快了。那天我们正好去看了医生。那个时候才 101 华氏度,所以我们就给她降温。她又把枢复宁(Zofran)吐出来了。然后她就慢慢地变得更糟糕了。我们下午五点去了医院。非常幸运。他们让人在外面等着,马丁医生(卡丽的儿科医生)简直镇住全场。他和护士商量了把我们放了进去。

我们不知道如果卡丽在发病这段时间里不接受治疗会发生什么,但根据一份 C8 值相同的 MCADD 患者的记录,[13] 她似乎是我们研究中最有可能证明新生儿筛查可以拯救生命的人。卡丽是一个早熟、活泼的小女孩,她在三岁时就会数数,会认字母表上的字母,也会识别颜色。然而即使是这个成功的案例也不是通过新生儿筛查预先决定的。确认卡丽患有 MCADD 并不会拯救她的生命。事实上,诊断仅仅开启了长年的(甚至是终身的)治疗。萨曼莎专注于通过预防来避免代谢危机,包括预测未来可能出现的问题。由于卡丽没有任何症状或发育迟缓,因此与其他专科协调护理或确保药物治疗从来都不是问题。萨曼莎还拥有可靠的交通工具,为女儿买了私人医疗保险,她有灵活的工作时间可以去门诊,她的语言能力和文化健康资本能够让她与遗传学医疗人员进行清晰的沟通。在这种情况下她可能出错的问题已经很少了。即便如此,萨曼莎有时还是很难说服西尔弗曼医生、卡丽的父亲(在回到美国两年后他们已经分居),以及卡丽学校的管理人员,让他们了解卡丽病情的严重性。

在某次门诊当卡丽忙着涂涂写写时,萨曼莎说自己有点像个"嬉皮士",但却强调她的前夫皮特是一位伟大的父亲。不过,卡丽的病仍然成为了离婚中的重要问题。皮特负责周末照料孩子而萨曼莎则负责工作日。萨曼莎觉得皮特并没有像她一样严肃对待 MCADD。有一次,卡丽周末回来谈论她吃的巧克力,对萨曼莎来说,这是不可能的。争论的焦点是皮特想带卡丽回他的祖国新西兰去度假。萨曼莎拒绝让卡丽去新西兰旅行,因为怕她在 15 个小时的飞行中会出现代谢危机。萨曼莎说,法官同意她的看法,认为等到卡丽长大后再去比较安全。

萨曼莎和西尔弗曼医生对卡丽的 MCADD 采取的预防措施是否恰当存在分歧。西尔弗曼医生认为,患有 MCADD 的孩子是严重的易感体质,尤其是当孩子因为疾病而要节制饮食时。

他想要说服萨曼莎，他在早期笔记中写道："尽可能地让（卡丽）的生活变得正常。"相比之下，萨曼莎认为卡丽一直处于代谢危机的危险之中，需要时刻保持警惕。他们的分歧在卡丽有没有必要把玉米淀粉变成日常食物上达到了顶点。自从卡丽停止母乳喂养后，萨曼莎每天晚上睡觉前都会给她用六到八盎司豆浆冲服三汤匙玉米淀粉。玉米淀粉是一种代谢缓慢的碳水化合物，可以通过阻止身体分解自身脂肪来对抗夜间低血糖。萨曼莎说，一杯大杯牛奶让卡丽每天晚上都要去"无数次"卫生间，到四岁半的时候，她仍然没有接受过夜间上厕所的训练。

在我们参加第三次门诊时，萨曼莎问他们是否可以少用牛奶，她建议或许可以用酸奶拌玉米淀粉，而不是牛奶，或者干脆不用那么多液体。出乎意料，西尔弗曼医生回答说他"不认为有任何理由在晚上服用玉米淀粉"。萨曼莎回答道："这会让我有点紧张。"她笑着说："我现在确实有点紧张。因为一直以来她都在睡前吃点东西。"西尔弗曼医生察觉到萨曼莎对他的建议有抵触情绪，于是建议她在头几天不喝玉米淀粉溶液的晚上用血糖监测仪来检测卡丽的血糖水平是否受到了很大影响。但是，他补充说："对像她这么大的人来说，一整晚不吃东西是可以的。"萨曼莎认为玉米淀粉溶液是取代夜间母乳喂养的必要预防措施。西尔弗曼医生离开时，萨曼莎突然说道："现在我不相信真的有人了解 MCADD。"她将西尔弗曼医生"拭目以待"的态度与代谢危机的风险进行了对比："对他们来说这是小事，但对她而言是生死攸关的事。如果这会危及她稳定的状态，那就不值得了。我很高兴能够在她 12 岁之前买个平安。"到六个月后的门诊时,卡丽还在睡前喝六盎司的玉米淀粉豆浆。

萨曼莎还在为监督卡丽在托儿所的进餐时间和食物摄入量而奋斗,也关心起了未来幼儿园的情况。她提前几个月告诉我们,她认真地采访了老师、校长和学校护士,以确保他们理解MCADD。她很高兴一所公立学校有一个很吸引人的项目,这所学校有招收糖尿病儿童的经验。然而,即便是这所学校也定期举办蛋糕派对。萨曼莎告诉女儿,在这种情况下,她应该把纸杯蛋糕切成两半,刮掉上面的糖霜。她意识到在家里用苹果酱自制纸杯蛋糕的危险性,这可能会让卡丽认为学校的纸杯蛋糕是可以吃的:"不是所有的纸杯蛋糕都是用一个法子做出来的。所以我们尝试教她这方面的东西。"萨曼莎的方法是教卡丽如何处理"饮食社交"的情况,在这种情况下,她可能会面对不能吃太多或者吃错东西的压力。她采取策略,给卡丽吃的各种食物"足以让她生存",并教她"要保持健康和强壮。要吃对我们身体有益的食物,当然根据她的身体状况有时需要吃不同的东西。我们也谈到要倾听我们身体的需求,当她需要休息时就去休息,当她需要吃东西时就去吃东西,但我们仍然很难知道她身体的变化"。在上托儿所的时候,有几次卡丽回家时带回的三明治只被咬了几口,这促使萨曼莎和卡丽的老师见了面。

有些人可能会将萨曼莎和皮特、西尔弗曼医生和卡丽的老师之间的这些冲突视作她的过度反应,或者把她看成一个神经质的母亲,认为她非常不理性。这种对母亲进行心理分析的倾向在医疗界根深蒂固,自闭症儿童的母亲和20世纪"精神分裂"母亲这段错综复杂的历史就是个例子。[14]然而,在社会学上更有意思的是研究萨曼莎的保护如何以及在什么情况下是有意义的。萨曼莎在保护女儿上的作用是至关重要的但其角色却并不明确，冲突就是这样发展起来的。对于每一个被诊断患有代谢紊乱的孩子，像萨曼莎这样的人都需要承担责任，但没有具体说明有多少照顾是足够的。萨曼莎这么做是因为害怕失去卡丽。她在第一次门诊时告诉我们，MCADD 是"生命的阴影"，对她来说，最大的领悟是"知道患有 MCADD 并不是被判了死刑"。萨曼莎的行为表明，MCADD 不一定是导致死亡的原因，但如果卡丽偏离了她的饮食习惯或停止服用补充剂，它很容易致死。她见过卡丽"病得非常非常重的样子"。因此，萨曼莎不仅总是给她随身携带一个装有紧急食物的袋子，而且还围绕着可能发生的代谢危机安排她的整个生活。她告诉我们，她搬回美国在很大程度上是为了有更大的家庭支持来帮助卡丽。

H1N1 流感事件之所以引人注目，是因为它可能被解读为对萨曼莎的观点的证实，也就是说她的女儿仍处于致命的危险之中。然而，西尔弗曼医生认为，良好的发育结果表明卡丽的 MCADD 是可控的，并试图劝阻萨曼莎不要把注意力集中在低脂饮食或食品补充剂上。他反复重申他的基本立场："最重要的是，当他们生病时，把他们送到医院，并且确保他们一直在吃东西。只要他们吃东西，就会得到保护。虽然人们一直在谈论低脂饮食或者肉碱，但是最重要的治疗其实只是不要让他们生病。在这种情况下，治疗很容易，除非你住在偏僻的地方——"萨曼莎打断了他的话，还提高了嗓门："要么就送到急诊室。要么就找一个会认真治病的医生。要么病就会快速发作。你说的听起来简单，但是你们所做的就只是把他们送到急诊室。但是在他们发病前，在你给他们进行静脉注射前，会发生很多事。"她补充说，甲型 H1N1 流感发作期间，急诊室爆满，只是因为她和卡丽的医生关系密切，她给医院打了个电话，卡丽才能够立即接受静脉注射葡萄糖。

原则上，这应该很简单。一旦在新生儿筛查中得到诊断，你应该能够预防疾病的发生，特别是 MCADD 这样的病，主要目的是防止孩子不吃东西。一旦孩子开始呕吐，静脉注射葡萄糖就能挽救她。然而，诊断与预防没有直接联系，呕吐与点滴也没有直接联系。建立这些联系需要并不明确的其他人站在孩子的立场上做些工作。一旦诊断结果出来，让婴儿存活下来的工作就交给了主要的看护人，他必须承担责任，并鼓励其他人承担同等的责任。社会科学家把使事物保持在轨道上的工作称为接合工作（articulation work）[15]。从会计或正式组织的角度来看，这项工作通常是无形的，但它对于完成任何工作都是至关重要的。正是无数行政人员的工作，让一位高管可以同时处理多项任务，而正是那些被视为理所当然的看护者的工作，让双职工家庭的孩子能够参加足球训练和钢琴独奏会。而且，在当前的医疗体系中，无论是否有可用的资源，这种工作日益成为患儿或残疾儿童的父母照顾病患的负担。[16]

萨曼莎抱怨西尔弗曼医生"让事情听起来很容易"，而这是对她为让孩子活下来所做的努力的认可。在西尔弗曼医生专注于紧急护理的有效性的情况下，萨曼莎强调了已经被抹去的工作，包括识别卡丽的痛苦迹象、与儿科医生沟通[17]、赶到急诊室，更不用说与卡丽在医院待上一周了。新生儿筛查使挽救一些人的生命成为可能。然而，正是许多人为动员和使用资源（通常由父母协调）所做的大量无形和被视作理所当然的工作，才能在日常中拯救生命。西尔弗曼医生最后认可了萨曼莎的作用。在他最后一次会议的笔记中，他写道："卡丽最重要的保护是她的母亲和母亲的勤奋。"

卡丽的情况是我们研究中表明新生儿筛查是有影响的最明显的例子。大多数病人的健康状况更加难以评估，或者他们的情况没有那么好。正如萨曼莎的奉献精神所表明的，是否能拯救生命取决于是否将新生儿筛查的承诺与可用的医疗保健联系起来。父母和医护人员的合作努力可以让他们能够利用新生儿筛查提供的机会。

然而，这种描述的缺点是，它似乎表明挽救生命可以归结为母亲因为想要孩子活下去而尽到最大的努力。萨曼莎非常积极地想让女儿活下来，但诊所里的所有母亲也是如此，很多人的结局都不那么幸运。与动机同样重要的，是父母利用现有医疗服务和社会资源的能力。在关键的危机时刻，这种能力可能会受到世俗和令人沮丧的官僚问题的阻碍。在本章的剩下部分，我们将回顾扩大化新生儿筛查与更广泛的美国医疗体系相适应而经常出现的障碍。大多数时候，这些障碍都是令人抓狂的不便，但如果它们出现在错误的时间，就有可能会毁掉新生儿筛查所创造的机会。

新旧公民身份

对于无法接受治疗的孩子来说，筛查项目没有直接效益。
(Botkin 2009, p.167)

以公共卫生理论为依据的全民新生儿筛查，在美国医疗保健的营利性环境中处于不利地位，其成功与否将受到那些最不可能获得医疗保健的人群所面临的挑战的影响。与其他公共卫生措施相比，筛查计划在结构上有一些优势，因为它可以与已经为新生儿提供的医疗保健计划相吻合。但在某种程度上，医疗体系中存在的不平等不可避免地开始显现，浪费了全民筛查的一些公共卫生利益。如果无法获得后续护理和预防治疗，那么对人群进行筛查并挑出患有罕见疾病的婴儿有什么用呢？

因为对在美国本土出生的人来说，筛查罕见病症实际上已成为一项与生俱来的权利，这就提出了公民身份的问题，即政府赋予社会中各类人权利和责任的过程。公民身份体现了一系列的公民、政治、社会权利和义务[18]，既是一种地位，也是一种实践。长期以来，公民身份一直是围绕着生物学特征组织起来的，人们对血缘关系的信仰组织起来了人类、个人、社区和种族。例如，在马萨诸塞州申请结婚证的人必须出示一份医疗证明，证明申请人没有梅毒，并获得有关艾滋病的教育材料。医生还需要为女性提供自愿麻疹测试。[19]就连遗传学也在相当长一段时间内提供了一种国家和跨国治理的手段，其中最突出的是优生学和种族优生 [20]，这段历史深受质疑，在道德上评价不一。

随着生物学的迅速发现，当代"生物"公民身份形式激增，学者们注意到，这与早期种族化的优生形式有很大的不同，早期优生形式的目的是通过消除或加强所谓的下等人来控制人口。[21] 一个国家的"基因库"具有科学和商业价值，就像世界上许多生物库一样，因为"生物价值"而被开采。[22] 人类学家阿德里亚娜·佩特里纳（Adriana Petryna）举例说明，在切尔诺贝利核灾难之后，当新成立的乌克兰政府向受到辐射暴露的民众提供财政和医疗福利时，受损的生物性是如何成为改变国家权力的基础的。[23] 她强调，对于一个社会中最边缘的成员来说，生物公民权是最后的手段。同样地，社会学家史蒂芬·艾普斯坦（Steven Epstein）探讨了生物政治公民权是如何获得美国政府授权，在联邦资助的研究中纳入少数族裔、女性和其他代表性不足的群体的。[24] 在上述每一个例子中，生物差异都被用来主张公民权益，并对一个群体进行分类、监测和控制，其方式往往存在激烈的争议，使各种利益相关者相互对立。其道德风险仍然很高：将对公民权益的主张放在性别或种族生物学上，将生物学基础制度化，纳入法规、法律和生物医学实践中。[25]

新生儿筛查是一种普遍的生物公民身份，然而这种身份的形式十分罕见。在大多数情况下，生物学上显著特征的存在使人口分层，只有特定的群体才有资格因生物学原因得到国家的关注。因此，梅毒测试只适用于马萨诸塞州那些正在申请结婚证的夫妇，而不是所有的居民。只有计划结婚的女性才会接受麻疹检测。在大多数州，但不包括马萨诸塞州，只有异性恋夫妇才能获得结婚证。当生物学成为预防出生人口和个人疾病的切入点时，新生儿筛查通过国家资助的公共卫生产生了普世生物公民权。

值得重申的是，在美国医疗体系的背景下，新生儿筛查的民主化是十分独特的。美国只保证65岁以上的公民享有免费的健康保险，美国医疗照护措施也是这时才开始生效，[26]然而几乎所有的美国新生儿都要接受罕见疾病的筛查。除了这种更符合美国医疗历史的公共卫生模式之外，另一种替代方法是将新生儿筛查商业化，即只有愿意并有能力支付费用的父母才会让孩子接受筛查，这放弃了筛查全体人群的优势。其他替代方案可能是只对高危人群进行筛查（就像上世纪70年代对镰状细胞病的筛查），或者让筛查成为自愿，而不是强制性的。新生儿筛查之所以引人注目，是因为它是这个国家少数几个提供给所有人的医疗保健项目之一，在美国，获得医疗保健不是大多数公民的权利，而要取决于这个人是否有能力直接掏腰包或通过各种公共或私人保险计划支付。

然而，这种基于罕见遗传疾病倾向来区分公民的新形式，需要与现有的公民权、国家行动和专业权相结合。[27]在新生儿筛查中，公共卫生很快与私人医疗保健相结合。我们感兴趣的正是这种转变。一旦患者组成的筛查倡导组织与商业利益集团、专业团体和监管机构合作要求进行筛查，在一个医疗不属于公民权的国家，新发现的患有罕见代谢紊乱的婴儿将如何生存？

健康保险

父母不必直接支付新生儿筛查费用。这项服务是医院或医疗服务生育账单上的项目，筛查测试本身由国家资助。在我们研究期间，在加利福尼亚，标本采集表的费用为 1 美元，标本的处理费用为 101.75 美元，允许服务提供者收取 6 美元的标本采集和处理费用。公共和私营保险公司为其病人支付这些费用，政府为未投保者支付费用。[28] 因此，没有人因无力支付而无法接受筛查。

然而，在后续检测和治疗中，国家资助更为有限。加州公共卫生部在 2005 年推出了新生儿筛查计划。到 2008 年，该项目的阳性结果增加了 30%，提交了更多的生化和 DNA 后续检测，每个婴儿的后续检测比 2005 年预期的要多。作为一项节省成本的措施，加州公共卫生部规定：对新生儿初筛阳性的重症监护新生儿重复筛查，而不是进行更昂贵的专门跟踪检测；除非在州承包实验室进行 DNA 分析，否则只能进行生化检测；对大多数疾病进行定性而非定量的有机酸检测（即提供关于结果是否异常的信息，而不是说明其具体值）；并将对母亲的检测限于肉碱水平较低的母亲。[29] 因此，公共卫生部设想筛查仅限于诊断，然后将婴儿迅速移交给医疗保健系统。筛查的直接影响之一是增加了医疗消费。

在 2005 年 7 月至 2009 年 4 月期间，4580 名新生儿筛查呈阳性的患者转介到加州的代谢诊所，同期共有 14282 人前往专科诊所就诊。[30] 医疗消费的增加给公共和私营保险公司带来了额外的费用，有时会直接影响到家庭。在我们的研究中，一位母亲的儿子在 MCADD 筛查中呈阳性，但最终在他六个月大时被诊断为假阳性，她告诉我们，由于她儿子在出生后的头几个月经常去急诊室就诊，她的保险费增加了两倍。

在拜访病人之前，我们和遗传学小组坐在一个小办公室里，讨论他们即将见到的病人。工作人员在门口贴了一张病人名单。名单包括病人姓名、保险、身份证号码、预约时间、求诊理由和病人的医生。共有五种保险类别：自费保险、两种形式的私人保险——医疗优先供应商组织（PPO）和健康维护组织（HMO），以及两种公共项目——加州医疗白卡（Medi-Cal）和加州儿童服务（CCS）。这些类别为病人能得到什么样的治疗设定了界限。我们经常观察到，医生或护士会建议进行基因检测，直到有人——通常是莫妮卡、路西或遗传咨询师之一——会反复检查病人的保险类型。在得知病人的保险状况后，他们往往会突然放弃安排检查：“算了吧。我们永远得不到授权的。”或者说：“我们不能做州保险计划以外的 DNA 测试。”正如其他社会学家所观察到的，许多决定甚至在医生与病人见面之前就已经确定下来了，[31] 包括是否需要根据保险状况进行检测。因此，在病人保险的基础上，在幕后实行了大量的医疗配给。

五种保险方式对患者接受的后续护理有一定的影响。自费的病人是最直接意义上的医疗保健消费者：遗传学服务“出售”病人决定“购买”的服务。这种安排符合没有保险中介的旧医疗保健融资模式。在我们的研究中，没有病人是自费的，但在亨廷顿氏舞蹈病的基因检测中，这种情况更为常见，因为保密是最重要的。第二个是私人保险。一些孩子通过父母的雇主健康保险计划获得私人健康保险。PPO 保险的病人获得了医生认为必要的任何服务。从专业的角度来看，这些是最容易治疗的病人，因为工作人员不需要考虑保险，尽管仍然可能有高额的自付。HMO 患者是最麻烦的：门诊就诊需要由初级保健医师转诊，任何干预或测试都需要事先获得批准。

其次，一系列的公共计划确保儿童无论其父母的保险状况如何，都能获得医疗保险和医疗服务。美国公民并不自动有资格享受医疗补助等政府医疗保险项目。他们需要满足经济条件和另一个条件，比如怀孕。[32] 在加州，低收入孕妇在怀孕期间和孩子出生 60 天后都有资格通过加州医疗补助计划 Medi-Cal 获得医疗保险。对于那些在医疗保险方面最脆弱的群体，那些挣了太多钱却没有通过雇主获得医疗保险的贫穷的工薪阶级，加州提供了健康家庭计划，这是一个低成本的保险项目，提供类似 Medi-Cal 服务的健康、视力和牙科保健服务。一些收入高于健康家庭计划但没有雇主保险的人可以购买低费率的私人或公共保险。

如果婴儿在新生儿筛查时呈阳性，家庭就会自动被转介到 CCS，该机构根据医疗和财政需要提供护理，作为最后付款人向 21 岁以下有健康问题的贫困家庭的儿童提供补偿服务。[33] 州与一个商业实验室服务机构签订了合同，该机构为诊断目的进行了初步的后续检测。一旦检测进入治疗领域，公共保险患者的治疗就留在 CCS，而私人患者的治疗费用则转移到他们各自的保险公司。因此，只要所要求的服务符合实验室服务的合同并且只要他们有资格获得公共保险，来自贫困家庭的新生儿筛查患者就可以相对容易地获得医疗服务。当收入水平上升或文书工作丢失时，他们的服务可能就会被切断。当他们需要从州外的实验室进行专门的 DNA 突变分析时，他们也处于不利地位，CCS 没有覆盖这些实验室。

尽管存在这些障碍，有公共保险的患者通常比有 HMO 保险的患者更容易获得医疗服务。在后续检测中，时间是至关重要的，但所需的事先批准可能需要数周时间，因为有时需要随后去看初级保健医生。对于有 HMO 保险的家庭来说，除了他们的孩子可能会受到代谢紊乱影响这个令人不安的消息之外，官僚主义障碍会成为他们面临的另一个问题。西尔弗曼医生向一位有 HMO 保险的母亲解释了为什么他不能给她的孩子做肉碱转运蛋白缺乏症检测："我们今天不能做，因为在 HMO 的世界里，他们只是授权我们给出专家意见。我们在给意见，但是并不能采取什么行动。只有初级保健医师才能采取行动。"对于一个需要皮肤活检的病人，HMO 花了两周的时间才批准该手术。在另一个案例中，当 HMO 终止与学术医院的合同时，两个患有肉碱转运蛋白缺乏症的姊妹的护理不得不转移到另一家医院。

私人保险公司也可以提供昂贵的基因突变分析，这反过来也会影响一个家庭决定是否进行基因突变检测。这是 MCADD 患者基因突变分析的情况，直到我们的研究后期，基因突变检测才成为该州 MCADD 标准检测方案的一部分。在下面的节选中，西尔弗曼医生告诉一个家庭，他们将有一个昂贵的 DNA 分析的自付额：

> 西尔弗曼医生：我们来说说 MCADD 吧。我们推荐的方法就是做一个 DNA 检测。我看了下表，今天不能做因为我们必须要先得到保险的授权。你有 PPO 或者什么吗？
>
> 母亲：HMO。
>
> 西尔弗曼医生：HMO。我们要先获得授权，我不知道你要自付多少，但是这笔费用是九十万美元。

西尔弗曼医生向这家人提出了费用后，他们决定进行突变分析，但莫莉·马丁的突变分析被推迟了几个月，而工作人员和家人则在讨论这项测试的利弊。在研究结束时，金和丹·马丁有了第二个孩子，他也被诊断出患有 MCADD，但此时，基因突变分析已经变成常规后续检测的一部分了。

当新生儿筛查发现母亲患有代谢紊乱时，还会出现更多的保险问题。正如我们之前所提到的，研究人员发现，有几位母亲的代谢物水平超出了正常范围。在一个病例中，由于母亲没有医疗保险，遗传学家们受到了阻碍。与商业实验室签订的合同包括了对患肉碱缺乏的母亲进行后续检测，因为在合同续约时就知道有患母体肉碱缺乏症的可能性。但是，患有其他病症的母亲并没有被包括在内，在这些情况下，经济上的考量可能会对后续治疗产生影响。克劳迪娅·罗梅罗的儿子在新生儿筛查中被诊断出 GA1，[34] 她在孩子出生后的头两个月，拥有 Medi-Cal 的保险。在随后的一次会诊中，她的州保险到期了，弗洛雷斯医生想在她做完胸痛报告后将她转介到心脏科，但这是不可能的，因为学术医院的心脏科不接收未投保的病人。诊所的工作人员把她转到县公立医院"解决"了这个问题。莫妮卡说："这太可怕了，因为我们在这儿发现了一些问题，但我们帮不了你。我们只能说对不起。"

关键是保险状况既限制了进行后续检测的机会，也限制了提供后续护理的便利性。即使在我们的研究所在的医疗中心内，某些专科诊所也不接受有公共保险的病人，或者只接受一些没有其他形式私人保险的病人。因此，莫妮卡举了一个例子，一个拥有私人保险的病人，遗传学门诊接受了，但是同一家机构的神经病学门诊不接受。由于私人保险与美国的就业挂钩，当人们失业或换工作、决定做兼职、离婚，或者反过来说，当人们生病和保险费率上升时，保险状况——以及随之获得医疗保健的机会——可能会突然发生变化。扩大化新生儿筛查项目很快遇到了后续检测和慢性病护理方面的保险障碍。

医药食品及特殊配方

类似的私人和公共部门的差异也困扰着特殊配方和医疗食品的供应。食品药品监督管理局（FDA）将医疗食品定义为"根据公认的科学原理和医学评估，在医生的监督下配制用以食用或管理的食品，用于满足对疾病或病症进行特殊饮食管理的独特营养需求"。[35] 虽然医疗食品的定义意味着其拥有药物地位，但 FDA 认为医疗食品更类似于食品，而不是药物或医疗设备[36]。许多私营保险公司和一些州的保险项目不包括医疗食品，这可能会让病人每年自付数千美元的费用[37]。医疗配方是一种营养补充剂，旨在纠正患有特定疾病的患者的代谢失衡。例如，患有半乳糖血症的婴儿，如果不喝一种特殊的不含乳糖的大豆配方奶粉，就有可能患上肝病、神经损伤、发育迟缓和其他不可逆转的并发症。

CCS 和 Medi-Cal 覆盖了许多医疗食品和配方。然而，即便如此，获得这些文件的过程仍然十分繁琐。这家诊所的营养师路西向所有家庭免费提供了由不同制药公司捐赠的试剂盒，这些试剂盒是在推荐医疗食品治疗的第一次就诊时捐赠的。她采用了逐案轮换样本的政策，让每一家公司都能平等地接触患者。然后，遗传学家开了一个处方。为了配药，药房需要获得 CCS 的授权，并"寄希望"在他们用完试剂盒之前，将医疗食品送到这家人手中。莫妮卡回忆道："我们最近遇到一个病例，他们有 CCS，但那位母亲疯狂地打来电话，说'我的配方奶用完了。我该怎么办呢？'大概一两个星期前，我把处方寄过去了。我想这已经处理好了，但文书可能被卡在什么地方了。然后我们必须填写另一张表格，来回传真。这花了很长时间。"

此外，公共保险的病人只有在所需的食品被包含的情况下，才有机会获得医疗食品。CCS 会定期审查已批准的医疗食品清单，并用一种食品替代另一种食品，这让一些家庭陷入困境。

对于私营保险公司而言，流程是否顺畅取决于具体的疾病。加州法律规定，患者的医疗食品必须纳入医保范围。[38]然而，私营保险公司通常拒绝批准其他病症的配方奶和其他医疗食品。

在这种情况下，莫妮卡和遗传学家给保险公司写了关于医疗必需品的信，并要求家属通过写信和打电话的方式参与获得授权的过程。莫妮卡把这个过程描述为一场"战斗"。"每个人都必须战斗，"她说，"每个人都要去打电话，先按这个键，再按这个键，然后就转到'你打错电话了，你必须打这个号码'，等等……你们必须要很有耐心。他们几乎总是说不。你几乎必须和医务主任联系上，然后必须让西尔弗曼医生打电话给医务主任来说明情况。"

可以理解的是，有些家庭没有参加"战斗"。保罗·王的家人决定自掏腰包购买配方奶粉，而不是与保险公司争辩。其他人试图获得补偿，但仍未成功：

母亲：那我们得自己买食物。我们的保险不包含这部分。

莫妮卡：天呀。

父亲：对，我们有 XX 保险，他们也赔付医疗费用。但不包括食物。就是这样。

莫妮卡：试一试吧。你们试过吗？他们一点都不肯付吗？

父亲：嗯。

莫妮卡：是因为……

父亲：我们试了整整一年。

即使私营保险公司同意支付医疗食品费用，这家人也不得不自付一部分费用，而这笔费用通常是不菲的。新生儿筛查政策制定者已经注意到了获取医疗食品的障碍。他们注意到，美国各地对部分或全部新生儿筛查代谢疾病的医疗食品和配方的报销存在巨大差异，因此提出了将医疗食品纳入健康保险的政策解决方案。[39] 然而，在这一点上，覆盖率仍然参差不齐。

治疗服务

获得治疗服务的关键决定因素不是保险状况，而是孩子的年龄：相对慷慨的服务在三岁之前都是向公众提供的，但在三岁之后就突然减少了。提供治疗服务属于该州区域发展服务中心的任务范围。该区域中心有一个早期方案，该方案提供治疗服务，以预防或减轻任何有发育迟缓或智力发育迟缓风险的人在以后的生活中的发育障碍。在接到诊所的请求后，中心会派出一名早期干预专家进行需求评估。如果一个孩子有资格获得医疗服务，不管他家的收入如何，所有的服务都是免费的，尽管医疗中心会向私营和公共保险公司收取医疗费用。新生儿筛查患者可能有资格获得临时看护、视力治疗、物理治疗、职业治疗和言语治疗。

后勤障碍经常阻碍及时治疗的开始。为了让孩子们获得地区中心的服务，家长们不得不通过反复的电话、成堆的文件和表格来应付复杂的机构。这样的任务对于任何在家照顾小孩的父母来说都是很麻烦的，而对于那些同样面临语言障碍的父母来说，比如莉娜桑切斯、卡门·罗德里格斯、比阿特丽斯·伊达尔戈和克拉丽斯·穆诺斯，则更加麻烦。家属们搬家，更换电话号码，或被其他照顾家庭的责任压得喘不过气来，因此有时就无法与他们取得联系。如果找不到治疗师，文书可能会留在该地区中心的办公桌上一动不动。这些因素构成了主要障碍。社会工作者丹尼丝·莫斯科维茨将自己的工作描述为一名排解难题的人，她引导家人接受服务，并确保机构能继续提供服务。虽然丹尼丝能够帮助一些家庭躲避社会服务的巨大雷区，但她并不总是对所有问题都保持警惕。及时性很重要，因为每延迟一个月的服务就意味着孩子将少得到一个月的服务，而失去一个月的服务就会产生影响。

早期方案涵盖的服务被认为是"符合医学的"。然而，一旦儿童满三岁，他们就不再有资格享受早期服务，这些同样的服务也不再符合医疗条件。需要服务的儿童可能仍然有资格成为中心消费者，但前提是他们有更严重的身体残疾。[40]另一种选择是联系学区，但学区只提供帮助孩子进入教室环境的服务。在过去三年获得任何这些服务都需要遗传学家的干预和社会工作者的电话。这些规定也必须遵守以下准则：如果儿童状况没有进展，服务就被削减。

交　　通

在加利福尼亚，作为新生儿筛查随访中心的 15 个代谢诊所集中在主要的大都市地区。地理上的集中意味着家庭可能需要长途跋涉才能到诊所就诊。许多生活在农村地区的家庭都很贫穷，在这种情况下，交通成为护理的一个重要障碍。一个家庭赶了 64 英里的公共交通路程在下午两点到达诊所：

母亲：我们今天早上八点四十五分就去赶地铁。到这里大约花了四十五分钟到一个小时。

斯蒂芬：从 XX 城来的吗？

母亲：是的，因为我们必须先赶地铁，然后赶上火车，再上公共汽车。

那天下午，西尔弗曼医生的进度落后了，当我们告诉他，这家人必须在三点之前离开，才能返程回家时，他决定放弃原本计划的抽血计划，让这家人去当地的一个实验室。这个病人最终失去了随访的机会，部分原因是他的父母家里没有电话。其他家庭，包括一些有症状儿童的家庭，由于交通原因很难赶到诊所。

有一些公共资金可以资助交通，但却难以获得。实际上，服务提供方似乎认为交通资金已经多到被滥用。西区区域中心在其网站上说："一般来说，家长或护理人员负责接送孩子参加社交和娱乐活动，以及预约医疗或治疗。"玛塞拉·托里斯在把女儿克拉丽贝尔送到遗传学诊所时就遇到了困难，因为她不开车，而丈夫要上班，公共交通又太困难。她曾经绝望地乘出租车去诊所，但这太贵了，不可能再乘一次。克拉丽贝尔每周有资格从区域中心获得 40 个小时的临时护理服务，部分原因是她的胃管，但胃管并没有让她获得交通援助：区域中心的病例经理规定，克拉丽贝尔可以带着胃管乘坐公共汽车。

丹尼丝偶尔能从 CCS 或区域中心获得病人的公共交通券，尽管每个机构的第一反应是将责任推给另一个机构。基本上，她不得不冒着失去授权的危险,保证家庭的交通绝对需要帮助。"这个提议必须由我来做。需要我打电话告诉他们,'他们需要来诊所。这不是开玩笑。'会哭的孩子有奶喝。"她还建议家人向朋友或教堂寻求帮助。有一次,她联系了一位教区牧师,寻求交通方面的帮助。牧师在当地的广播节目中寻求帮助,并为这家人安排了交通工具。有时慈善业也会出现。几个住在三小时车程之外的病人从志愿飞行员那里得到了一次慈善飞行。然而,他们没有从机场到诊所的交通工具。在特殊情况下,工作人员自掏腰包为病人支付回程车票。交通对贫穷的父母来说是最大的问题,他们的孩子需要多次预约各种专家。慈善机构和公共资金的不平衡可能导致错过预约或延迟就医。

语　　言

我们的研究包括 16 个只讲西班牙语的家庭。医院有翻译服务,如有需要,可派遣一名翻译,以便父母和医生沟通。然而,由于医院的需求很多,这项服务在需要的时候并不总是可以得到的。在这种情况下,家人会翻译,研究助理罗西奥会进行补充,或者西尔弗曼医生会用相当基础的西班牙语勉强应付过去。当我们在观察西语母语的弗洛雷斯医生与西语家庭交流时,我们看到了这些口译方法的弱点。弗洛雷斯医生对所有说不同语言的病人的对话和教学都很敏感。然而,他与西班牙家庭互动的轻松流畅仍然令人震惊。他通常在会议开始时制定议程,告诉家人,他想先问他们一些问题,然后再解释情况,然后依次回答他们的问题。他既权威又中肯，但也肯花时间解释，仔细检查对方是否理解。弗洛雷斯医生的工作让人联想到残疾人社会模式的关键点：许多人认为残疾人并非天生的处于劣势，而是取决于社会背景。如果每个人都说手语，耳聋就不是一种负担。[41] 同样地，如果你的遗传学家能流利地说西班牙语，用这种语言交流就不是什么问题了。

＊　　＊　　＊

我们提出了许多因素，这些因素对利用新生儿筛查提供的救生机会造成了困难。通过新生儿筛查实现生物公民权的普遍包容性，遇到了在美国任何涉及慢性病的医疗互动的典型问题：不同的保险体系之间存在着巨大的差异，由于覆盖面的差距、繁琐而耗时的官僚规则、年龄界定的医疗标准、语言差距和不停转移的成本，医疗护理不得不进行协调。[42] 其结果是巨大的不平衡和一系列令人沮丧的悖论：筛查普及了，但后续随访和治疗非常分散，慷慨的治疗服务在三岁时就停止了，我们有一流的遗传学服务，但人们难以获得。护士、社会工作者、遗传学家和父母们花费了大量的时间和精力来保障本应直接享有的权利，并与官僚主义的不合逻辑作斗争。普世主义在资源上分化分层。

我们现在要讲述的这个例子，就要说明这种分层可能在患有 GA1 的病人迭戈·桑切斯的死亡中发挥了怎样的作用。再次重申一下我们谨慎的立场。我们没有在卫生服务可及性与死亡率之间提出因果关系：迭戈病得很重，在最好的医疗条件下可能也无法存活下来。然而，照顾他的临床医生想知道各种结构性障碍的相互作用是否导致了不幸的结果。

失去的生命

迭戈·桑切斯是两个墨西哥移民的第八个孩子。他的父亲是一名农民工，全家住在离诊所三个小时车程的地方。他的一个姊妹夭折了，另一个被诊断为脑瘫。在回顾家族史后，西尔弗曼医生怀疑夭折和患有脑瘫的姊妹也可能受到 GA1 的影响。他在迭戈的病例中记录了夭折的姊妹："我们认为她可能也患有戊二酸血症。这仍有待确定。"西尔弗曼医生还怀疑他的父母莉娜和里卡多是近亲。他们在一个大约有 200 人的墨西哥小村庄长大，并在那里相遇。西尔弗曼医生推断，在这样一个小的群体中，大多数人彼此有血缘关系的可能性很高。

第一次会诊时，西尔弗曼医生决定对迭戈所有的兄弟姐妹进行测试，以确保他们都没有受到影响。迭戈在新生儿筛查时的 C5DC 水平为 5.8 微摩尔／升，正常上限为 0.35 微摩尔／升，他被诊断为可能患有戊二酸血症 1 型。西尔弗曼医生开创了一种低赖氨酸的配方饮食。重复检测后，迭戈的水平是正常水平的 30 倍以上，这确认了 GA1 的诊断。

遗传学小组定期与迭戈见面。两个月大时，迭戈的情况似乎很好。他不停地吃，而且还在成长。由于他的赖氨酸水平当时这个时候很低，工作人员增加了母乳喂养的数量，并将配方奶粉喂养从每天五次减少到两次。然而，他的头很大——这可能是 GA1 的症状。西尔弗曼医生在其报告中指出："张力减退，头部发育滞后，下肢过度运动，像是踩踏板，双侧四肢痉挛，但没有阵挛。"西尔弗曼医生再次指出，他应该对所有的兄弟姐妹进行测试。在我们参加的第三次会议上，[43] 迭戈四个月大的时候，莉娜讨论了她重返工厂工作的计划。她想知道是否可以从母乳转向配方奶粉，于是问西尔弗曼医生，是否有一家没有执照的日托机构可以提供这种配方奶粉。莉娜对 GA1 的理解相当粗略。她告诉我们，迭戈有"高代谢"，为此他必须喝一种特殊的牛奶（配方奶）和药物。莉娜还记得，迭戈出生后的头四年是至关重要的。最后她能回去工作。

迭戈六个月大前就病倒了。父母把他带到当地的急诊室，因为他"不能自主活动"。当时，他的癫痫发作持续了 40 秒到 1 分钟。他被直升机转移到学术医院，在途中癫痫发作了更多次。到达的时候，他已经停止了抽搐，但那时他正在服用大量的抗癫痫药物。

在这次住院治疗后的第二次就诊中，西尔弗曼医生决定让迭戈再次住院，因为他出现了"痉挛性弓背"，并且因为食物摄入量有限而烦躁不安。这时，迭戈不仅是一个遗传学病人，而且还是胃肠病、神经病和肾病病人。许多病意味着与许多不同的医生看诊，这给家庭带来了困难。他们没有车，只能靠搭朋友车或乘坐公共交通工具。莉娜告诉我们，她通常在早上十点出发，去遗传学诊所赴三点的约，直到晚上八点半才回到家。

迭戈的诊断被修改为"患有不可逆脑损伤的戊二酸血症1型"。他插上了胃管。西尔弗曼医生要求每周进行两次一小时的理疗，并指出，出院时他告诉父母，"如果他们注意到行为改变、咳嗽、呼吸困难、头晕／晕厥、感染迹象、不能吃／喝或吃药、呕吐或任何其他有关症状的情况，应立即寻求医疗服务"。西尔弗曼医生补充说，迭戈的"预后仍有待观察"。

一个月后，迭戈再次住院。莉娜和里卡多曾带他去当地医院更换胃管，当他被转到学术中心后才发现胃管放错了地方。胃管正确插入后，迭戈立即好转。

在这次问诊后我们访谈了莉娜。迭戈躺在地板上的毯子上。她告诉我们她对回去工作感到很为难。她丈夫的收入不够支付账单，他们迫切需要她的收入。她解释说，这些账单让她的丈夫"心情不好，他几乎没有睡觉。他下班回家时会很生气"。当她提议自己可以回去工作，让她的母亲照顾迭戈和他的妹妹时，她的丈夫"让我忘掉工作。那些孩子不一样，我妈妈不能照顾他们。所以他让我呆在家里，他会看看怎样才能让我们渡过难关"。在此期间，家庭也失去了获得物理治疗服务的资格。由于提交的记录缺乏关于迭戈残疾性质的详细信息，申请一再被拒绝。

桑切斯一家因为找不到交通工具而错过了下一个预约。在14个月大的时候，西尔弗曼医生注意到迭戈的神经系统严重受损："发作了严重的代谢失调，现在神经功能受损。例如，他没有支撑就不能坐着，也不能站着，他不会说话，但似乎能听懂人说话。"莉娜提到，现在迭戈已经一岁了，她不能再获得妇女、婴儿及儿童营养计划供的配方奶粉。西尔弗曼医生调整了饮食，取消了配方奶粉。在那次会议上，西尔弗曼医生还与迭戈 13 岁的哥哥进行了交谈，并承诺他们会检查他的血液水平。莫妮卡安排莉娜把所有的孩子带到实验室，至少进行一次新生儿筛查，但由于未知的原因，这些测试从未进行过。当迭戈 17 个月大的时候，他们一家又回来了，西尔弗曼医生继续调整他的饮食。在工作人员会议上，西尔弗曼医生解释说，如果一个孩子在一岁到三岁之间大脑受损，这对他的未来来说并不是个好兆头。一位旁听的医生表示同意："没有什么可以阻止这一点，这是基因导致的。"弗洛雷斯医生打断了她的话，说："遗传不是绝对的。你可以通过早期干预来预防。"

迭戈三个月后去世了。在发生代谢危机后，他的父母把他送到了当地的急诊室，但他没有活下来。在宣布迭戈死亡的电子邮件中，西尔弗曼医生写道："我们永远不会知道，如果他住在医疗中心附近，而他的父母反应迅速，结果会怎样。考虑到当时的情况，我们几乎没有什么是可以改变的。"然而，困扰着关心迭戈的人们的问题是，如果他能够获得更好的医疗服务，或者用西尔弗曼医生的话来说，如果他的父母"更世故"，那么结果会不会有所不同。这是一种委婉的说法，暗指了阶级和种族的差异。如果卫生服务因素促成了他的死亡，那么突出的不只是一个关键因素，而是在关键时刻各种障碍的累积效应。除了疾病本身，家庭与有照顾罕见代谢紊乱病人经验的医院的地理距离、交通问题、语言障碍、确保治疗服务的困难，以及贫困的额外影响都可能导致死亡的结果。

抓住和错失的机会

采用复苏技术的救生急救，直观上被视为"生命之链"（chain of survival）：从早期识别求救到早期心肺复苏，到早期电除颤再到早期高级生命支持，为生存提供了最佳机会。现实情况是，每一个环节都不仅需要能够接受紧急护理的条件，而且还需要基础设施和公共社会化，以便在危机情况下采取适当的行动。[44] 如果用生命之链比喻扩大化新生儿筛查，很显然，新生儿筛查只是一系列挽救生命过程中的第一个环节：它相当于急救的预警系统。为了真正拯救生命，这种疾病必须易于预防，但也必须成功地与其他环节建立联系。对于某些疾病，某些家庭，某些医疗系统，甚至对于美国的某些地区，第一个环节永远无法连接到拯救生命所需的下一个环节。沟通问题、后续治疗的障碍、医疗食品和服务的资金不足、保险问题、交通问题以及其他社会经济障碍影响了拯救生命的机会。正如许多其他美国医疗情况，扩大化新生儿筛查可以实现尽可能最好的护理，但这些承诺很快就会让许多人感到困惑，因为他们的婴儿面临代谢危机的风险，但他们缺乏资源来应对这一危机。

我们只能从一套固执的行政和经济理由来理解后续照顾的障碍，这套理由受到利润与成本控制的动机支配，目标并不全然是为最能受益的人提供照顾。各种保险项目的营利和费用削减的逻辑表明，经济回报来自于为那些最不需要照顾的人提供保险，并排除那些风险最高的人。杂乱无章的项目、排他性规则和诊断临界值表明，因为害怕人们占到服务的便宜，所以他们不再提供医疗和治疗服务。美国不断攀升的医疗预算表明，尽管个别公司和提供商可能会获利，但这种有竞争力的营利性设置在国家层面并不一定便宜。相反，诊所里的每个人，特别是莫妮卡、路西和丹尼丝，都花了大量的时间来决定他们是否会因服务而得到补偿，并为付费或服务而战。对于员工和病人来说，这些障碍是不合逻辑的、随机的、令人沮丧的，也是必然的。

新生儿筛查的普遍性可能预示着一种以预防为中心的新的美国医疗模式，而在这种模式中，筛查的后续治疗需要处理医疗保健的不平等问题。在这个方向上有一些尝试性的做法，从某种意义上说，我们最终可能会有联邦立法要求为医疗食品提供资金。[45] 然而，后续照护的实际做法显示出了另一种政策势头：扩大化新生儿筛查以人口为基础，而第三方支付系统很快就侵蚀到筛查的弱点——集体责任以及成本共享制度。确诊变成个人的事情，他们得投入自己的资源或独自争取公共或私人保险资源。2005 年至 2008 年间，加州公共卫生部以更廉价的替代服务取代了后续服务。这种对成本的担忧可能预示着新生儿筛查的未来，在这种情况下，成本转移和日益狭窄的报销标准可能会扼杀筛查的拯救生命的承诺。

结论：新生儿筛查的未来

我们至少可以找到五个征兆，每一个征兆都预示着新生儿筛查的未来。第一个征兆显示的未来是对罕见遗传疾病的筛查会变得越来越常规化，数据也将受到监测。2010 年 12 月，《医学遗传学》(*Genetics in Medicine*) 发表了一期特刊，其中收录了加州扩大化新生儿筛查的首份可以获得的追踪数据。在 2005 年 7 月 7 日至 2009 年 4 月 30 日期间，共 2105119 名新生儿接受了筛查。筛查计划将 4580 名新生儿（0.22%）转诊至代谢诊所进行后续检查。其中有 16% 即 754 名婴儿被诊断出患有"已解决的疾病"（resolved disorder），即我们所指的真阳性。因此，扩大的新生儿筛查项目可以确定每 10 万名婴儿中有 36 名患有代谢紊乱的患者，或者换句话说，每 2778 名新生儿可以筛查出一例真阳性。在被转到代谢诊所的婴儿中，有 3334 名并未被确诊患有疾病。因此，转到该诊所的新生婴儿筛查的假阳性率为 158 例 /10 万名婴儿，或者说每 633 名新生儿中就有 1 例假阳性。[1]其余 492 名婴儿转到专业诊所，226 名仍在等待治疗，72 名需要获得母体诊断，62 名婴儿在后续检查前死亡。[2]一些悬而未决的病例和假阳性可能属于我们划分的准病人这一类。虽然这些数据不能证明发病率和死亡率是可以预防的，但它表明了新生儿筛查成功地实现了识别罕见疾病的基本目标。

2010 年 5 月，美国卫生资源与服务管理局局长凯瑟琳·西贝利厄斯在推荐的统一筛查项目中增加了第 55 种疾病——重症联合免疫缺陷（SCID)，这展现了另一种可能的未来。SCID 是一种破坏免疫系统的遗传病，它会导致严重的感染，患儿通常会在出生后一年内死亡。SCID 俗称为"泡泡男孩"病（bubble boy disease)，因为它最著名的病人大卫·维特尔（David Vetter）生命的 12 年中大部分时间都是在得克萨斯儿童医院的无菌泡泡结构中度过的，直到他 1984 年去世。与本书讨论的大多数疾病不同，SCID 可以在出生后三个月内通过成功的造血干细胞移植治愈，尽管存活率会有所不同。[3] 将 SCID 加入到推荐的统一筛查项目中意味着，未来新生儿筛查项目将在预防罕见遗传疾病方面发挥更广泛的作用。

第三个征兆表明，人们对新生儿筛查项目的扩张持更为谨慎的态度，这表明项目的缩减和成本削减措施可能会控制新生儿筛查项目的持续增长。2011 年 5 月，一群美国新生儿筛查方面的顶尖专家聚集在华盛顿特区，参加部长咨询委员会第 24 次会议，讨论新生儿和儿童遗传性疾病。[4] 会议议程上讨论了提交给部长西贝利厄斯的关于 SCID 新生儿筛查现状的报告。在会议召开时，加州、路易斯安那州和马萨诸塞州已经实施了试点项目，对新生儿提供 SCID 的普遍筛查，但尚未做强制要求。在密歇根州和得克萨斯州，法律要求进行筛查，但尚未得以实施。只有纽约和威斯康辛州强制实施筛查项目。[5] 在会议上，加利福尼亚公共卫生部遗传疾病实验室的代理主任和 SCID 试验筛选项目的主任弗莱德·罗瑞，在一次临时评论中谈到了加州的经验。[6]据罗瑞所说,这个试点项目非常成功,但是由于加州和其他地方预算限制越来越严格,因此他们在要求法律批准计划永久实施时遇到了不小的阻碍。罗瑞引用了来自州议会预算委员会的数据,该委员会表示,该项目将耗资七百万美元,而每年仅能节省一百万美元。[7]罗瑞表示,他对这些统计数据的准确性表示怀疑:"我们不得不与那些做出财务决策的人打交道,他们并不真正关心我们对疾病的看法。"

这本书的读者应该很熟悉预示新生儿筛查未来的第四个迹象。2011 年 5 月,就在部长咨询委员会会议召开几周后,msnbc.com 网站上的一篇文章的标题宣布"婴儿血液检测可能会引发假阳性筛查的恐慌"。卫生记者乔诺尔·阿莱西娅谈到新生儿筛查时写道:"如果结果正确无误的话,这样的检查就是无价之宝。""但是,当结果不正确时——而且也经常不正确——卫生专家表示,父母和孩子要忍受数月的反复检查,特殊的睡眠安排和严格的饮食,还有挥之不去的不确定性和焦虑。"[8]阿莱西娅所描述的假阳性是任何需要在特异性和敏感性之间取得平衡的筛选程序的必然后果,研究表明,假阳性可能会引起焦虑和其他不良影响。[9]

虽然这篇文章并不引人注目(除了一些可疑的统计数据),但评论部分都是新生儿筛查倡导团体中流传的典型的支持筛查的言论。这篇文章发表后不久,新生儿筛查支持者就动员起来,用尖刻的评论讽刺阿莱西娅、文章中被引用到的家庭,以及任何支持这篇文章信息的博客作者。数百条回复中有许多类似的话语。受访者称,他们既是新生儿筛查社区的组织者,也是患有遗传疾病孩子的父母（多数是母亲），他们本希望孩子的检测结果是假阳性。评论者认为，阿莱西娅的文章对新生儿筛查十分不利，因为新生儿筛查项目每天都在拯救生命，最终，与破坏性疾病的有害影响相比，假阳性结果的任何负面后果都是相形见绌的。文中这样的叙述既忽略了需要新生儿筛查挽救生命能力的证据，也有效地将任何没有孩子被诊断出患有改变一生的遗传疾病的新生儿筛查利益相关者拒之门外。在这篇文章发表两天后，美国医学遗传学学院在评论部分发表了一份声明，称该组织正在努力减少假阳性，新生儿筛查是"过去50多年来最有意义、最有效和运行良好的公共卫生项目之一"（原文如此）。[10]

最后一个征兆预示着新生儿筛查的未来将面临另一种挑战。扩大化新生儿筛查项目的一个重要后果是，州政府保留了几乎所有美国新生儿的干血样，这引起了公众的广泛关注。新生儿筛查程序收集的干血片多于进行筛查测试所需的干血片，剩余样本已用于程序评估和质量控制措施。但是，对于许多科学家而言，这些生物库构成了用于人口研究和技术创新的宝库：它们已用于检测血清阳性率，确定血液中的毒性水平以及测试环境暴露。[11]然而，由于新生儿筛查血液样本在大多数情况下是没有得到父母的知情同意而收集的，因此在没有特定授权的情况下向研究人员提供这些样本可能超出了国家新生儿筛查项目的法定权限。一些州的父母已经对州政府提起诉讼，因为州政府无限期地储存血样，并在未经父母许可的情况下提供血样。一项广为流传的得州诉讼显示，该州已经向美军病理学实验室提供了 800 份血液样本用于法医数据库。[12] 一份有关保留和使用新生儿筛查血液样本的法律法规的评论表明，父母对干血样的所有权、保留期和未来使用的控制有限：

> 在大多数州，没有要求父母被告知他们孩子的干血样本可能被保留，以供将来使用。八个州要求在保留干血样本时必须向父母提供信息。只有几个州的父母拥有孩子干血样本的处置权。[13]

该研究的作者得出结论，研究的范围并不总是很明确，保护隐私和保密性的工作也存在很大差异。

虽然一些伦理学家主张在保留和使用新生儿筛查血样时应征得父母同意，但政策制定者担心，引入知情同意模式可能会为父母完全放弃新生儿筛查打开大门。[14] 其他人则认为，应该为父母提供选择长期储存和保留的机会，但必须在收集样本后才这样做，以免损害新生儿筛查的公共卫生目标。[15] 在由美国医学研究所主办的研讨会上，与会者讨论了在转化研究中使用剩余新生儿筛查血液样本的挑战，他们承认，如果没有公众的信任，新生儿筛查就不可能成功。[16] 因此，这第五个征兆预示着，基于对政府控制个人信息的担忧，新生儿筛查可能会引起公众越来越多的不满。

"成功"是一个有争议的范畴

如何解读这些混杂的信号？扩大化新生儿筛查这项技术无论是在临床还是在更广泛的医疗卫生领域都处于落实的阶段。加州的后续数据强调了强制筛查罕见疾病在美国医疗中的特殊地位。在一个难以普遍获得卫生服务的国家，新生儿筛查却几乎是普及的。除了少数案例，该项目绕过了知情同意，而知情同意是生物伦理学自主原则的基石。尽管如此，为了筛查罕见疾病，政府花费了大量经费。正如医学历史学家杰弗里·布罗斯科（Jeffrey Brosco）写的那样：

有组织的医疗机构和一般公众历来抵制政府机构提供直接医疗服务的企图，而有组织的政府方案则侧重于特定人群，如退伍军人或生活在贫困中的人。相比之下，普遍（新生儿筛查）计划的启动要求各州政府投资于特定疾病的检测和治疗，这些疾病的发生率相对较低，且不会传染。[17]

还应补充的一点是，尽管政府对其效力存有疑问，但仍参与其中。在前一章中，我们发现虽然新生儿筛查在幸运的情况下可以预防疾病的发生，但筛查不足以使所有儿童免于代谢紊乱的摧残。考虑到目前的发病率和死亡率，筛查的健康收益可能低于真阳性数量原本所暗示的效益。

种种征兆表明，人们对"成功"的判断仍然存在争议，但这对新生儿筛查的未来至关重要。"成功"的概念在强调理想的生物医学成果方面发挥着重要的文化作用。例如，在心脏复苏领域中，众所周知，急救救生技术带来各种不同的影响：它们可以在极少数情况下拯救生命，但也可能无效或造成伤害。复苏技术通常仅根据"存活率"进行评估，因为这是预期的结果。"存活率"的概念不仅通过忽略生命质量问题而狭义地定义了成功，而且还忽略了复苏尝试造成的发病率。[18] 我们应该如何评价新生儿筛查？怎样算"成功"？在这本书中，我们回避了这样一种观点，即新生儿筛查的每一个结果都是有益的，或者只应考虑筛查的有益结果。我们已经检查了筛查的**后果**，这样的后果是否有益的问题还有待讨论。的确，要使这些后果"有益"或公共卫生"成功"，就需要进行解释性实践，正如这五个征兆所表明的那样，这些实践仍存在争议。

弗莱德·罗瑞在部长咨询委员会第 24 次会议上就新生儿 SCID 筛查的立法障碍所作的临时证词，引发了一个重要问题，即决策者应该如何评价新生儿筛查计划是公共卫生的"成功"。如果该项目能够识别出患有罕见疾病的无症状婴儿，带来良好的健康结果，显示出成本效益或满足其他标准，那么该项目是否算成功？根据罗瑞和部长咨询委员会的一份报告，SCID 的试点筛选项目非常成功。[19] 然而，在加利福尼亚州试点筛查项目前 9 个月筛查的 385000 名婴儿中，只有 11 名筛查出 SCID 阳性。[20] 尽管这一发病率远远高于先前预测的发病率（估计为活产率的十万分之一 [21]），但毫无疑问 SCID 是一种非常罕见的疾病。在路易斯安那州，未发现任何病例。一个公共卫生项目产生的可确认病例如此之少，更不用说挽救的生命，怎么能被认为是成功的呢？在罗瑞的讨论中，次要目标和误报在哪里？他们在计算成功时有作用吗？SCID 的低识别率抓住了罕见疾病人口筛查的一个关键悖论：虽然阴性结果可能对患者有益，但为了证明筛查的正确性，一些阳性结果是必要的。[22] 公共卫生干预的逻辑表明，成功是在人口中定义的，而不是在个人层面上定义的。

出席会议的其他委员会成员提到了不同的成功指标。美国医学遗传学学院报告的早期批评者杰弗里·博特金（Jeffrey Botkin）对 SCID 筛查结果数据的缺乏提出了质疑，并表示 SCID 的中期报告将受益于更多有关成本的信息。事实上，加州的数据显示，2005 年至 2009 年新生儿筛查费用约为 2.31 亿美元。[23] 这意味着确诊一个真阳性儿童的平均费用超过 30 万美元。该数字仅表示实际筛查成本，不包括额外的实验室测试、治疗或其他机会成本。与此同时，它也没有考虑到早期识别和预防性治疗可能节省的医疗成本。当罗瑞嘲笑立法者对成本的怀疑时，生物伦理学家们有一个很有说服力的观点，指出了成本是一个关键的伦理问题，因为用于筛查的集体资源可能被花在其他有价值的事业和拯救生命的目标上。[24]

受益者本身也可能妨碍项目的成功。政治学家德博拉·斯通（Deborah Stone）在回顾上世纪 60 年代至 80 年代的预防医学政策时，指出了一个惊人的矛盾之处："大规模采用公共卫生技术的热情遭到了本应有所帮助的预防人员的抵制。"[25] 斯通的论述表明，受益者不是一个稳定的范畴。新生儿筛查倡导者对筛查项目的预期效果有强烈的负面反应——这是假阳性引发的焦虑——与此相反，公众对新生儿筛查的残留滤纸干血片的关注更为广泛。在阿莱西娅文章的评论部分，我们发现一些人坚信，如果孩子出生时就已经实施了一项筛查计划，他们将从中受益。这一规模小但声势浩大的少数群体成员不仅表现出他们是扩大化新生儿筛查项目的真正受益者，而且还因为他们在各个政策级别的参与而被正式承认为发言人。然而，对政府滥用研究和新生儿筛查血片商业使用的担忧，动员了更多的支持者。现在每一位孩子接受过测试的家长和今后每一代美国公民都成为了利益相关者。他们的态度可能会被怀疑政府过度干预和被高度宣传的研究人员滥用器官和组织的故事影响。[26] 倡议就像是一把双刃剑。

　　根据所投入的资源，新生儿筛查的未来将取决于利益相关者认为该项目最相关的结果。考虑到相互抵消的力量，现在预测该项目的历史进展还为时过早。由于新生儿筛查的潜力很大程度上是在临床医生和家庭之间的互动中实现的，因此诊所很可能在确定该计划的长期可行性方面发挥重要作用。在这里，我们重点介绍了在临床上对新生儿筛查结果进行概念化的一些重要方式，它们如何与政策界对新生儿筛查的观点形成对比，以及两个世界如何相互影响。

临床上的新生儿筛查

良好的印象与附带的伤

罗伯特·阿罗诺维茨在对乳腺癌的研究中指出，与直觉相反的发现是，大多数从乳腺癌筛查测试中得到假阳性结果的女性仍然支持筛查模式。这些女性得知自己可能患有乳腺癌后心惊胆战，她们参与了复杂的诊断程序，后来才知道这些诊断程序是不必要的。然而，她们仍然对筛查计划持积极态度。[27]同样，尽管在新生儿筛查方面存在困难，但我们研究中几乎所有的家庭都对筛查方案持赞同态度。对家庭而言，新生儿筛查为医疗保健提供了预期行动的机会，在这种背景下，预防的价值往往被忽视。正如一位家长所说，"西医的治疗方式，往往是非常被动的。这实际是一种可以积极应对的情况"。因此，尽管许多家长表示希望项目有各种改进——比如更快地检测和得出结果，更好地进行筛查教育，降低假阳性率——但他们愿意忍受这些缺点，因为他们认为好处大于代价。[28]例如，当我们询问蕾妮·拜奥，她是如何将自己的艰难经历与贝利的假阳性和她支持的筛查项目相调解时，她回答说："这是对官方的不满，他们说，'为什么要让这些家庭和这些新手父母忍受地狱般的经历，这是不必要的。'但我们对此表示欢迎。我们宁愿经历十周的地狱生活，也不要丧失在出生第一天或者第五天就知道的机会，然后终身照顾一个有特殊需求的小孩。"

许多家长同意蕾妮的观点。阿罗诺维茨推测，对于正在接受癌症筛查的女性来说，"被诊断出癌症，然后将其治愈，这种战胜癌症的经历，会让她们对癌症和由此产生的恐惧有更强的控制感"。[29] 同样，当等待中的患儿父母得知孩子筛查结果呈阳性时，他们最初也感到震惊，但随后的门诊检查旨在让他们放心，情况并没有最初想象的那么糟糕。大多数时候，临床医生在最初的坏消息之后又带来了好消息。对于有症状的病人来说，每天与大量健康问题的斗争证实了筛查的必要性，因为它提供了早期干预的希望。对父母来说，对这个项目的批评集中在希望更快收到结果上。

在我们的研究中，杰玛·亚采克-洛夫是一个例外，她的儿子伊恩通过新生儿筛查被诊断为 SCADD，但仍然完全没有症状。伊恩两岁时，杰玛再次怀孕，并决定与丈夫进行 SCADD 的产前检查。结果是阳性的，这对夫妇计划在孩子出生后不久带着他们的孩子去遗传学诊所就诊。有趣的是，尽管有与 SCADD 相关的基因突变，这对夫妇的第二个儿子（他们起名马歇尔）的 C4 水平却并没有高到需要新生儿筛查的后续检查的程度。虽然马歇尔基因型水平似乎有异常，但在表型上是正常的。如果马歇尔的哥哥没有被诊断出患有 SCADD，他的家人就永远不会发现他的基因状况。马歇尔出生几个月后，杰玛在一次访谈中谈到了她对新生儿筛查的态度，她说："有了这个结果后，我心里有一种感觉，天哪，如果没有新生儿筛查，我们可能一辈子都不用考虑这个问题。但是我内心的一小部分会说，万一将来我有理由需要知道这件事，那该怎么办？比如说，上帝保佑，他们中的一个，我的意思是现在我确实比其他人或父母采取了更多的预防措施。假设他们有一个病了好几个月我就会想，他们需要打针吗？所以现在对'万一'这类事情有了些许调整。我绝不会在晚上叫醒来喂他们什么的。我也不知道。我不得不说我很挣扎，我不确定。我真希望他们俩都能像马歇尔那样。若他们的 C4 只是稍微高一点，伊恩就有可能没有被发现。"

杰玛对新生儿筛查的矛盾态度更能反映出我们所研究的临床医生的态度，他们表达了对新生儿筛查益处共同的不确定感。不可否认，我们很少有一些反思的时刻，就像我们前面提到的，当达缇医生问，"我们在新生儿筛查方面真的做得很好吗？"然而，我们聚在一起，开着玩笑，闭门造车地认为没有任何工作人员会把扩大化新生儿筛查视为彻底的成功。每当弗洛雷斯医生把一个病人描述为新生儿筛查的"成功故事"时，他的同事总会用一个有关孩子新陈代谢水平的后续问题来削弱他的乐观评估，正如我们现场记录的例子一样：

弗洛雷斯医生将雷纳尔多·冈萨雷斯视为"成功的故事"，而西尔弗曼医生则在询问他的亮氨酸水平如何之前敲桌子祈祷了一下。弗洛雷斯医生回答说："别问我这个问题。现在你就是来坏我的兴头的。"一阵大笑后，弗洛雷斯医生说水平值在600。西尔弗曼医生说："有点高。"弗洛雷斯医生回道："我早跟你说过吧！"

即使是典型的乐观派弗洛雷斯医生也有他冷嘲热讽的时刻，比如当他在团队会议上介绍病人时："很不幸，马尔文医生救了她的命。"当被要求解释为什么挽救生命是不幸的时候，弗洛雷斯医生解释说，这名儿童的生活状况很差，发育迟缓和损伤都很严重；因此，我们不清楚她的生活质量会是什么样子。

遗传学家对新生儿筛查益处的怀疑不仅限于症状最明显的患者。正如我们在书中所暗示的，他们也对新生儿筛查对无症状患者家属带来的后果极为关切。正如西尔弗曼医生曾解释的，这些家庭是新生儿筛查的"附带损害"：他们并不是主要的受益者，筛查可以说对他们既有利又有弊。因此，达缇医生在发现自己的病例记录上有克拉拉和西比尔·迈纳，并意识到可能是西比尔而并非她的女儿患有代谢疾病后，他问道："看看新生儿筛查是如何把人的生活搞砸的吧？"对肆无忌惮的医学化的担忧使遗传学家对医疗干预可能存在的危险非常敏感，这些干预措施旨在通过整体行动帮助社会的一小部分人。通过使用医学化的语言，遗传学家们表现出他们是老练的社会评论家，故意借用社会科学学科术语来说明医学干预是如何以临床医生可能忽视的方式来打破现状的。遗传学家们清楚地意识到，他们的工作是在一个强大的双重束缚中进行的：他们知道，新生儿筛查会产生许多意想不到的、有时是有害的后果，但从伦理和法律上来说，他们有义务对结果进行跟进。

这到底是附带的损害还是有益的创新？社会科学家莎拉·富兰克林（Sarah Franklin）和西莉亚·罗伯茨（Celia Roberts）在发表有关胚胎植入前基因诊断（PGD）的文章时指出，这两种不同的观点可能很难共存：

> 我们完全有可能对PGD产生深深的矛盾，但最终觉得尽可能小心地把PGD提供给尽可能多的人是对的，甚至因为不断增加的病症而为更多人提供PGD是对的。这不能说是技术"本身"造成的两难处境，而是它经常看起来有"自己的生命"一样，从某种意义上说，它现在就是这样的。PGD产生于同样复杂的情感渴望——想要帮助他人、想要减轻痛苦、想要知道更多、想要做更多，但是永远不知道"要走多远"——这就是它今天的特征。[30]

想知道但不知道要走多远，是扩大化新生儿筛查项目一线工作者难以摆脱的矛盾心理的特征。尽管即使是最持怀疑态度的父母也无法将"万一"的情景从他们的脑海中抹去，但临床医生想知道，这种长期的不确定性是否可以避免。因此，他们针对眼前的患者情况调整了护理。他们利用临床判断尽可能避免附带损害，认识到现有资源和对新生儿筛查采取后续检查的合同义务限制了他们可能采取的行动。临床医生每天与病人打交道，因此他们对"公共卫生的成功"有了细微的理解，在这种理解中，拯救生命具有各种意想不到的后果。

生物医学的不确定性和敲桌子祈祷好运

我一点都不迷信（敲敲木头）。

———— 谢尔·希尔弗斯坦（Shel Silverstein），《迷信》

通常，当遗传学家——尤其是西尔弗曼医生和弗洛雷斯医生，以及其他工作人员——在门诊或工作人员会议上宣布一个孩子的情况良好时，他们都会敲敲桌子祈祷。有时，他们会在句子中间加上"敲敲木头"（knock on wood）这个短语。有时，当他们在说一个婴儿有多健康时，他们的指关节几乎是本能地敲桌子。还有时候，他们只是在检查室里找一块木头敲，然后说出这个短语。考虑到遗传学团队作为科学专家的地位，我们对这种根深蒂固的迷信做法很震惊。

"敲木头"的意义大概是说，意识到某人幸福安康就可能会使情况开始走下坡路，而敲桌子通常是一种身体上和社会上的保护信号，用来抵消可能被乐观驱散的好运。社会学家尼古拉斯·克里斯塔基斯（Nicholas Christakis）在研究临终时的预后时指出，一些医生害怕陈述预后信息，因为他们害怕招来坏运气。[31] 在遗传学诊所，情况有时候缺乏控制和理解，这种习惯更是反映出医生正试图掌握情况。敲木头的动作暂时打断了谈话，进入了一个特定的未来方向。通过这种微妙的姿态，遗传学家们传达了这样的信息：健康可能是不稳定的，但他们希望孩子能继续健康成长。

　　遗传学家敲桌子并不是因为他们无能，而是尽管有不可避免的未知因素，但人们仍希望获得有利的结果。我们研究中的遗传学家及其同事都知道新生儿筛查的可能性和局限性。尽管作为研究人员、临床医生，还有一些是政策制定者，他们在新生儿筛查和代谢条件方面有着丰富的经验，但他们意识到，他们的知识——所有人对新生儿筛查的知识——都正在超越极限不断发展。许多新生儿筛查患者是同类病的第一例。事实上，临床医生们并不知道他们的疾病属于哪种。新生儿筛查病例常常在疾病知识和患者护理方面造成临床难题。当遗传学家不能真正确定一个好的结果是否可以归因于治疗作用或其他偶然事件时，敲桌子可以带来一点额外的保险和对命运的信念。

　　正如社会科学家所预见的那样，利用技术手段来减少不确定性会产生新的不确定性。在我们的研究中，生物医学不确定性的递归性和迭代性表现在众多的实践、道德、经济和科学层面，影响着家庭和临床医生。不管筛查结果是真阳性还是假阳性，或者婴儿是否出现了症状，不确定性都归结为一个存在性的问题，即婴儿将过什么样的生活。正如西尔弗曼医生所说，"新生儿筛查打翻了苹果车（打乱了人的阵脚）"。对于无症状的患儿，他们的问题是是否正常；而对于有症状的患儿，他们的问题是有多正常。如何评估正常状态，如何引导这些评估来预示孩子可能的未来，在不同的病人就诊时仍然是有弹性的。我们所谓的"规范化假设"（normalizing subjunctivity）是规范化中的，用来描述我们希望事情如何发展，这种规范化凸显了把虚拟状态正常化的概念，是把我们所希望的事情的正常化，这强调了不确定性可以作为一种宝贵的资源，来为未知的未来保留希望。因此，父母和临床医生在调整适应疾病参数变化的同时，共同重新划定了正常生活的界限。

对于生物医学的不确定性，传统的反应是寻找更具确定性的信息。然而，对于遗传学工作人员面临的许多不确定性，确切的信息仍然难以捉摸。相反，工作人员的目标是建立相互信任的关系，这样家长们才更乐意做那些结果不确定的检查，调整饮食和生活方式，坚持来看门诊，尽管这使孩子的健康状况处于不确定状态。当新生儿筛查打翻了苹果车后，临床医生也准备好帮助捡起掉落或者擦伤的苹果，并努力避免在剩下旅程中的颠簸。临床人员表示，他们将关心家属，根据每个人的需要对待他们，并力求给出最佳的解决方案。这种关爱关系体现在一些小小的姿态上，比如在第一次见面时递给父母一张名片，鼓励家属在有问题时打电话，明确表示父母有足够的时间问问题，用有帮助的隐喻和图画解释遗传学概念，并通过敲桌子来表达他们渴望有利的结果。

关爱的另一个表现是向这些家庭承认不确定性的存在。许多遗传学家的声明包含了对新生儿筛查、疾病知识和许多未知情况的反思。临床人员不会掩饰筛查的漏洞，并提出了解决方案。方案是试验性的，也是灵活的，但目的是以患者为中心的，在管理疾病和所传达的信息方面找到共同点。[32] 尽管如此，将临床治疗重点放在与家人的亲密关系上仍然有一个弊端：这种亲密的个人关系会让人更难做出艰难的决定。这种艰难的决定在遗传学诊所中多次出现，其中有一个困难决定就会多次出现在诊所中，那就是在父母不遵守建议的饮食规定的情况下，是否应该打电话给儿童保护服务部（CPS）。工作人员不愿意联系CPS，因为他们担心这会使家庭远离诊所，或者更糟的话会使家庭关系破裂。因此，他们将工作重点放在根据个人关系说服家庭上。

生物医学的不确定性也让位于疾病相关知识的迅速增长。在三年的时间里，我们观察到过去的 MCADD 患者与现在的MCADD 患者在诊断、治疗和管理方面都有所不同。我们研究了一种新出现的知识生态系统，这种系统将诊所和实验室联系在一起，并借鉴了全国各地临床医生和研究人员的经验。尽管我们研究的这个诊所是加州长期随访和收集结果数据的努力的一部分，[33] 但遗传学家们认为，应该对具体情况进行更深入的前瞻性跟踪研究。

新生儿筛查使知识、不确定性和无知之间的关系得到了极大的缓解。社会科学家已经注意到，知识和不确定性往往是对立的，因为额外的知识可以解决不确定性。然而，与知识相反的不是不确定性，而是无知，在这种状态下，人们甚至不知道还有他们不知道的事物。我们的研究展现出的不确定性也是知识的一种形式，只是知识的内容尚未确定。

不确定性是对正确行为的怀疑，并探寻如何采取行动，但它并不意味着没有能力去行动，或者没有能力去了解。我们一遍又一遍地看到面临各种不确定因素的临床医生和父母参与了反复试验，以了解解决实际问题的方法。在生物医学中，不确定性和知识是递归地联系在一起的：生物医学知识不断地提出新的问题，比如研究结果如何应用于当前的情况，应该做什么，以及对未来意味着什么。

一旦对婴儿进行了筛查，知识的不确定性状态将不会再变为无知状态，而是拥有自己的动能，深植于人们的生活中。这一势头得到了制度上的支持，因为各州需要对阳性筛查结果采取后续行动。新生儿筛查向父母提出了挑战，要求他们明确说明拯救婴儿的意愿以及能够做些什么。围绕着该做什么和哪个孩子会对预防措施做出反应的不确定性进一步增加了他们的道德困境。并不是所有的父母都能平等地、相似地应对这些挑战：我们看到一些家庭围绕残疾的可能性划分出了不同的道德界限，拥有迥然不同的资源，有的则拥有更多有利的机遇。新生儿筛查在临床上的显著经验，不仅面临着在不确定条件下采取行动的现实困境，而且也是一种不可挽回的无知的损失。

工作人员通过敲桌子来承认生物医学的不确定性，他们积极地生产知识，并促进共识的达成，我们在重新定位新生儿筛查到底为患者和家属提供了什么。这种共识与政策界对新生儿筛查益处的理解相矛盾。在政策界，新生儿筛查被视为挽救婴儿生命的一种手段。在诊所里的互动则是通过关怀、安慰和新的科学知识处理不断产生的不确定性。

诊所内外的情感表达

父母倡议团体在美国新生儿筛查项目的扩大化中发挥了关

键作用。美国畸形儿童基金会和其他倡导组织精心策划了一个个有说服力的筛查案例，展示了因代谢紊乱而失去孩子的父母的悲惨故事，而这些人有可能通过筛查而被发现；此外还展示了那些孩子在筛查和早期干预后发育得很好的家庭。隐含的因果关系表明，新生儿筛查足以挽救婴儿的生命，并向立法者传达了这样一个信息：他们可以为扩大新生儿筛查开绿灯，帮助父母避免失去新生儿所带来的难以言表的痛苦。我们将这种情况描述为一种情感经济，因为健康倡导者为社会和政治目的制定并激发了情感反应，从而使得情感成为自己的货币并产生了自己的利润和成本。[34] 长久以来，为了政治利益而调动情感一直是健康宣传的一种常见策略，对艾滋病[35]、乳腺癌[36] 和堕胎活动[37] 的研究已经表明了这一点。然而，美国畸形儿童基金会和其他倡导组织强加的情感剧本，截断了那些新生儿筛查轨迹不符合通过筛查拯救婴儿的模式的家庭所经历的全部情感。

对一些家长来说，在诊所里体验到的原始情感为日后的政治参与奠定了基础。一位父亲向加州立法机关作证，另一对夫妇成立了自己的宣传组织。一位母亲写了一本关于她女儿代谢紊乱的儿童读物，以提高人们对这种病的认识，并为其治疗筹措资金。另一位目前计划在她儿子六岁后写一本关于她经历的书。遗传学工作人员明确征召家庭参加这种宣传工作。正如弗洛雷斯医生对一个家庭所说的："这取决于医学界和父母的共同意见，来判断这是否真的有帮助。我们认为是有的。如果你也这么认为的话，请支持这个项目，并与其他参与其中的父母进行交流，他们是这个非常活跃的新生儿筛查群体的一部分。如果你们想参加，那就去说，'是的，这是值得的，它改变了我们的生活。'这也将帮助其他人改变他们的生活。"

然而，有趣的是，在政策领域的情感表达与我们在诊所观察到的情感表达之间存在明显的差距。在我们研究的一些家庭倡导扩大新生儿筛查项目的公共论坛上，情感表达的重点是新生儿筛查技术预防悲剧和拯救生命的能力。然而，在诊所里，我们看到了更广泛的情绪，这让我们对宣传中提出的观点产生了质疑，即新生儿筛查挽救了生命，只产生了积极的影响。我们在诊所观察到的最明显的情绪是焦虑，但父母也表达了羞耻、愤怒和悲伤。父母们哭着，抱着他们的孩子，紧张地踱着步，紧紧地抱着对方，对着他们的孩子咕哝着，表达着他们的担忧。有几位家长觉得自己被纳入某种"试验"之中，也不希望自己的孩子一出生就被贴上标签，从而表达了一些不满。还有一些人面对持续的医疗挑战仍显得非常平静，尽管这些挑战让新生儿筛查拯救生命的承诺受到了质疑。

在诊所中体验到的情绪是美国医疗保健体系每天都要面对的政治课题，病患及家属不仅要求治疗，还大声疾呼，以解决有关苦难的现实问题。对于新生儿筛查患者的父母来说，筛查结果带来的痛苦来自于潜在的生命威胁：阳性的新生儿筛查结果增加了婴儿过早死亡或长期残疾的可能性。仔细聆听父母用来描述新生儿筛查意外的阳性结果的比喻，我们发现破裂和休克的画面反复出现。

在医生、护士、社会工作者和人类学家的见证下，临床医生根据情绪表达来行事，并以此指导行动，为家庭重构支持。

明确表达的情绪提供了一个互动的机会，去探究父母焦虑的原因，并在适当的时候，用微妙的安抚方式来解决这个问题。不需要太多的互动，家长们就会透露复杂的家庭病史、生育问题、对突然死亡和残疾的恐惧，所有这些都有助于了解他们的情绪反应。然而，尽管有这些有用的线索，临床情感表达还是有代价的。并不是所有的情绪都被认为是恰当的，冷漠、对工作人员的愤怒，或戏剧性反应，可能会引发误解，或者让互动偏离重点。因此，有时管理父母的情绪成为临床咨询的唯一目的，取代了其他重要护理。[38]

虽然临床中的情感表达不像在立法委员会前作证那样照本宣科、目的明确，但临床的情感表达也成了一种公开展示。然而，我们发现在临床和政策界的情感表现之间几乎没有连续性。由于只强调成功和挽救生命的益处，政策论坛中流传的说法掩盖了筛查中涉及的一系列复杂的痛苦情绪。

临床上的溯因推理

在临床上，新生儿筛查无法被作为一种直接可以救命的技术，因为它有太多模棱两可的后果、太多意料之外的反应、太多矛盾和太多复杂的影响，这些都使得筛选结果需要后续的处理。无论是痛苦的情绪、对命运的诉求，还是"附带伤害"的不同信号都表明，需要对新生儿筛查的临床意义进行创造性的调整。在这些情况下，我们可以观察到溯因推理的作用。面对令人惊讶的情况，即期望与现有的迹象或情况不符，临床医生推测出新的假设，需要进一步的尝试和错误来解决解释性歧义。溯因推理的洞察力是从类比的失败中产生的。父母和临床医生都在寻找与手头情况类似的模式。当没有直接的参照物出现在脑海中时，他们就会试图将这种情况纳入一个新的解释框架。溯因推理取决于破译不匹配的关键因素。在确定可能的解决方案的过程中，一些特定的问题因素变得突出起来。因此，当西尔弗曼医生遇到一个恢复得出奇快的婴儿时，直到他在一次会议上与一位同事交谈，并考虑了母亲患病的可能性后，才发现情况异常。"顿悟"时刻同时定义了问题并找到了解决方案，尽管达到这些解决方案的步骤仍然是不确定的，并且可能有其他结果。[39]

溯因推理在医学领域蓬勃发展，它为鉴别诊断、多轮测试和跨学科咨询为中心的决策过程做出指导。[40] 因此，溯因推理在新生儿筛查诊所中十分盛行。对与疾病类别有松散联系的生物标志物进行深入研究，必然会揭示异常的发现。[41] 与蕾妮·福克斯关于医学教育不确定性的著作一致，[42] 当个别临床医生对医学体征不熟悉或生物医学知识基础不足时，溯因推理就可能发生。在医学现场，采用溯因直觉的能力受到以标准化处理患者的方式限制，也受到因责任关系而产生的恐惧的限制，因为病人的症状不明确，可能会发展成并发症。

为处理意外情况而临时产生的推测性记录表明，新生儿筛查的现实与政策界所表达的希望和愿望相背离。在新生儿筛查诊所进行溯因性修补的最终结果是逐渐重新定义新生儿筛查的可实现目标，也重新定义什么是筛查成功的案例，同时也修改合适的病患群体和疾病的知识库。在立法场合，诊所里的情感被过滤掉了。从临床获得的基于疾病的知识不再符合美国医学遗传学学院报告中总结的证据，尽管该报告为扩大筛查打开了大门。新生儿筛查的效果不仅挽救了生命，还有认识到筛查不足以阻止残疾和死亡。为了应对当地的实际问题，诊所中的新生儿筛查偏离了政策界制定的筛查方式。

政策领域的新生儿筛查

公共卫生基因组学

2010 年 12 月，美国国家儿童健康与人类发展研究所（National Institute of Child Health and Human Development)、美国国家人类基因组研究所（National Human Genome Research Institute) 和美国国立卫生研究院罕见病研究办公室（NIH Office of Rare Diseases Research) 在马里兰州洛克维尔举办了一场研讨会，为新生儿筛查的未来制订研究议程。[43] 正如出席会议的学术和工业领域的专家以及联邦机构官员所阐述的那样，这种想象的未来远远超出了我们在本章开头所介绍的征兆。他们设想在出生时实施全面的基因测序技术，以确定范围广泛的成年疾病（adult onset diseases）和其他与医学有关的信息，如行为特征、药物反应和带原状况。在这种模式下，父母可能会被告知他们的孩子会发生酒精潮红反应，华法林（香豆素）敏感性，或者携带与乳腺癌风险增加相关的 BRCA1 基因突变。这种筛查将在出生后不久，与大量传统的新生儿筛查项目共同进行。新生儿筛查将依赖于多种新兴基因组技术，如靶向阵列、全外显子组或全基因组测序，并可集成到电子健康记录中，提供一套个性化的健康指南。虽然研讨会的与会者同意，这种筛查技术仍然太慢、不够精确且费用高昂，但他们讨论了用来测试此远景的可行性方案。

本次研讨会强调，政策界对新生儿筛查的理解也并非稳定的：推动使用新生儿筛查作为出生时综合公共卫生基因组学平台，扩大了该项目对发现罕见疾病的承诺，使其涵盖卫生管理的各个方面。我们需要小心，不要被新生儿筛查的根本性转变的愿景所左右。遗传学的历史充满了关于高风险／高回报创新的预言，但是从未被实现。尽管如此，当代新生儿筛查为人口筛查和遗传技术之间的密切结合提供了一个重要的例子。在这里，我们研究了新生儿筛查与遗传学的联系如何成为政策界公共卫生基因组学的先驱。我们注意到，无论是作为一种鉴别罕见遗传疾病的方法，还是作为一种获得个体化医疗的途径，新生儿筛查存在于公共卫生这一更广泛的领域中的边缘，而这一领域传统上侧重于以人群为基础的结果。

社会学家戴维·阿姆斯特朗（David Armstrong）将公共卫生的预防逻辑与筛查的必要性联系起来，[44] 并提出了"监测医学"的概念。监测医学是一种新的医学形式，它重在对健康人群的监测而不是对20世纪初流行的对病人的护理。阿姆斯特朗观察到，监测医学通过将疾病的可能性（而非疾病本身）转化为治疗行动的基础，从而改变了疾病的发生时间，创造了一种"隐藏"疾病的新视角。从这个角度看，人口筛查成为实现监测医学预防性监测的实用手段。筛查项目不仅达到促进和维持健康的有益目的，而且还以更广泛的（有时甚至是麻烦的）方式控制和调节患者的身体、习惯和活动。如此一来，人口筛查既是一种医疗干预，也是一种社会干预，患者的身体成为引发更多有关国家控制和疾病责任的道德和政治辩论的基础。[45]

当前监测医学的面貌似乎截然不同。新生儿筛查开创了一个"公共卫生遗传学"[46]的新时代，监测是在分子水平上进行的。与公共卫生传统上针对的主要卫生问题相比，该领域处理问题的规模和范围不同。历史上，公共卫生工作的重点是遏制传染病的有害后果，比如针对卫生问题、婴儿死亡率和近年来艾滋病的干预措施。随着流行病学的转变和传染病发病率的下降，公共卫生专家开始将目标瞄准癌症和心脏病等慢性病，这些疾病已成为当代西方筛查项目的主要焦点。与这些疾病相比，单基因遗传病影响的人口比例要小得多，这使我们根据公共卫生目标重新审视个人关注问题和社会关注问题之间的关系。

社会重视检测罕见病、提供个体化的医疗平台的基因技术，这反映了公共卫生的什么价值？蕾妮·安施帕赫在新生儿重症监护的重要民族志中，强调了医疗保健技术在全球市场中促进社会进步的诱人力量。[47]以类似的方式，对高科技基因技术的投资揭示了一种隐藏的优先顺序和价值的文化逻辑，这种逻辑远远超出看似善意的公共卫生目标。如果任何一个社会只能够获得有限数量的资源，那么要投资于这个项目而不是另一个项目，必然会对该特定事业的道德价值提出要求。从这个角度来看，公共卫生是医学和社会生活的道德看门人。[48]

我们在导言中指出，遗传学常规化之后剩下的一个关键问题是，遗传信息的涌入是强化了旧的世界分层方式，还是产生了新的分类系统。公共健康遗传学引起了人们对所谓的遗传基因低等阶层出现的关注，这是由于基因测试有可能会产生保险和就业歧视。[49]从理论上讲，这样一个群体在社会、经济以及政治上会由于假定的生物缺陷所造成的劣势和不平等而被边缘化。早期对这种可能性的许多担忧都没有得到证实。美国 2010 年《平价医疗法》的通过大大降低了医疗保险公司歧视患有遗传病的个人的可能性，原因是禁止以"现有疾病"为由将用户排除在保险范围之外。但正如社会学家苏珊·凯利（Susan Kelly）令人信服地指出的那样，公共卫生遗传学可能导致公开歧视之外的其他形式的基因分层。[50]例如，孩子患有遗传性疾病的单身母亲可能会长期不婚，这样就不会被取消享受国家资助的服务的资格，因为结婚之后收入加在一起，资格就可能会被取消。基于她对肯塔基州农村地区基因服务推广项目的研究，凯利总结道：

> 这些情况下，无论是遗传疾病还是最初的贫困，似乎都不能单独解释社会和经济劣势的累积和被边缘化的经历。相反，分析指出了遗传学（遗传病的经验和遗传服务以及专业知识的可用性）和社会和结构力量（包括政策和社会服务、农村经济劣势和社会排斥）之间的相互作用过程。迄今为止收集到的数

据表明，遗传基因下层阶层可能是通过以下途径形成的：缺乏协调、资金不足和惩罚性的卫生和社会服务结构对家庭生活造成的累积性压力，这样的压力加剧了离婚、失业并依赖国家提供的医疗保险，最终产生了社会偏见。[51]

因此，对凯利来说，公共卫生遗传学可能会在不经意间通过政策和服务进一步加深社会不平等，而这些政策和服务对那些已经在与贫困作斗争的家庭提供了很差的服务。

我们对新生儿筛查的研究为这些说法提供了进一步的支持。对于州政府来说，为诊断检测提供资金，但无法确保那些住得偏远的家庭获得临床服务，无法向无力支付医疗费用的家庭提供医疗食品和配方似乎是对"公共卫生遗传学"的一种短视的理解。公共卫生长期以来一直关注许多种类和来源的不平等现象，并积累了大量的证据，表明资源对健康有很大的影响。我们在前几章中显示，新生儿筛查的技术、行动者和实践的网络提供了一个机会之窗，医疗保健提供者和家庭可以代表婴儿采取行动。

然而，要实现拯救生命的可能性，还必须具备许多其他条件。为了使新生儿筛查有效，婴儿还必须获得医疗保健、医疗保险，适当的药物和膳食补充剂，以及能够进行日常治疗的家庭护理人员。我们的主张是，这些因素构成了新生儿筛查工作的可能性条件。从而对其在公共卫生方面的成功施加必要的限制。

从公共卫生的角度来看，另一个有争议的问题是，在生命过程中，什么时候筛查遗传病是合适的。在洛克维尔研讨会上，贝勒医学院的阿瑟·博代特（Arthur Beaudet）认为，现在出生时进行的许多筛查可以在子宫或更早的时候对携带者进行筛查。产前筛查由于其稀缺性和检测费用而未被常规纳入统一的新生儿筛查项目。然而，目前的技术已经可能识别出导致100多种孟德尔式疾病（Mendelian disorder）和440多种严重隐性疾病的基因突变。[52] 地中海贫血病和黑蒙性家族性痴呆症携带者筛查项目在降低发病率和死亡率方面非常有效。[53] 母体血浆中胎儿DNA的测序也具有诊断意义。但是，产前基因筛查引发了堕胎和胎儿手术的争议。对携带者的筛查和产前检测技术都具有巨大的社会、伦理和公共健康意义。事实上，堕胎是新生儿筛查政策里是大家不愿多谈的话题：如果同样的检测可以用于产前，为什么还要在产后筛查呢？假如父母们被告知胎儿将会有3-MCC、戊二酸血症，那么与父母们可能会面临的挑战相比，我们在诊所中观察到的不确定性根本不算什么，或者正如研讨会设想的那样，得阿尔茨海默病、男性型脱发或低咖啡因耐受性的风险更大。该如何权衡这样的信息？

如果我们不指出这些重要的问题，我们对公共卫生和新生儿筛查的讨论就会被忽视：在婴儿死亡率方面，美国排在世界卫生组织的第30位，近年来，这一比例一直保持稳定，尽管它在新生筛查技术创新方面处于领先地位。[54] 在更大范围的美国医疗保健领域，决策者一直在努力权衡个案与整体公共福利，并衡量机会成本。[55] 新生儿筛查可能会使单个家庭的情况大不相同。但是，没有数据表明，新生儿筛查与降低人口基数的婴儿死亡率有关。相反，其他"拯救生命"的技术，特别是新生儿重症监护病房中的表面活性剂疗法，与降低婴儿死亡率直接相关。[56] 此外，新生儿筛查的历史表明，流行病学结果可能达不到挽救生命的预期。虽然苯丙酮尿症筛查最初是作为一种预防智力低下的手段而提出的，并且毫无疑问地改变了许多家庭的生活，但由于苯丙酮尿症在智能发育迟缓中所占比例较小，故未改变智能迟滞的发病率。[57]

社会学家保罗·斯塔尔（Paul Starr）指出，在 20 世纪，专家的反对成功地制止了许多大规模预防性公共卫生措施的实施。[58] 专业医疗组织主张政府在保健方面发挥有限的作用。苯丙酮尿症筛查的历史表明，坚定的患者宣传可能会克服这种反对立场。讽刺的是，扩大化新生儿筛查是美国制定的旨在预防极罕见疾病的公共卫生计划。如果再加上医疗保健服务方面普遍存在的不平等，这些疾病的罕见性将使人们难以证明新生儿筛查的健康效益，也难以将普及的新生儿筛查项目作为未来类似项目的典范。

如果所有要筛查疾病都需要在最初几天进行干预以防止毁灭性的伤害，那么新生儿筛查作为强制性公共卫生项目是最有意义的。苯丙酮尿症、先天性甲状腺机能低下症和先天性肾上腺增生症的情况就是如此。但是，在推荐的统一筛查项目中并不是所有的项目都存在紧迫性问题，治疗效果仍然存在变数。在出生时提供全面的基因筛查，以为个性化医疗奠定基础，而没有明确确立从诊断信息到疾病结果的途径，将不可避免地导致人口健康效益迅速下降。一些观察人士质疑，扩大化新生儿筛查项目的投资是否已经牺牲了其他儿童的健康计划。[59] 公共卫生的关键问题是，新生儿筛查的未来是否被囊括在一个全基因组的平台上，并以此来倡导个体化医疗？

政策界和临床中的新生儿筛查

虽然基于临床的研究将新生儿筛查描述为一种具有明显局限性、存在意外后果和机会成本的技术，但决策者仍然想利用新生儿筛查基础框架，在出生时为婴儿进行全面的基因组测序，进一步赋予筛查挽救生命的潜力。临床和政策界的意见背道而驰。在上一节中，我们解释了为什么会这样，以及这些分歧对于筛查会产生怎样的影响。

新生儿筛查可以被认为是一个生物医学平台，它至少在两个领域进行筛查：政策倡议领域和临床领域。[60]在生物医学平台中，其工作的场景是诊所，并且在这一场景中人们进行着不同但又相互关联的工作。政策界应该为诊所发言，反过来，诊所在政策制定者设定的框架内运作。虽然在空间上是不同的，但这两个领域是相互依赖的，又连接松散。连接之所以是松散的，是因为每个领域都要应对不同的压力。政策行为者重新确定了新生儿筛查的目标，以应对资金挑战、公众舆论、科学证据和技术的进步，而临床医生面临的紧迫情况是为筛查结果为阳性的婴儿竭尽所能。这两个圈子里的人都有自己的实际问题、资源和规则，需要加以协调，以使新生儿筛查项目能够运转。因此，这些领域可能会在他们对新生儿筛查的理解上产生分歧，可能会出现冲突并需要更明确地重新规划项目。

临床和政策领域之间的联系是什么？或者更确切地说，我们怎样才能追溯到遗传学研究员和惊吓不已的父母之间的遭遇，对华盛顿立法委员会几年前所做决定的影响呢？政策界对诊所影响的程度对我们理解筛查的影响、健康不公平情况的持续存在，以及改善当前状况所需克服的障碍至关重要。通过研究政策问题如何在诊所中变得重要，我们可以理解诊所和政策界之间联系的强度，反之亦然。

在我们的研究中，关于更广泛的政策过程相关性的互动线索比比皆是。临床医生之间以及与家属的谈话中，讨论了将某些疾病纳入筛查项目的逻辑，关于疾病负担的知识状况、治疗的可得性、制定保险方案的技巧、获得配方奶样本的最佳做法，或在静脉切开术实验室等待时间的变通办法等等。在许多情况下，他们通过写信、打电话给药店以及一起商量如何绕过护理障碍来规避他们认为的限制。在其他时候，他们变得更加积极主动，与项目官员直接沟通，为州内新生儿筛查项目的改革进行游说。特别是西尔弗曼医生，在政策和临床领域都被认为是一位领先的代谢疾病临床专家，在项目扩大之前他是试点筛查研究调查员，以及立法过程中的积极参与者。

关键是，临床医生和家长在对新生儿筛查结果采取行动时遇到了摩擦，他们将这些摩擦直接或者间接地归因为诊所外的政策。不管他们对政策运行的理解是否正确，临床医生和家长对决策者所做的紧急解释做出了回应。在当地管理新生儿筛查的文化中，这一问题的解决取决于政策的限制。医生们在办公室里，或者在完成一天的工作后，会谈一下他们如何在大环境的限制下去理解可能的操作。因此，工作人员对什么是新生儿筛查有了更贴切的理解。由此，我们可以从临床与政策领域之间联系的生态中看到诊所的人员们如何理解政策。在临床中，实际产生的诊所与政策领域之间联系的生态有了从诊所的角度来看政策是什么样子的画面。在这种情况下，实际的两难困境被塑造成政策议题，这有助于解释自己的行为逻辑与机制。

我们用**衔接工作**的概念描述在诊所中对于政策逻辑的期待与修正。衔接工作是指将政策领域制定的医疗技术承诺与临床实施的现实相结合的工作。新技术的引进会在不同层面影响到工作场所，包括将技术纳入现有的卫生服务，医学科室之间的劳动分工，重要的是，科技会直接和间接影响到受益者与其他人的生命。因此，衔接工作具有多个维度：使技术在财务、信息系统、组织和认识论方面发挥作用。早前，我们研究了临床医生如何创造关于新生儿筛选目标的新知识。我们认为，这种衔接工作是必要的，因为新生儿筛查的设计者对疾病性质的认识不足，而且筛查的疾病与生物医学研究人员所知道的有所不同。

在我们的研究中，临床医生对新生儿筛查成功的看法与政策制定者和倡导家长的官方说法不同。这种不连续性很少引起注意，因为临床工作人员缓和了新生儿筛查的尖锐边缘和意外后果。临床医生为家庭提供了路线图，让他们可以在美国和各州卫生政策的迂回曲折中找到方向，而其意外影响是新生儿筛查政策的许多摩擦从未引起公众的注意。同一医疗对象可能以非常不同的形式共存，这正是因为它是在空间上分布的，并引起了不同的普遍关注。[61] 当这种差异可能会导致矛盾时，它们可能会暴露为冲突。记者阿莱西娅报道的假阳性的经历或者我们所描述的准病人的经历，可能会使决策者所宣称的新生儿筛查与临床实际之间的差异暴露出来。[62]

有研究结果显示，新生儿筛查为病患家属带来了预期以外的后果，对此，政策领域有两种不同的回应。第一种是提供可能的技术解决办法：他们提出，提高新生儿筛查技术的精确度有助于避免假阳性和假阴性。一项非凡的国际数据共享合作帮助改善了临床参数的设定。早期的新生儿筛查的数据为私人企业拥有，这种合作关系是有条件的：只有在普遍筛查之前提供新生儿筛查的商业公司才有足够的数据来帮助确定临界值，但是这些公司不愿分享他们的数据。最初，个别州引入了自己的临界值，并在出现过多的假阳性或假阴性时临时调整这些值。考虑到疾病的罕见性，这并不是一个明智的策略。为了解决这个问题，区域遗传学和新生儿筛查合作项目之一（由妇幼保健局卫生资源与服务管理部资助）创建了一个基于网络的数据报告和收集系统，以汇集新生儿筛查数据。截至 2011 年 3 月，该项目已收集了来自美国 47 个州和波多黎各的数据，并在 45 个国家开展了 80 个新生儿筛查项目。这使研究人员能够将大约 2500 万至 3000 万筛查阴性新生儿的数据与 10742 例真阳性病例进行比较。[63] 有了这些数据，研究人员就能够确定各种生物标志物的筛查临界值。[64] 因此，这种合作的目的是通过减少误报来避免不必要地向家长发出警报，并通过减少假阴性来避免本来可以预防的发病率和死亡率。然而虽然提高新生儿筛查的分析灵敏度和临床实用性会影响筛查所检出的婴儿数量，但这不太可能改变父母知道结果的方式，也不太可能为他们提供更明确的指导。

一个未经证实的说法是，新生儿筛查是"过去 50 多年来最有意义、最有效和运行良好的公共卫生项目之一"，但从这一说法中我们可以看出，政策倡导者在处理预期效果和实际后果之间差距的第二个策略，就是忽略某些家庭的经验，否认筛查的任何负面后果，并权威地坚称每个人都获得了积极的筛查益处。新生儿筛查的专制性表现为，筛查程序未经父母同意，宗教或其他豁免基本上流于形式。自 20 世纪 70 年代以来，在筛查前缺乏父母的知情同意一直是生物伦理学文献中争论的一个话题，而且鉴于对滤纸干血片的研究机会的科学"金矿"，这一问题再次成为话题。[65] 虽然公众普遍支持新生儿筛查，研究显示，对于急迫性较低的情况，例如成年后发病的病，有些父母宁愿孩子不接受筛查。[66] 政策利益方认识到，新生儿筛查项目是一个多层面的教育、筛查、诊断和转诊、治疗和护理管理系统，并在不断评估所有组成部分的有效性，其中关键是与家庭的沟通。[67] 然而，在健康传播、健康心理学和社会科学领域，它们的努力和资源并不匹配。尽管有充分记载的历史记录，每个筛查程序都会产生意想不到的后果，但他们还是采用了简单地宣称家庭从中受益的策略。

在临床与政策的关系中，存在着根本性的结构和权力不对称：临床医生积极参与管理，以应对源自政策界的矛盾和行政障碍。然而，对于政策制定者来说，诊所的一线工作对于他们所面临的预算和政治问题来说可能没有什么显著的意义。双方对假阳性的重视程度有明显的差异。政策制定者认为，关注假阳性和准病人的研究，是在给扩大化新生儿筛查"帮倒忙"，尽管他们也在减少这种情况。[68] 然而，对于临床医生来说，假阳性需要很长时间才能解决，这增加了与忧虑父母互动的难度，也需要大量的衔接工作来解决含糊不清的问题。

不管未来会发生什么，美国新生儿筛查有其独特的性质，临床和政策领域之间的脆弱关系要求政府对父母**正在**经历的问题承担更大的责任。第一批处理新生儿筛查阳性结果的父母是道德的先驱：[69] 他们是第一批经历该计划，面对猝死和残疾的威胁，试图解决护理和治疗难题的人。我们写这本书的目的之一就是把更多的临床医生和家庭经验公之于众。我们研究中的所有父母都很感激他们的孩子接受了筛查，但是，就像拜奥夫妇一样，许多人还是希望，他们不必有这样的经历。我们在三年期间目睹了不少变化，显然一些痛苦的经历可以不必那么难受，影响的时间也可以缩短。尽管每一次干预都可能产生新的意想不到的后果，但采用不同的协议、沟通脚本、更统一的保险条款以及更快、更有针对性的后续护理，会使得新生儿筛查的锋利边缘变得更温和。目前，这种缓和在很大程度上是临时性的，取决于本已负担过重的诊所工作人员的敏感性，而不是一个系统的学习过程，在这个过程中，医护人员并没有系统地学习一套与家长沟通的技巧。尤其是政策制定者，他们忽视了新生儿筛查对家庭和临床医生的许多影响，而是将重点放在对筛查技术的修正上。同样地，大多数政策障碍都是逐案解决的，而不是系统性的。这使得大量的精力浪费在解决一个又一个家庭的类似问题上。

我们不知道临床和政策领域之间的摇摆不定将如何影响新生儿筛查的未来。尚不清楚的是目前的争论是否代表了新生儿筛查的微不足道的或者是潜在的致命挑战。医学技术和卫生行业的历史表明，永远不应低估那些受到资助、形成网络的倡导者。美国医学遗传学学院在新生儿筛查方面重新确立了自己的领导地位，并得到了美国国立卫生研究院相当多的资金来发展新生儿筛查。在马里兰的研讨会上，铂金埃尔默、Luminex 和先进液体逻辑（Advanced Liquid Logic）公司介绍了他们的技术。铂金埃尔默已经是新生儿筛查领域的全球领导者，但 Luminex 发布了一篇新闻稿，表明其有意在新生儿筛查市场中分一杯羹。据该公司首席执行官估计这将带来一亿美元以上的机会。[70] 预期后果与实际后果之间的差异以及缺乏对公共卫生结果的明确衡量标准，可能仍然与进一步扩大新生儿筛查范围的新技术创新或获得父母知情同意的任务无关，这将使整个讨论从如何解释调查结果转向如何诱使父母参与筛查方案。这一领域也可能从新生儿筛查转向产前筛查，用更复杂的伦理问题再次颠覆当前的争论。或者我们可能在出生时就进入全基因组测序的个体化医疗世界。如果这些改变真的发生了，它们可能会再次改变诊所的工作，创造出新的收益，并带来意想不到的后果。

注　释

前言

1. 更多信息参见 http://www.baileybaioangelfoundation.com/。

2. (Watson et al. 2006)。

3. (McCabe and McCabe 2008)。

4. 除特殊注明外，我们研究中的实验参与者的名字都是化名。拜奥夫妇同意使用他们的真名。

5. 例如参见他们在杂志 People 上的采访：http://celebritybabies. people.com/2008/06/16/scott-and-ren-1/，2011 年 12 月 9 日访问。

6. http://www.cdph.ca.gov/programs/nbs/Pages/NBSProgrOVforProviders.aspx，2010 年 12 月 16 日访问。

7. 例如参见 Lloyd-Puryear 和 Brower (2010)；Weaver et al. (2010)。

8. 参见 President's Council on Bioethics (2008)。马萨诸塞州在一段时期的初步研究中要求知情同意。

9. (Toiv et al. 2003, pp.22-23)。

10. http://www.childrensmercy.org/ content/cmbc/ VIEW.ASPX?ID=11768，2011 年 6 月 3 日访问。

11. 新生儿筛查同样筛查囊肿性纤维化以及血液和内分泌紊乱，但是这些疾病不在我们研究的范围之内。

12. (Watson et al. 2006, p.15S)。

13. 斯克特不愿与贝利建立亲密联系的做法与芭芭拉·卡茨·罗斯曼（Barbara Katz Rothman）（1993）的研究中等待羊水穿刺结果的女性放弃妊娠的做法有着一定的相似性。

14. (Reichertz 2007)。

15. (Sewell 1992)。

16. (Groopman 2007; Montgomery 2005)。

17. (James 1981[1907], p.44)。

18. 社会学家例如安东尼·吉登斯（Anthony Giddens）以及乌尔里希·贝克（Ulrich Beck）同样指出不确定性是现代生活的一个新的时代特征。

19. (Fox 1957, 1980, 2000)。

20. (Timmermans and Angell 2001)。

21. (Armstrong 2002)。

22. (Armstrong and Ogden 2006)。同参见 Prosser and Walley (2006)。

23. (Mykhalovskiy and Weir 2004)。

24. (Timmermans and Angell 2001)。

25. 这一节的回忆录来自 Han, Klein 和 Arora (2011) 的 conceptual taxonomy of uncertainty。

26. (McGowan, Fishman, and Lambrix 2010)。

27. (Rasberry and Skinner 2011)。

28. (Sulik 2009)。

29. (Babrow and Kline 2000)。

30. (Konrad 2003)。

31. (McCoyd 2010; Rapp 2000b)。

32. (Glaser and Strauss 1965; Groopman 2004; Whitmarsh et al. 2007)。

33. 例如参见 Sulik (2009)。

34. 使事态更加复杂的是，患者和医生之间孤立的二元关系的时代已经过去了。如今的医疗是由医疗专家和半职业人员组成的队伍提供的。由于这个队伍组成的复杂性，就要求协调他们之间优先性的冲突。这些临床队伍也进一步受到许多第三方的限制，比如保险公司、政府监管者以及制药方的利益。这些第三方中的每一个都可能创造机会和障碍从而进一步加深不信任。再者，许多人现在可通过网络获取医疗信息。随着这些利益角逐的生态的快速改变，对于生物医疗不确定性的管理构成了一种对于成为一个医疗专家和患者在技术驱动的领域意味着什么的决断性测试。

35. (Barker 2005; Brown and Zavestoski 2004; Conrad and Stults 2010; Dumit

2006; Haug and Lavin 1983; Hibbard and Weeks 1987; Nettleton 2006; Stockl 2007)。

36. (Brown 2009)。

37. (Mollering 2006)。

38. (Atkinson 1984)。

39. (Locke, Golden-Biddle, and Feldman 2008)。

40. 串联质谱法早在被应用到新生儿筛查前就已经存在。这展示了医疗创新中的一个普遍传统，即许多生物和医疗设备创造了新的医疗需求而不是回应它。这种扩散的模式很可能代表了基因药物未来的浪潮。随着基因组序列变得更加可负担和更加快捷，它们将成为临床应用中的科技。

41. (Berg 1997; de Laet and Mol 2000; Suchman 2007)。

42. (Oudshoorn and Pinch 2003; Suchman 2007; Woolgar 1991) 。

43. (Woolgar 1991)。

44. (Timmermans and Berg 1997)。

45. 着重参见 Berg (1997)。

46. (Stinchcombe 2001)。

47. (Akrich 1992)。

48. (de Laet and Mol 2000)。

49. (Bijker, Hughes, and Pinch 1989)。

50. (Suchman 2007)。

51. (Keating and Cambrosio 2003)。

52. (Lakoff 2005, 2007; Petryna 2009)。

53. 见 Star(1991b): on invisible work。

54. (Timmermans and Berg 2003b)。

55. (Wailoo et al. 2010)。

56. (Sachs 1995)。

57. (Greene 2007)。

58. (Armstrong 2007)。

59. (Aronowitz 2009)。

60. (Ibid.)。

61. (Brownlee and Lenzer 2011)。

62. (Browner et al. 2003; Ehrich and Williams 2010; Franklin and Roberts 2006; Parthasarathy 2005)。

63. (Breen and Meissner 2005; Stone 1986)。

64. (Aronowitz 2007; Breen and Meissner 2005; Kolata 2011)。

65. (Howson 1999)。

66. (Atkin and Ahmad 1998)。

67. (Good 1994, p.133)。

68. (Sachs 1995)。

69. (Kerr and Cunningham-Burley 2000; Rose 2010)。

70. (Paul and Brosco, forthcoming, chapter 5)。

71. (Collins 2010)。

72. (Lippman 1991)。

73. (Conrad 1997; Duster 1990; Nelkin and Andrews 1999; Nelkin and Tancredi 1989)。评论可见 Freese 和 Shostak (2009)。

74. (Boyer 2010, p.62)。

75. (Novas and Rose 2000, p.487)。

76. (Hacking 2004, p.287)。

77. (Bearman 2008, p.i)。

78. (Atkinson, Parsons, and Featherstone 2001; Bhardwaj 2002; Bourret and Rabeharisoa 2008; Browner and Preloran 2010; Callon and Rabeharisoa 2004; Conrad and Gabe 1999; Finkler 2000, 2005; Latimer et al. 2006; Palladino 2002; Rabeharisoa 2006; Rabeharisoa and Bourret 2009; Raz and Vizner 2008; Sarangi and Clarke 2002; Wood, Prior, and Gray 2003)。

79. (Browner and Preloran 2010)。

80. (Barker 2005; Dumit 2006)。

81. (McLaughlin 2008; Whitmarsh et al. 2007)。

82. (Scott et al. 2006)。

83. (Saukko et al. 2006)。

84. (Bogardus, Holmboe, and Jekel 1999)。

85. (Latimer et al. 2006)。

86. (Hedgecoe 2003; Keating and Cambrosio 2000; Miller et al. 2005; Vailly 2008)。

87. (Rabeharisoa and Bourret 2009, p.699)。同样可见 Sarangi et al. (2003)。

88. 除了基因学，Rabinow (1996) 同样指出了免疫学和环境科学上的进步。

89. (Rabinow 1996, p.103)。

90. (Callon and Rabeharisoa 2008)。

91. (Epstein 1995; Klawiter 2009; Kolker 2004)。

92. (Duster 1990)。

93. (Duster 1990; Fujimura, Duster, and Rajagopalan 2008; Fullwiley 2007, 2008; Nelson 2008; Reardor 2005)。

94. (Shim 2002)。

95. (Franklin, Lury, and Stacey 2000)。

96. (Featherstone et al. 2006)。

97. (Buchbinder and Timmermans 2011; Finkler 2005)。

98. (Strathern 1992)。这也许抵制了通过繁殖技术扩展传统家庭概念使其超越常规父亲和母亲的模式的活动。(Franklin and Edwards 1999)。

99. (Franklin 2003, p.71)。

100. (Chilibeck, Lock, and Sehdev 2011, p.1774)。同样可见 Scott et al. (2005)。

101. (Cox and Mckellin 1999)。

102. (Konrad 2003)。

103. (Hacking 1986, 1991, 2007)。

104. (Morgan 2009)。

105. 自然历史博物馆中的少量藏品提供了一个值得注意的例外。

106. (Taylor 2008)。

107. (Bowker and Star 1999)。

108. (Hughes 1971[1945])。

109. 除了玛拉和斯蒂芬，诊所的研究团队还包括约翰·赫里蒂奇（John Heritage）和罗西奥·罗萨莱斯。我们观察了 28 个家庭一次，25 个家庭两次，6 个家庭三次，7 个家庭四次，1 个家庭五次，3 个家庭六次以及 2 个家庭七次。此外，我们看望了 1 个家庭九次，另一个 11 次以及第三个家庭 12 次。16 个家庭只说西班牙语，而其他的家庭都说英语。

110. 两个家庭对于我们我们的研究来说是不合格的，因为他们说的既不是西班牙语也不是英语。五个家庭拒绝参加，主要原因是他们反对进行磁带录音。

（我们受到的）第一个拒绝来自于一个东欧移民家庭。当家庭中的父亲看到我们的录音设备，他说，"不可以录音"，而我们还没有来得及解释我们的研究。第二个家庭的母亲则告诉我们她对于我们的研究并不感兴趣。而第三个儿童被认为是假阳性的一个极端稀少的状况。第四个家庭中，母亲和祖母都很乐意参与研究然而父亲却因为 HIPPA 表格上的法律表述拒绝了。我们并没能与第五个家庭交谈。家庭中的父母非常焦虑，因为他们在他们来访之前被告知他们将只是简单地进行一场谈话，而非正式的医疗咨询。他们同样也拒绝让护士记录他们孩子的身高和体重。

111. (Timmermans and Tavory 2007)。

112. (Marcus 1998; Nader 1972; Other 2010)。

113. (Bosk 1992)。

第一章

1. 另一个国家是加拿大。

2. Watson et al. (2006) 于 2006 年发表，但在 2005 年即开放给公众评论。

3. 基于尿液的筛查机制在 1950 年代即在一些地区施行，要早于细菌生长抑制试验（Guthrie）的发展。

4. http:// www. thearc. org/ NetCommunity/ Page. aspx? pid=183&srcid=403，2008 年 8 月 13 日访问。这一组织作为全国智障儿童家长与朋友协会（National Association of Parents and Friends of Mentally Retarded Children），成立于 1950 年。

5. (Bickel, Gerrard, and Hickmans 1953; Woolf and Vulliamy 1951)。

6. 层析法与麦卡曼－罗宾斯荧光检测法在早期 PKU 筛查的格思里抑制试验中也被使用 (McCam and Robins 1962)。

7. (Paul 1997)。此外，美国没有英国那样的家访护士来做好婴儿访问工作（Lindee 2005）。

8.（加利福尼亚洲公众健康部 California State Department of Public Health 1963）。

9. (Ibid)。

10. (Guthrie 1992, p.12)。

11. (Starr 1982)。

12.（美国科学院 American Academy of Sciences 1975）。

13. (Koch 1997)。

14.（国家科学院 National Academy of Sciences 1975）。

15. (Ibid., pp.288-293)。

16. (Ibid., p.50)。

17. (McCabe and McCabe 2002)。

18. (Pass et al. 2000)。

19. 在后来的讨论中，对于 PKU 的广泛筛查被认作一个范例，证明了基因遗传并不一定就是一种宿命：早期的饮食干预可以抵消因基因变异造成的智力迟缓（Paul 1997）。同样可见 Scriver (2007)。

20. (Berman et al. 1969)。

21. (Frankenburg et al. 1968)。

22. (Lenke and Levy 1980, p.390)。

23. (Brosco et al. 2008; Brosco, Seider, and Dunn 2006; Fost 1992)。

24. (Abram 1983; Holtzman, Meek, and Mellits 1974)。

25. (McCabe and McCabe 2008, p.166)。

26. (AAP Newborn Screening Task Force 2000)。

27. (National Academy of Sciences 1975)

28. (Ibid., p.93)。

29. (Ibid., p.91)。

30. (Andrew et al. 1994, p.66)。

31. (Paul 1997, p.149)。

32. (Andermann et al. 2008)。

33. (Wilson and Jungner 1968, p.27)。

34. (Andrews et al. 1994, p.67)。

35. (Abram 1983, p.6)。

36. (Ibid., p.47)。

37. (Andrews et al. 1994, p.6, italics in original; National Academy of Sciences 1975, p.91)。

38. (Holtzman and Watson 1998, p.xiii)。

39. (Halpern 2004)。

40. (Wilson and Jungner 1968, pp.26-27)。

41. (AAP Newborn Screening Task Force 2000, pp.394-395) 关于医疗之家的概念，可参见 Sia et al. (2004)。

42. (Star 1991a)。

43. 这些组织中的许多都参加了"基因联盟"（Grnetic Alliance），这是一个综合性的支持机构，其承诺通过基因学促进健康。

44. (Howse, Weiss, and Green 2006)。

45. http://www.hrsa.gov/heritabledisorderscommittee/presentations/04june.htm，2008 年 8 月 25 日访问。

46. (Ahmed 2004)。

47. (Ibid., p.119, emphasis in original)。

48. 关于生存和抗击疾病的"意志"，参见 Biehl (2009)。

49. (Howell 2006b, p.1800)。

50. (Howell 2006b; Howse, Weiss, and Green 2006)。

51. (Howse, Weiss, and Green 2006)。

52. http://www.hrsa.gov/heritabledisordercommittee/presentations/04june.htm，2008 年 8 月 25 日访问。

53. (AAP Newborn Screening Task Force 2000, p.394)。

54. (Howse and Katz 2000)。

55. (Howse, Weiss, and Green 2006)。

56. (Atkinson et al. 2001)。

57. (HGSA-RACP 2004; Pandor et al. 2004; Pollitt 2006)。

58. (King 2000, p.333)。

59. (Watson et al. 2006, p.17S)。

60. (Bailey, Skinner, and Warren 2005)。

61. (Ibid., p.1889)。

62. (Watson et al. 2006, p.30S)。同参见 Bailey et al. (2006)。

63. (Bailey et al. 2006)。

64. 可参见例如 Abram (1983)。

65. (Howell 2006b, p.1803)。

66. (Bailey and Murray 2008; Botkin et al. 2006; Kerruish and Robertson 2005;

Moyer et al. 2008; Natowicz 2005; President's Council on Bioethics 2008; Tarini 2007)。

67. (Baily and Murray 2008, p.28)。

68. (Bailey and Murray 2008, p.29)。同样可见 Moyer et al. (2008, p.34) 和 Tarini (2007)。

69. (Moyer et al. 2008)。

70. (Ibid., p.35)。

71. (Kerruish and Robertson 2005, p.397)。

72. (Watson et al. 2006, p.36S)。

73. (Ibid., p.19S)。

74. (Ibid., p.17S)。

75. (Greene 2007)。

76. 在一些州，高性能液态色谱法被用于检测镰刀形红细胞贫血症（Eastman et al. 1996)。

77. (Millington et al. 1990)。

78. (Garg and Dasouki 2006)。

79. (GAO 2003)。

80. (Holtzman 2003)。

81. (Therrell 2001)。

82. 术语"throughput"指的是一台机器或其他科技的生产力。

83. (Watson et al. 2006, p.41S)。

84. (Bailey and Murray 2008; Botkin et al. 2006; Harrell 2009; Holtzman 2003; Moyer et al. 2008)。

85. (Moreira 2005; Timmermans and Berg 2003a)。

86. (Bluhm 2005)。

87. 美国医学遗传学与基因组学学会（ACMG）使用了这个证据等级的变种，但是之后又增加了专家意见并且运用这些评价来为一个特别评分系统提供支持。在这个过程的最后，这个评分系统进一步进行调整用以说明例外情况。关于这个系统的强烈印象是，这是一个基于专家意见的系统，而专家意见正是基于证明的药物试图取代的那种证据。

88. (Moyer et al. 2008, p.37)。

89. (Ibid., p.38)。

90. (Botkin et al. 2006; Kerruish and Robertson 2005; Moyer et al. 2008; Natowicz 2005; Tarini 2007)。

91. (Pandor et al. 2004)。

92. (Grosse 2009)。

93. (Watson et al. 2006, p.40S)。

94. (Vaughan 1996)。

95. 更多细节见 Vaughan (1996, 2004)。

96. (Hogle 2009; Timmermans 2002)。

97. (Weimer 2007)。除此之外，虽然法律禁止，但是仍然存在着一个买卖从活体身上得到的肾脏的黑市。可参见 Scheper-Hughes (2004)。

98. 数据参见 http://www2.uthscsa.edu/nnsis/，2008 年 8 月 21 日访问。

99. (Howse, Weiss, and Green 2006)。

100. (Burke and Rosenbaum 2005)。

101. (Burke and Rosenbaum 2005; Kraszewski, Burke, and Rosenbaum 2006)。

102. (Botkin et al. 2006, p.1797)

103. (Howell 2006b, p.1802)。

104. (Lloyd-Puryear and Brower 2010; Weaver et al. 2010)。

105. (Campbell and Ross 2003; Detmar et al. 2007)。

106. (GAO 2003)。新生儿筛查中知情同意的缺少催生了大量存在细微差别的生物伦理的文献。可见 Ross (2011)。

107. (Grob 2011; Gurien et al. 2006; Harrell 2009; Waisbren et al. 2003)。

108. 但是可参阅 Scriver (2007)。

109. (Schweitzer-Krantz 2003)。

110. (Marsden, Larson, and Levy 2006; Yusopov et al. 2010)。

111. (Watson 2006; Watson et al. 2006)。

112. (Watson et al. 2006, p.35S)。

113. (Scriver 2007)。

114. (Watson et al. 2006, p.36S)。

115. (Marsden, Larson, and Levy 2006)。

116. (Teach, Lillis, and Grossi 1998)。

117. (Timmermans and Buchbinder 2012)。
118. (Berg 1997)。

第二章

1. (Watson et al. 2006, p.29S)。
2. (Landsman 1998; Rothshild 2005)。
3. (Star and Gerson 1986; Timmermans 2011)。
4. (Hughes 1971[1945])。
5. (Dewey 2005[1910], p.10)。
6. 关于父母与儿童之间共享的病人角色参见 Parsons (1951)。
7. 关于轨迹 (trajectory) 的概念，可参见 Strauss et al. (1985) 和 Timmermans (1999a)。
8. 社会学家 Rachel Grob (2011) 在她的研究中记录下了在传达囊肿性纤维化这一新生儿筛查结果时家长们的相似反应。
9. 同样可见 Schaffer，Kuczynski 和 Skinner(2008)。
10. 虽然关于 PKU 的均衡很难达到，但是随着 2007 年二盐酸沙丙蝶呤（品牌名科望 (Kuvan)）——一种昂贵的药品的引入，使得一些患了 PKU 的患者可以放松他们传统的限制性饮食。(http://www.ncbi.nlm.nih.gov/pubmedhealth/ PMH0000447，2010 年 10 月 19 日访问)。在我们的研究中，基因学研究组检测了哪些人会对科望有反应，以及合适的用量和接下来的检测。他们同样对科望对于孩童是否有效存在争论。
11. 血脯氨酸过多并非是推荐的标准筛查组中的一项，但是却包含在加利福尼亚州的筛查组中。
12. 对于这个做法一个早期并且可能已经过时的人种学解释可参见 Bosk(1992)。Bosk 描述了基因学家没有拥有一个明确的临床实践领域的一段时期。这些基因学家在他的研究中自我描述为为生物学怪题及组织问题提供"扫尾"工作的人。而在我们的研究中，这些基因学家拥有一个更加明确的专业领域，而这个领域是可以被同僚辨认的。可参见 Bourret 和 Rabeharisoa (2008)，Browner 和 Preloran (2010)，Featherstone et al. (2005)，Latimer et al. (2006)，Rabeharisoa 和 Bourret (2009)，以及 Taussig (2009)。

13. (Latimer et al. 2006)。

14. (Star 1994)。

15. (Rosenberg 2007)。

16. (Becker 1960, p.35)。

17. (Latimer et al. 2006)。

18. C14 水平是 13。

19. Silverman 在这里说错了——Sylvia 接受的是绒毛取样而非羊膜穿刺术。

20. (Armstrong 1995)。

21. (Cederbaum et al. 2001)。

22. (Grineski 2009)。

23. (Feuchtbaum, Dowray, and Lorey 2010, p.S244)。

24. (Ibid., p.S249)。

25. (Hughes 1971[1945])。

26. (Rosenberg 2007)。

27. (Gillespie 2009)。

第三章

1. (Mol 2002)。

2. (Aronowitz 2008; Rosenberg 2007)。

3. (Kirk and Kutchins 1992; Shostak, Conrad, and Horwitz 2008)。

4. (Epstein 1996)。

5. (Greene 2007; Kerr 2005)。

6. (Rosenberg 2007)。

7. (Greene 2007; Lakoff 2005)。

8. (Bowker and Star 1999)。

9. (Kerr 2005)。

10. (Armstrong 1979)。

11. (Paul 1997)。

12. (Wailoo and Pemberton 2006)。

13. (Kleven, McCudden, and Willis 2008)。

14. (Howson 2001)。

15. (McBride et al. 2010)。

16. (Keating and Cambrosio 2003)。

17. (Latimer et al. 2006)。

18. (Rabeharisoa and Bourret 2009, p.699)。

19. (Hedgecoe 2004)。

20. (Yang, Latntz, and Ibdah 2007)。

21. (Iafolla, Thompson, and Roe 1994)。

22. (Gregersen et al. 1993)。

23. (Andresen et al. 2001, p.1408)。

24. C8 是测量血液中脂肪酸的一个指标，而且被认为是 MCADD 的一个主要的生化指标。

25. (Smith et al. 2010, p.241)。

26. (Ibid., p.245)。

27. (Ibid., p.245)。注意，虽然这一分类不能外推到物理症状，但却可推到生化指标的改变。基因变异以及生化改变之间存在相关性，因此严重程度也可以参考生化指标变化的程度。

28. C2 和 C10 测量不同的脂肪酸，同时在尿液中己酰甘氨酸也是检测 MCADD 的指标。

29. (Maier et al. 2005; Waddell et al. 2006)。

30. (Maier et al. 2005)。

31. Flores 博士引用 Smith et al.（2010, p.247）。

32. (Fujimura, Duster, and Rajagopalan 2008)。

33. 事实上，在奥西尔的例子中，最突出的部分是他的父母的亲缘关系，因为这种血缘关系往往会导致出现基因疾病的风险增加。基因学家通常会常规性地在家庭的第一次问诊时在记录家族谱系时询问亲缘关系。在一些从小"pueblitas"移民来的拉丁美洲家庭中，基因学家会问一系列关于居住在村庄中有多少人的问题。他们的假设是，在小村落中，每个人都更有可能和其他所有人相联系。但是他们询问血缘关系的问题这一行为，对于无论是美国还是外国出生的父母是无歧视的。纳齐夫博士，一位在埃及出生的基因学家，则鼓励我们去研究她的母国中这种血缘关系的流行。

34. (Wilcken 2010, pp.501, 504)。

35. (Yusopov et al. 2010)。

36. 弗莱德·罗利，加利福尼亚公共卫生部，个人谈话。

37. http://ghr.nlm.nih.gov/condition/hyperprolinemia，2009 年 3 月 12 日访问。

38. (Stanley 2004)。

39. (Karpati et al. 1975)。

40. (Shoji et al. 1998; Tamai et al. 1998; Wu et al. 1998)。

41. (Stanley 2004)。这篇文章同时区分了由于特戊酸酯聚合的抗生素的长期管理而导致的肉毒碱不足的第二种形式。这种抗生素治疗并没有在我们的研究中出现。

42. 有两篇文章在大约相同的时间发表：Schimmenti et al.（2007）和 Vijay et al.（2006）。

43. (Schimmenti et al. 2007, p.443)。

44. (Crombez et al. 2008)。

45. (Hinton et al. 2010)。

46. (Lin et al. 2003)。

47. (Koeberl et al. 2003)。

48. (Leydiker et al. 2011)。

49. (Schimmenti et al. 2007, p.444)。

50. (EI-Hattab et al. 2010, p.22)。

51. 检测母亲而非父亲反映了一种筛查的性别逻辑，它起源于对于怀孕妇女进行医疗监管的长期历史。（Armstrong 2003; Levy 1982）。

52. (Rosenberg 1979; Star 1995)。

53. (Becker 1993)。

54.（Feuchtbaum, Dowray, and Lorey 2010）。在其他国家也有相似的研究，可见 Berrey，Lloyd-Puryear，and Watson（2010）。

55. (Kuhn 1962)。

第四章

1. (Parker, Zuckerman, and Augustyn, 2004)。

2. (Ablon 1990; Landsman 2003; Mattingly and Lawlor, 2003)。

3. 当然，遗传病医生嘱咐要"像"正常儿童一样对待新生儿筛查患儿，这是一个医生和患儿家庭双方为完成这一目标共同需要的借口，而医生这么说恰恰突显出了该借口的意义。这种措辞意味着，患儿并非完全正常，因为患儿父母应该假装孩子是正常的。底波拉·肯特（Deborah Kent）是一位先天失明的女性，在一份发表的报道中，她阐述了这一差别的重要性："随着我的成长，人们说我的父母'了不起'。他们因把我'当成正常孩子一样'养育我受到称赞。就我而言，我的父母就像我们社区里大多数其他人一样——有时挺了不起的，有时也挺烦人的。在我看来，我不像是一个正常的孩子——我就是一个正常的孩子"（Kent，2000 年，第 57 页）。通过叮嘱要像对待正常孩子一样对待他们的孩子，遗传病医生在尝试着调和两种似乎无从比较的状态——正常状态、以及患有遗传疾病的状态。

4. 规范化的这个定义源自哈金（1990 年）对十九世纪晚期统计思维起源的记述。人口筛查本身就建立在该规范化的基础之上，因为如果新生儿筛查的结果为阳性，那么它将显示出一个处于预先确定的正常（即，统计平均数）范围之外的生化值。

5. (Daston and Galison 2007; Porter 1995)。

6. 本章标题源自 Wong（1994）、以及其后的大量讨论。

7. (Davis 1995; Landsman 2009; Lauritzen 1997; Leiter 2007; Press et al. 1998)。

8. (Ariès 1965; Mintz 2006; Zelizer 1994)。

9. (Hacking 1990, 2007)。

10. (Armstrong 1986; Meckel 1998)。

11. (Armstrong 1994; Meckel 1998; Weaver et al. 2010)。

12. (Rose 1999)。

13. (Armstrong 1995)。

14. (Canguilhem 1991 [1978])。

15. (Rose 1999, p.144)。

16. (Burman 1994)。

17. (Kelle 2010)。

18. 请见，例如：Burman（1994）和 James（2004）。

19. (Kelle 2010)。

20. 兰普尔（Lampl）和汤普森（Thompson）（2007）提出，设计生长曲线图的目的是，相对于一组同等类型的人，归纳出一个人的身高和体重特征。但是，在实际工作中，生长曲线图已经成为了一种监控个人生长的工具。生长曲线图的这种用途具有误导性，因为虽然出现在较低百分位数曲线上有可能被解释为存在临床症状，或健康状态欠佳，但实际情况却不一定如此。此外，很多证据显示，人类生长的生物学涉及很多偶然突发事件，而生长曲线图却没有充分地展现这一点。

21. (Heritage and Lindstrom 1998; Lauritzen 1997)。

22.（Hacking 1990）。还请见 Hogle（2005）、Lock（2000）和 Vailly（2008）。

23. (Rose 2009)。

24. 同上，第 74 页。

25. 请见 Grob（2011）、Raspberry 和 Skinner（2007），以及 Whitmarsh 等（2007）。

26. (Ehrich and Williams 2010; Press et al. 1998; Remenick 2006)。

27. 有关将诊所候诊室和医院大厅作为域限空间（即，衔接空间）的相关分析，请见 Mattingly（2010）和 Strathmann 和 Hay（2009）。

28. 一项对墨西哥裔妇女在加利福尼亚州进行羊膜穿刺术（uptake of amniocentesis）的研究同样发现，在患者得到假阳性筛查结果后，当她们就此事咨询遗传病医生时，如果医生帮助她们重新树立起信心，那么这可能会令患者对进一步检测的重要性产生误解（Browner et al. 2003）。

29.（Porter 1995, p.3）Daston 和 Galison 2007 指出，我们现在所认为的客观性实际上包含由各种客观性组成的、广泛且层次丰富的社会历史因素，其中包括：实证可靠性、程序正确性、非人格性，以及情感超脱性。

30. (Boyd and Heritage 2005)。

31. (Adolph and Berger 2005)。

32. 在这一天的晚些时候，当大家讨论这个案例时，西尔弗曼医生表示，对一个"像这样正常、且看起来像这样正常的孩子"而言，他不愿意在孩子的语言能力方面采取任何医治措施，因为这会让人们"用医学方法来治疗这个（本不应用医学方法治疗的）孩子"。但是，一位遗传学顾问却持反对意见，他认为，孩子正处于一个至关重要的发育时期，在该期间，基于他的诊断结果，孩子能够从语言医治措施中获得很大的益处，并在语言方面达标。后来，这个孩子出国度了两个月的假期，在此期间，他的语言发育迟滞现象变得更为明显了。虽然耽搁了几个月，但在他回国后，孩子最终还是接受了语言方面的治疗措施。有关临床医生如何尽可能地减少发育性残疾诊断的社会影响，请见 Gill 和 Maynard（1995）。

33. (Latimer 2007, p.113)。

34. (Daston and Galison 2007; Porter 1995)。

35. Ben-Joseph、Dowshen 和 Izenberg（2009）提出，尽管生长曲线图得到了广泛的使用，然而父母却缺乏对它们的了解。在一次对一千名美国父母的互联网调查中，调查人员发现，只有 65% 的家长认为，他们理解一张简单的生长曲线图所提供的信息，而事实证明，他们难以解读那些绘制了多个小点的曲线表。有意思的是，40% 的家长表示，他们愿意将生长曲线图视为临床医生口头评估的一个直观证据，这进一步证实了机械客观性的重要意义。

36. Lampl 和 Thompson（2007）有关生长曲线图的设计，提供了一个有益的概述。

37. 当然，这段解释中并没有探讨专家用了她的哪些同龄人——往往是欧洲后裔的孩子——来建立这些规范。

38. (Foucault 1976)。

39. (Porter 1995)。

40. (Daston and Galison 2007, p.48)。有关专业圈内的成员是如何通过以社会地位为基础的感性认知活动构建知识对象的，还请见 Goodwin（1994）深入而透彻的陈述与解读。

41. (Porter 1995, pp. 213-214)。同样，Latimer 等（2006），以及 Rabeharisoa 和 Bourret（2009）也证明了，在基因组时代，机械客观性尚未完全包括临床判断。

42. 正如我们此前提到的那样，Kyle Stardust 后来并未被诊断出患有戊二酸血症第一型（glutaric acidemia type 1），并最终获准出院。

43. 体位性扁平颅（Positional plagiocephaly），亦称扁平头，在婴儿中已经越来越常见了，因为出于预防婴儿猝死综合征（sudden infant death syndrome）的目的，家长们已经普遍让孩子采用了仰卧睡姿。一些证据显示，随着时间的推移，这与发育迟滞存在一定的关系（Hutchinson, Stewart, and Mitchell 2009; Miller and Clarren 2000; Steinbok et al. 2007）。

44. (Ben-Joseph, Dowshen, and Izenberg 2009; Laraway et al. 2010)。

45. (Rapp 2000a, p.197)。

46. (Good and Good 1994, p.837)。

47.（Bruner 1986, p.26），被 Good 和 Good（1994, p.838）引述。

48. (McLaughlin 2008; Whitmarsh et al. 2007)。

49. (Raspberry and Skinner 2007, p.366)。

50. (Burman 1994; James 2004)。

第五章

1. (Mattingly 2006, 2010)。

2. 尽管这一相关性在统计学上是成立的，它也无法为社会和生物基因学变量之间的因果关系提供证据，因为因果性从哪一方出发都可能说得通。近来在表冠遗传学上的工作已经动摇过去关于特定种族健康差异的生物学基础的说法，从而阐明了一个生物文化的框架，以此来理解社会不公平"潜伏在肤色下"是如何影响了生物学的结果。(Kuzawa 和 Sweet，2009)。另一个对于代谢紊乱在特定移民人口中有更高几率的可能解释是，在封闭的人口中存在更高的血亲通婚的几率。

3. (Mattingly 2010, p.495)。

4. Layne (1996) 追踪了用过山车的比喻去描述父母们如何经历一个孩子在新生儿密集看护单元中的就医过程。她指出尽管过山车时升时降的特点的确"看起来展现了希望和绝望交织的时刻"以及这种周期的"没有到达任何地方没有任何进步"的感觉 (p.633)，但 NICU 体验展示了一种真实而非想象的危险。

5. 参见 Heimer 和 Staffen (1998), Landsman (2009), Leiter (2007), Mattingly (2010), Mattingly 和 Lawlor (2003), 和 Rapp (2000b)。

6. 见 Anspach (1993) 和 Mesman (2005) 关于 NICU 设置中预后不确定性的讨论。

7. (Davidson 2001; Elderkin-Thompson, Cohen Silver, and Waitzkin 2001; Hsieh 2007; Simon et al. 2006)。

8. (Feuchtbaum et al. 2006)。

9. 虽然产前筛查可能引起争论和道德上的担忧（Duster，1990; Raz，2009; Shakespeare，2005; Taussig，Rapp，和 Heath，2003），事实上新生儿筛查在某些情况下来得并不及时，这就引发了这样一个问题，尽管存在一系列社会和伦理挑战，是否（或者也许，什么时候）产前筛查能够被作为一种替代性措施，使得结果可能更加好 (Bombard et al. 2010)。Cowan（2008）提供了关于在塞浦路斯就地中海贫血病实施多重基因筛查项目的讨论。

10. Skinner 和 Weisner (2007) 提供了一个有用的关于通过社会文化路径来理解家庭生态如何适应儿童的残疾的评述。

11. (Baker et al. 2010; Leiter 2004; Lewis, Kagan, and Heaton 2000; McKeever and Miller 2004; Skinner, Lachicotte and Burton 2007; Skinner and Weisner 2007; Timmermans and Freidin 2007)。

12. (Acs and Loprest 1999; Powers 1999)。

13. (Bernheimer, Weisner and Lowe 2003; Skinner, Lachicotte, and Burton 2007)。

14. 有丹尼丝的协助，莉娜最终为她的孩子取得了国家出资的健康保险。

15. 卡罗琳·布罗德里克同样报告了保险上的困难。在谢丽斯诞生之前，卡罗琳和加里通过卡罗琳的老板获得了保险。因为加里是作为自由作家工作的，而且无法获取雇员的健康保险，他们购买了私人的保险以为卡罗琳离职做准备。但是，当卡罗琳尝试去增加谢丽斯时，他们新的保险公司拒绝包含谢丽斯在保险之内，因为他们认为她的丙酸血症是一个预先存在的症状。谢丽斯最终被包含在国家保险计划之内，但是卡罗琳必须更换一位不同的儿科医生。

16. 人类学家将这种现象称为"分层生殖"(stratified reproduction) (Ginsburg 和 Rapp，1991)。

17. Rapp (2000) 和 Weiss (1994) 已经指出拥有一个在身体上与众不同的儿童会在除了无形的疾病之外引发一系列不同的忧虑，在这种情况下会威胁亲情和关系的基础。

18. Mol (2008) 认为慢性疾病的管理应当受到照料的逻辑的指导，她认为这需要共同的努力。这种逻辑与父母选择的逻辑相反，父母选择的逻辑要求保存父母的自主性，也正是这种逻辑主宰了西方的生物医疗的思想。

19. (Heimer and Staffen 1998)。

20. 关于有症状儿童和无症状儿童的家庭之间比较的一个重要的点在于，在大多数例子中，有症状的儿童的父母会更加冷静地接受他们医疗知识上的差距，而没有症状的儿童的父母则会更加沮丧。尽管有可能阶级地位的差距造成了这种分别，也有可能是因为更高的风险和更黯淡的预后减轻了有症状儿童的家庭的忧虑。

21. 这个例子展示了护理的局限性：情感上对于一个家庭的担忧可能会使得医师忽视一些重要的因素。出于相似的原因，Groopman (2007) 认为顺应病人的医师不一定能够最好地照顾病人。

22. 例如 Conrad (1985)。

23. (Hunt and Arar 2001)。

24. (Weaver et al. 2010)。美国食品与药品管理局规定了特殊饮食用途的食物，可运用于生理疾病的具体饮食需求 (America Academy of Pediatrics 2003)。

25. 见 Craig 和 Scambler(2006)。

26. 马丁利 (2010) 观察到临床医师们可能会提及个体差异，因为提及社会种族差异是不可接受的。她解释道，"直接的种族相关的谈话在临床医师间是被禁止的，部分是因为健康看护中严格的道德条款使得临床医师去考虑他们在与病人相处中作出种族区分的可能性变得很难。虽然他们可能会发现在个体层面辨识出差异是非常合理的，但是讨论社会性类别的差异还是会产生很多问题。"(p.93)。

27. (Shim 2010)。

28. (Ibid., p.3)。

29. 例如，西尔弗曼医生经常以对于病人"有学识"或者"受过教育"的判断作为他临床解释的开始。这些不明显的（有学识）和明显的（受过教育）的阶级标签点名了西尔弗曼医生用以判断是否父母可以理解复杂的医疗信息的社会逻辑。同样可见 Anspach (1993, pp.104-110) 和 Heimer 和 Staffen (1998, pp.178-225)。

30. (Mattingly 2006, p.496)。

31. 同婴儿成长图表相似的是，饮食日志作为一种监管技术拓展了在办公室拜访以外的医疗监督 (Armstrong 1995)。

32. 关于临床医师如何应对他们每日实践中相似难题的研究，可见 Brodwin (2008), Chambliss (1996), Fitzgerald (2008), Kaufman (2005), Mattingly (1998) 和 Robins (2001)。

33. 遗憾的是，马里萨在我们结束研究后不久就因为她的 MMA 的饮食管理产生的并发症去世了。

34. (Fediman 1997)。

35. 可见，例如，Ferzacca (2000), Kaljee 和 Beardsley (1992), Rouse (2010), Trostle

(1988) 和 Whitmarsh (2009)。

36. Julie Lee, 尽管有着过高的甲基丙二酸水平, 仍然在五岁时达到了正常的说话和行动发展, 她是这条法则的一个重要例外。

37. 迭戈最终因他的代谢紊乱而去世。

38. 见 Leiter (2004) 和 Matting 和 Lawlor (2003)。

39. (Morioka et al. 2007)。

40. White (2002) 提供了一个关于儿科的临床队伍会议作为对于父母行为的道德审议场所的相关分析。当然, 医疗必要性和社会心理标准历来在关于哪些病人应该接受器官移植的决定中共同起作用 (Fox 和 Swazey 1974, pp.240-279; Gordon 2000)。

41. 国际上存在着器官移植的规定的大量变种。见 Lock 和 Nguyen (2010) 的评论。在某种形式上, Lee 为 Julie 在美国获得器官移植的努力可以被看作是 Scheper-Hughes (2003) 曾说过的 "移植旅游"。尽管在这里篇幅阻碍了我们对于器官移植的文献作出一个详尽的评述, 但值得注意的是活体移植受到了激烈的争议。

42. Koenig 和 Hogle (1995) 观察到, 尽管存在大量关于器官移植的学术文献, 只有相对少量的工作探究了在塑造地区性的器官移植实践时的更广阔的社会经济力量。他们指出, "几乎很少会有文献提到移植的巨大成本, 或者提到如果现在移植程序的高要求不再受到器官供应侧的可得性的限制时, 移植导致产生公共政策混乱的可能。"(p.396)

43. (Anspach 1993, p.78)。

第六章

1. (Berry et al. 2010; Berry, Lloyd-Puryear, and Watson 2010; Feuchtbaum, Dowray, and Lorey 2010; Kennedy et al. 2010; Powell et al. 2010; Widhalm and Virmani 1994; Wilcken 2008, 2010)。

2. 尽管有新生儿筛查但一个儿童仍然表现很差的可能原因是假阴性的出现, 即新生儿虽然是阴性的筛查结果但实际上受到了代谢问题的影响。在这种情况下, 筛查结果也许提供的是错的保证。在我们的研究中我们并没有观察到任何假阴性的出现，但是我们了解到在我们的研究结束后临床医师们治疗了一例假阴性。

3. (Botkin 2009, p.175)。在我们的研究中，对于许多有症状的患者来说，幸福的无知的时间是相当短暂的，因为他们往往在出生后很快就显示出了症状。同样可见 Grob (2011)。

4. Yusupov et al. (2010)。

5. 尽管有着筛查和早期诊断，但是死亡例的出现还是于 2011 年 11 月在新生儿筛查电子论坛引发了一些争议，Jill Levy-Fisch, 通过筛查拯救婴儿基金会的主席，分享了一个科罗拉多州的因 MCADD 并发症而去世的婴儿的故事，他的并发症伴随着其新生儿筛查血液检验的延误。http://www.thedenverchannel.com/news/29759209/detail.htm?taf=den，2011 年 12 月 16 日访问。有趣的是，当 Levy-Fisch 指出是常规的运输（与快递服务相对）导致了这个延误，她的邮件引发了复杂的回应。Fred Lorey，加利福尼亚公共健康部的基因疾病实验室的执行主管，发文称："这是自 ms/ms 试验开始后几个州都经历过的不幸事件，但遗憾的是，除了运输之外，还有很多别的因素……一个 3、4 天的检测结果在所有事都很顺利的时候很难掀起波浪。尽管很多例子可以怪罪延迟的收集、交通、丢失、不充足等等，并且它们应当被尽力改善。但我恐怕这些 MCADD 患者的早期死亡的例子将会继续发生，虽然很少见"。另外一些回应者写信称筛查仅仅是阻止基因疾病的一个部分。

6. (Brosco et al. 2008; Brosco, Seider, and Dunn 2006)。

7. (Rouse 1966)。同样可见 Brosco et al. (2008)。

8. (Brosco et al. 2010; Widhalm 和 Virmani 1994)。

9. (Phenylketonuria: Screening and Management 2000)。http://consensus.nih.gov/2000/2000Phenylketonuria113html.htm，2011 年 6 月 23 日访问。

10. (Watson et al. 2006)。对于报告中的页码：甲状腺功能减退 (p.80S)，典型半乳糖血症 (p.85S)，生物素酶缺乏症 (p.103S)，PKU (p.150S)，MCAD (p.173S)，MSUD (p.146S)，酪氨酸血症 (p.152S)，肉碱摄取不足 (p.214S)，精氨酸酶缺乏症 (p.128S)，一型戊二酸血症 (p.198S)，以及二型戊二酸血症 (p.169S)。同样可见 Bailey et al. (2006)。Yusopov 的文章显示出并不是所有阴性结果都可以排除 MCADD (Yusopov et al. 2010)。

11. (Heimer and Staffen 1998)。

12. 一个连接处的变异指向一种因修改或删除了一定数量的核苷酸的基因变异。这个连接处暗示了一个内含子的绞接是在哪里发生的。

13. (Kennedy et al. 2010)。

14. (Fromm-Reichmann 1948; Silverman 2012)。

15. (Star 1991a; Star 1991b; Strauss et al. 1985)。

16. (England 2005; Garro et al. 2005; Glazer 1993; Glendinning 1983; Guillemin and Holstrom 1986; Harrington Meyer 2000; MacDonald 2002; Morris 2001; Tardy 2000; Timmermans and Freidin 2007; Traustadottir 1991)。

17. 很有趣的是萨曼莎在 H1N1 时期称呼医师为儿科医生而非西尔弗曼医生。她告诉我们她和在新西兰的儿科医生和基因学家的原初团队而不是西尔弗曼医生有着更好的关系。通过不打电话给加利福尼亚的基因学家以及不将卡丽转移到学术医院，她同样阻止了西尔弗曼医生和其团队在卡丽的一次代谢危机中来看望她。

18. (Marshall 1950)。马歇尔的区分因为其进化性和盎格鲁中心主义的特点而遭到批判 (Mann 1987)。

19. 见 http://www.natickma.gov/public_documents/NatickMA_Clerk/marquest.pdf, 2010 年 4 月 26 日访问。

20. 在评述以优生学之名构建的政策时，Cowan（2008，第一章）指出一些国家曾发展出强制绝育制度和种族性的移民政策，但另一些国家却更加支持促进家庭利益。

21. (Rose 2007)。

22. (Tutton 2010; Waldby 2000)。

23. (Petryna 2002)。

24. (Epstein 2007)。

25. (Ibid.)。

26. 虽然我们这样写道但是奥巴马健康护理改革实际上仍然是不确定的。即使这些改革按计划施行，国会预算办公室预估到 2019 年有超过 2 千 3 百万美国人仍然没有参保。http://www.cbo.gov/ftpocs/113xx/doc11355/ hr4872.pdf, 2011 年 5 月 15 日访问。

27. (Kerr 2003)。

28. http://www.cdph.ca.gov/programs/nbs/Pages NBSSpecimenCollectionProcedures.

aspx，2010 年 11 月 16 日访问。

29. 来自加利福尼亚公共健康部新生儿筛查分部的 Kathleen Velazquez 在 2008 年 6 月 12 日至代谢中心的信件。

30. (Feuchtbaum, Dowray, and Lorey 2010, p.S244)。

31. (Anspach 1993)。

32. 公费医疗补助制是在各个州和联邦政府之间的合作制度。对于加利福尼亚的 其他标准，见 http://www.dhcs.ca.gov/services/medi-cal/Pages/Medi-CalFAQs. aspx#whocangetmedi-cal，2011 年 6 月 9 日访问。

33. 对于合格性标准，见 http://www.dhcs.ca.gov/services/ccs/Pages/qualify.aspx， 2011 年 1 月 24 日访问。

34. 一型戊二酸血症导致了继发性的肉碱缺乏症。

35. the Orphan Drug Act (21 U.S.C. 360ee[b][3]) 的 section 5(b)。

36. http://www.fda.gov/Food/GuidanceComplianceRegulatoryInformation/ GuidanceDocuments/MedicalFoods/UCM054048#q2，2011 年 1 月 25 日访问。

37. (Weaver et al. 2010)。

38. (Ibid.)。在其他的州这一要求是不同的。

39. (Ibid.)。他们建议发展标准的州公费医疗补助制覆盖政策，以补充现存的医 疗法制，设立联邦法律来要求第三方健康保险覆盖医疗食物或者将 FDA 的 医疗食物的分类从食物变成药物。

40. http:www.dhcs.ca.gov/services/ccs/Pages/medicaleligibility.aspx，2012 年 2 月 29 日访问。

41. (Groce 1985)。

42. (Lutfey and Freese 2005)。

43. 迭戈在我们的项目期间出生。直到他的第三次诊所之行，我们都没有让他在 我们的研究中注册，因为我们并没有 IRB 支持来招募说西班牙语的家庭。

44. (Timmermans 1999b)。

45. 这一立法仍然悬而未决：http://www.opencongress.org/bill/112-h1311/show， 2011 年 6 月 24 日访问。

结论

1. 实际上的假阳性率也许比这个数字更高，因为许多假阳性的病例在他们被转到特别后续看护中心前就被排除了。

2. 剩余的例子将按如下说明：在 25 个例子中，筛查项目没能从父母那里得到回应；在 27 个例子中，父母拒绝了后续的行动；在 31 个例子中，后续的行动没有追踪到婴儿；在 19 个例子中，婴儿被诊断为没有筛查的疾病；30 个例子并归类为一个"其他"类别 (Feuchtbaum，Dowray 和 Lorey，2010)。

3. (Baker et al. 2010; Bell et al. 2011; Brown et al. 2011; McGhee, Stiehm and McCabe 2005)。

4. 之后，我们将这个协会称为秘书咨询委员会 (the Secretary's Advisory Committee)。

5. 信息更新于 2011 年 5 月 9 日，见 http://genesrus.uthscsa.edu/nbsdisorders.htm。亚利桑那州和新墨西哥州在那瓦霍印第安人之间推行有目标的新生儿筛查，因为这个群体有更高的发病率，因而这里的印第安人被认为有更高几率患 SCID。见 Baker et al. (2010) 对于 SCID 筛查在威斯康星州推行的报告。

6. 秘书咨询委员会会议对于公众是开放的，并且玛拉去参加第 24 届会议的机会。

7. 总体来说，对于 SCID 新生儿筛查的成本效果数据很少。促进秘书咨询委员会推荐统一筛查的证据评估委员会，在发表于 Pediatrics 的一篇文章中指出"对于 SCID 的筛查关于成本效果的证据是有限的"(Lipstein et al. 2010: e1230)。委员会发现仅仅只有一个研究强调了 SCID 的新生儿筛查的成本效果，这个研究发现在有质量保证的每年花费 100000 美元的标准上，有 86% 的可能性筛查具有成本效果。但是，作者指出，因为 SCID 筛查的数据有限，这个模型存在着重大的不确定性。

8. http://today.msnbc.msn.com/id/42829175/ns/today-today_health/t/babies-blood-tests-can-end-false-positive-screening-scares/，2011 年 5 月 30 日访问。

9. (Gurian et al. 2006; Morrison and Clayton 2011)。

10. 相似的话语在我们在这个研究中发表的早期文章中就被使用来进行批判的回应（Watson，Howell 和 Rinaldo，2011）。领头作者 Michael Watson 是 ACMG 的执行负责人。

11. (Olson and Berger 2010)。

12. http//:www.texastribune.org/texas-state-agencies/department-of-state-health-services/dshs-turned-over-hundreds-of-dna-samples-to-feds/，2011 年 6 月 13 日访问。诉讼已经解决了，并且得克萨斯州新生儿筛查的法律也已规定了血液样本的保存。但是得克萨斯州统一销毁在这一法律生效前的五百万份样本。

13. (Lewis et al. 2011, p.706)。

14. (Ross 2011; Rothwell, Anderson, and Botkin 2010; Rottweil et al. 2011)。

15. (Olson and Berger 2010)。

16. (Ibid.)。

17. (Brosco 2011, p.591)。

18. (Timmermans 1999b)。

19. http://www.hrsa.gov/heritabledisorderscommittee/reports/，2011 年 7 月 5 日访问。

20. 通过筛查拯救婴儿基金会于 2011 年 10 月 6 号在新生儿筛查论坛上发布了一篇新闻稿，其中引用了这些数据。T 淋巴细胞病是 SCID 筛查的次要目标。

21. (Lipstein et al. 2010)。

22. (Lee 2010)。

23. http://www.cdph.ca.gov/programs/nbs/Pages/NBSSpecimenCollectionProcedures.aspx，2011 年 11 月 28 日访问。每个受筛查的婴儿的 109.75 美元的费用明细如下："给每个有基因疾病筛查计划（GDSP）执照的临产健康机构提供样本收集表格或者测试所需表格（TRF），每个表格为 1 美元。同时 GDSP 同时向各个机构发送了每个已完成的样本的项目费用，为 101.75 美元。因此，每个机构对于整个筛查过程都可向患者收取 1 美元的表格费用以及项目费用（这包含了初始的测试以及任何必要的重复测试，一直到筛查过程完成为止）。除此之外，各个机构也许会收取 6 美元的样本收集和处理费用。公费医疗补助包含了完整的筛查过程，包括样本的收集费用。私人保险通常也包含新生儿筛查以及样本收集费。"

　　我们将筛查的费用与报告上的加利福尼亚的受筛查病人数（Feuchtbaum, Dowray 和 Lorey，2010）相乘，得到 2015119 × \$109.75=\$231036810。

24. (Baily and Murray 2008)。

25. (Stone 1986, p.689)。

26. 例如见 Landecker (2007) 和 Scheper-Hughes (2004)。

27. (Aronowitz 2007)。同样可见 Forss et al. (2004) 和 Scott et al. (2005)。

28. 有必要指出，当家长被问及他们对于新生儿筛查的态度时，通常他们会被问道筛查是否是个好主意，而忽视了其机会成本。Baily（2009）认为这类问题的措辞应当明确的指出机会成本，比如将相同的资源用于其他因素的可能的好处。

29. (Aronowitz 2009, p.245)。

30. (Franklin and Roberts 2006, p.227)。

31. (Christakis 1999，第 6 章)。克里斯塔斯基关注到医师出于对引发糟糕结果的恐惧而不愿意在病人生命的临终阶段给出一个不好的预后。在生命的开始，当孩子们表现良好时，恐惧主要在于担心这个好的过程会遭到破坏。

32. (Stewart et al. 1995)。

33. (Feuchtbaum, Dowray, and Lorey 2010)。

34. 我们在 Buchbinder 和 Timmermans (n.d.) 中进一步详细地发展了这个想法。

35. (Epstein 1996)。

36. (Klawiter 2009)。

37. (Luker 1985)。

38. 医师们通常可以维持住他们的情绪，但是一个基因学家同事通过叙事书写来面对她所看护的病人的死亡。

39. (Helmreich 2009, pp.172-173)。

40. (Saunders 2008)。

41. (Epstein 1997)。

42. (Fox 1975, 1980,2000)。

43. http://www.genome.gov/Pages/PolicyEthics/StaffArticles/Newborn_Screening_Meeting_Summary.pdf，2011 年 6 月 2 日访问。

44. (Armstrong 1995)。

45. 例如，Patricia Kaufert(2000) 描述了宫颈涂片和乳房 x 光检查如何使女性的身体成为一个公共空间，使得过去的私密决定成为一个现在激烈讨论的公共政策。

46. 在过去的一些年里，一本学术期刊、疾病控制中心办公室，以及几个学术机构都以这个名头或是以相关的公共健康基因组学等术语的名字出现，同时还存在着至少一个可授予博士学位的项目。(同样可参考，华盛顿大学的公共健康基因学研究所。)

47. (Anspach 1993)。同样可见 Good(2007)。

48. (Lupton 1995)。

49. (Lee 1993; Nelkin and Tancredi 1989; Novas and Rose 2000)。

50. (Kelly 2002)。

51. (Ibid., p.181)。

52. (Bell et al. 2011; Lo et al. 2010)。

53. (Cowan 2008; Wailoo and Pemberton 2006)。

54. (MacDorman and Mathews 2009)。

55. (McKie and Richardson 2003)。

56. (Frisbie et al. 2004; Malloy and Freeman 2000)。

57. (Paul 1997)。

58. (Starr 1982)。

59. (Baily and Murray 2008)。

60. （Keating 和 Cambrosio，2003）。这里括号中的实验室，至少是一个第三等级的。如果我们是从另一个视角来切入新生儿筛查的话，可能也存在其他的活动场域。比如说，如果我们研究新生儿筛查如何成为了保险偿付的一个结算分类，我们也许就会将这个政策场域分散到不同场所，在那里不同的利益相关者会同公共和私人的承保人进行协商。

61. (Mol 2002)。

62. 当我们遇到来自几个关键政策利益相关者的批评回应时，我们深刻感受到了这一差异以及其暗示出的矛盾。当我们在 *Journal of Health and Social Behavior*（Timmermans 和 Buchbinder，2010）发表第二章的早期版本时，Michael Watson, Rodney Howell 和 Piero Rinaldo 向编辑写了一封批评信，对于我们的研究和结论提出反对意见（Watson，Howell 和 Rinaldo，2011）。Watson 是 ACMG 的执行主管；Howell 主持秘书咨询委员会；而 Rinaldo 则是梅奥诊所的一位病理学家和基因学家，他曾作出了必要的科学工作以为扩大化新生儿筛查奠定基础。这三位作者都是 2006 年 ACMG 报告中的关键人物，而正是这一报告发起了扩大化新生儿筛查，同时进一步引领了新生儿筛查相关国家政策的制定；但是在那个时候他们中没有一个人将新生儿筛查的患者视为是临床上的。这些回应者对于我们的研究提出的批评主要是关于一个社会科学项目中的生物医疗标准的施行，我们在我们的回应中也将此指了出来（Timmermans 和 Buchbinder，2011）。他们负面的反映似乎起源于对于扩大的新生儿筛查的命运的不安全感。那封信以一个未经证实的断言结尾，声称新生儿筛查是"过去 50 多年来最关键的公共健康项目"（p.278）。鉴于过去半世纪的公共卫生建设的成就——包括建立了吸烟和肺癌之间的因果关系；将 HIV 由急性病症转为慢性病以及美国心脏病致死率下降了 60%——这一说法并非完全经得起检验。没有支撑的证据，这些说法仅仅是作为一种由感到受到威胁的利益相关者提出的有愿景的政治声明而有意义。与此同时，他们证实了在政策和诊所的世界间存在着不断增加的不连续性。

63. 并非所有的个人数据都登入了筛查阴性病例。不同地方提供的数据分别占各种生物标志物的 1%、10%、50%、90% 以及 99%。作者指出，"目前的百分位数据都来自于 MS/MS 在 2004 年 7 月 1 日至 2010 年 8 月 31 日间筛查的 517283 个新生儿。"(McHugh et al. 2011, p.235)。

64. 更高的目标区间被定义为在正常人口的累计第 99 个百分位数以及患病人口的最低的第 5 个百分位之间。而低的目标区间则被定义为患病人口的最高的第 99 个百分位以及正常人口的第一个百分位之间（Ibid., p.237）。

65. (Couzin-Frankel 2009; Ross 2011)。

66. (Davis et al. 2006; Hasegawa et al. 2010; Skinner et al. 2011)。

67. (Lloyd-Puryear and Brower 2010, p.S256) Michele Lloyd-Puryear 是 the Genetic Services Branch of the Maternal and Child Health Bureau, Health Resourver and Services Administration 的成员。

68. (Watson, Howell and Rinaldo 2011)。

69. (Rapp 2000b)。

70. http://laboratory-manager.advanceweb.com/News/Daily-News-Watch/Luminex-Will-Enter-Newborn-Screening-Markey.aspx，2011 年 6 月 8 日访问。在这里有着公共健康的另外一面：它的容量足以为私有公司生成医疗消费市场。

图书在版编目（CIP）数据

拯救婴儿？新生儿基因筛查之谜 /（美）斯蒂芬·蒂默曼斯（美）玛拉·布赫宾德著；高璐译—上海：华东师范大学出版社，2020

ISBN 978-7-5760-0448-9

Ⅰ.①拯… Ⅱ.①斯… ②玛… ②高… Ⅲ.①新生儿疾病—遗传病—诊疗 Ⅳ.① R722.11

中国版本图书馆 CIP 数据核字（2020）第 085127 号

拯救婴儿？新生儿基因筛查之谜

著　者	斯蒂芬·蒂默曼斯　玛拉·布赫宾德
译　者	高　璐
责任编辑	顾晓清
审读编辑	赵万芬
特约校对	韩　鸽
封面设计	周伟伟

出版发行	华东师范大学出版社
社　址	上海市中山北路 3663 号　邮编　200062
网　址	www.ecnupress.com.cn
邮购电话	021－62869887
网　店	http://hdsdcbs.tmall.com/

印刷者	苏州工业园区美柯乐制版印务有限公司
开　本	890×1240　32 开
印　张	11.75
字　数	251 千字
版　次	2020 年 11 月第 1 版
印　次	2020 年 11 月第 1 次
书　号	ISBN 978-7-5760-0448-9
定　价	75.00 元

出 版 人　王　焰

（如发现本版图书有印订质量问题，请寄回本社市场部调换或电话 021-62865537 联系）